2022年度安徽省哲学社会科学规划项目"新安医学文献瘟疫防治数据整理及数据库建设"
(AHSKF2022D10)

新安医学疫病防治丛书

总主编◎黄辉

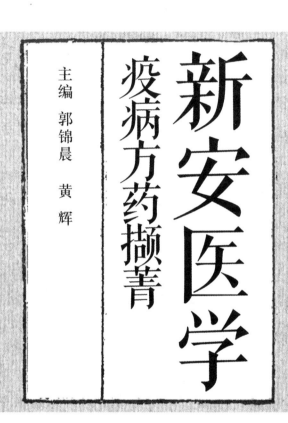

主编 郭锦晨 黄辉

新安医学 疫病方药撷菁

时代出版传媒股份有限公司
安徽科学技术出版社

图书在版编目（CIP）数据

新安医学疫病方药撷菁 / 郭锦晨,黄辉主编.--合肥：
安徽科学技术出版社,2023.9
（新安医学疫病防治丛书 / 黄辉总主编）
ISBN 978-7-5337-8747-9

Ⅰ.①新…　Ⅱ.①郭…②黄…　Ⅲ.①瘟疫-验方-汇
编-中国　Ⅳ.①R254.3

中国国家版本馆 CIP 数据核字(2023)第 0675502 号

新安医学疫病方药撷菁　　　　　　　　主编　郭锦晨　黄　辉

出 版 人：王筱文　　选题策划：杨　洋　　责任编辑：王丽君　杨　洋
责任校对：吴萍芝　　责任印制：梁东兵　　装帧设计：武　迪
出版发行：安徽科学技术出版社　　　　http://www.ahstp.net
（合肥市政务文化新区翡翠路 1118 号出版传媒广场,邮编：230071)
电话：(0551)63533330
印　　制：合肥创新印务有限公司　　电话:(0551)64321190
（如发现印装质量问题,影响阅读,请与印刷厂商联系调换)

开本：710×1010　1/16　　印张：22.75　插页：2　　字数：500 千
版次：2023 年 9 月第 1 版　　2023 年 9 月第 1 次印刷

ISBN 978-7-5337-8747-9　　　　　　　　　　　定价：108.00 元

徐序

天时地利人和在，振兴发展正当时。今谈新安医学，真谓之繁星九天汇银河。在祖国医学星空中，新安医学璀璨夺目，熠熠生辉。我们要在新的征程中，更好地去发扬新安精神，让新安医学的传承后继有人。新安医学确具有地域内容之广、学术深远、意义内涵、下沿窗今、上千年之远传，不是一下所能尽言。如说学术流派、新安医学的……域性，但其学术影响绝不是那种单纯地域性的医学流派。

② 其学思想对整个中医药学的发展走向产生了深刻的影响，为中医药理论体系构建和完善作出举足轻重的贡献。

回顾历史，明清是新安医学发展的鼎盛时期，名医辈出、学科齐全，在防治杂科疾病方面都当下新安医家的足迹。特别值得一提的是在防治瘟疫病方面後注机，又是又可到叶天士等名医大家对温病提出卫气营血、松三焦辨证，为中医温病建立了完整的学说体系，指导临……

③ 床。以多新安医家属多病种的辨证施治。理法方药备下宝贵经验。但如何传承弘扬并有效地运用于临床建今天每个中医人都应该思考的问题。如面对当前新冠肺炎疫情，在国家统一指挥下，中医药全程参与、发挥中医药优势，新显出中国的力量。抗疫中安徽中医团队在实战中结合地域实际，秉持新安医学对瘟疫提出湿郁化热、瘟毒战毒"等辨证思维和认识其抓疫提出在温症围药方案，让中医药爱温率达到90%，定出轻在、重症围药方案……

④ 以上，为证了中医药的有效价值，同时也凸显出新安医学的辨证思维和感染性疾病诊治中所发挥关键作用。

千百年来名多新安医家著书立说，直接指导后学者的临床，真是千年相传，剖不了新多中医之最。今有我校新安医学理论与临床专家通力合作基于教育部重点研究基地级学研究中心高校协同创新项目，明清新安医家防治瘟疫的历史贡献及其意义进……

值研究（QXX~2020~037）"拟第四批全国中医（临床·基础）优

秀人才研修）项目，组织开展新安医学瘟疫防治学术挖

掘整理，拟从新安瘟疫防治成就、学术体系、诊疗医案

、常见疫病论治和特色方药等方面进行全面系统研究

，为未来瘟疫防治提供中医智慧和新安元素，更好地为

防疫治病服务。

我始终认为，中医发展之根在于传承，新安医学能

够迎续至今靠的就是代々相传，没有传承何来创新？创

⑤

新靠的不是标新立异，更不能哗众取宠，需脚踏实地、

学好经典、不忘初心，方得始终。歧黄之术能够发扬光大

乃吾之心愿，望历学者能够砥砺前行，不断取得新的成

绩，不断薪火相传。

本项研究对于当今汲取中华文化力量、调查瘟疫

防治思路、完善现代传染病防治体系，都有重要的

历史价值和现实意义，故乐而为之作序。

壬寅新春合肥

徐经世

⑥

胡序

①
新安医学源远流长，肇始晋唐，兴起宋元，鼎盛明清。

新安医家学养深厚，治学严谨，家传师授，蔚然成风，千百年来精英辈出，代不乏人，精研岐黄之术，使新安医学得以蓬勃发展，日益兴盛。

对于摧毁人类的灾难性之瘟疫，新安医家积论证治之多，景冒出思眸，如汪机尝谓：祁门县内瘟疫流行，死亡相继。

②
哭声载道。医家们出于活人之心，殚精辨囊，免费施治救人不可胜记。他们对瘟疫疠和之研因原由及侍乐流行也有趣。

先人之见，如程钟龄即谓：瘟疫单纯两来……，有在天者……，有在人者，此之相传也，注道居在《条析》。

译其时石有其气，……三有在人者，此之异先，四时皆有，侍侍乐……

会心求之中……统病病是实地石之异光……

犹人以气感召，从口鼻而入，不比风寒乃天地之正气，侍侍乐流布中实则友为强调，瘟病一证郑淡已专两大，遁行中道。流布石信乐从人也，祖籍安徽歙县的叶天士，在《临证指南医案》

③
之处，非伤寒之证可表可下，夫疫为秽浊之气，在临证实践中他不无批判地吸收前人成果加以权衡，荟要征帏张景岳之论，嘉言、吴又可记之最详，赴案张喻二氏源有遗，案吴氏又蹈郑长之伤，娴在临征救衡，无遗盛，无虚虚，人无殊，方石瑰为闷命条，并制定了诸多治的经验，以传之于后世，新安医家对温病学术陈在实践征的基础上更磅上有较大发展，对瘟戾瘟病又在温热病征的基础上更有大胆宗破与薪源，石薪认治瘟戾疾病提供了许多切

④
实可行的翔实理论依据及丰富的临征诊疗经验。

二〇二〇年值武汉遭逢新冠肺炎病毒肆虐后，我有幸遭宜浮逢浮世故逢遇上浅方药，薪论诊治，一人一方，所法病例均属宜，结合时空，分别择用辛温解表，清热芳化宣透，遵岐黄之道，萃新安之学，重之间制，约了40余例的救治工作。

倡表，吾年春季及二〇二一年春夏，本人先后此次寿者，一线奉浮浮深此故逢上浅方药，由重转轻，由轻内愈，直接服药两次，一周内病情由危重转至有大胆宗破与薪源，香薪认治瘟戾疾病提供了许多切特浏全部转阴而平心出院，如此中医疗程参与，中西结合，

⑤

使我省在全国疫情较早重省份率先得以清零目标。

喜闻安徽中医药大学及其第一附属医院的新安医学...

理论与临床专家通力合作，组织开展新安医学瘟疫病论...

之成就，文献、学术传承、诊疗医案、常见疫病说治和特色...

方药等方面，进行全面系统的挖掘整理研究工作，甚易陈...

新新安后学立足临床，要进一步传承弘扬，视将新安医学...

疫都起方始，精华，在当今抗击瘟疫的防治实践中发挥更...

加积极的作用。

⑥

新安地居皖之一隅，新安医学作为一个中医学术...

流派，历史上功绩辉煌，贡献伟大，举世共识，但成就毕竟...

属于过去。欲使新安医学精华得以传承，除望古义外，...

更应主足创新。窃思后应当志出去，开拓眼界，与其他...

区域医学交流学习，相互切磋，撷粹补拙，共荣同济，要...

在砥门容流，纳百川，纳新知，融会贯通，借石攻玉，臻新室...

美。在这潮平两岸润，风正一帆悬的大好形势下，期望...

新安同仁，在广袤无垠的中医海洋里，驾舟破浪勇...

⑦

往奋进，直诸挟舉弄已住，不负先辈之厚望，垫互举...

基。

新安桩人：胡国俊 二〇二二年三月十六日

徐　序

天时地利人和在,振兴发展正当时。今谈新安医学真可谓"繁星九天汇银河",在祖国医学的星空中,新安医学璀璨夺目、熠熠生辉,我们要在新的征程中,更好地发扬新安精神,让新安医学的传承后继有人。新安医学的内容广泛,学术影响深远,上至《黄帝内经》,下沿当今,上千年之延传,不是一下所能尽言的。如说学术流派,新安医学虽具有地域性,但其学术影响绝不是那种单纯的地域性医学流派所具备的。其学术思想对整个中医药学的发展方向产生了深刻的影响,为中医理论体系的构建和完善做出了举足轻重的历史性贡献。

回顾历史,明清是新安医学发展的鼎盛时期,名医辈出,学科齐全,在防治各种疾病方面都留下了新安医家的足迹。特别值得一提的是在防治疫病方面,从汪机到叶天士等名医大家对温病提出"新感温病"说和"卫气营血"辨证,为中医温病建立了完整的学说体系,指导临床。众多新安医家为多病种的辨证施治、理法方药留下了宝贵经验。如何传承弘扬并有效地将其运用于临床,是今天每个中医人都应该思考的问题。如面对新型冠状病毒感染疫情,在国家统一指挥下,中医药全程参与,发挥中医药优势,彰显中国力量。抗疫过程中安徽中医团队在实践中结合地域实际,秉持新安医学思想提出"湿郁化热,热极成毒"等辨证思维和观点,拟定轻症、重症用药方案,使中医药治疗覆盖率在90%以上,力证了中医药的有效价值,同时也凸显出新安医学的辨证思维在感染性疾病诊治中所发挥的关键作用。

千百年来,众多新安医家著书立说,直接指导后学者的临床实践,真是千年相传,创下了许多中医之最。今有我校新安医学理论与临床专家通力合作，基于教育部人文社科重点研究基地徽学研究中心安徽省高校协同创新项目"明清新安医家防治瘟疫的历史贡献及其当代价值研究"（GXXT—2020—037）和国家中医药管理局第四批全国中医（临床、基础）优秀人才研修项目，组织开展新安医学疫病防治学术挖掘整理工作，拟从新安疫病防治的成就、学术体系、诊疗医案、常见疫病论治和特色方药等方面进行全面系统的研究，为未来疫病防治提供中医智慧和新安元素，从而更好地为防病治病服务。

我始终认为，中医发展之根在于传承，新安医学能够延续至今靠的就是代代相传。没有传承，何来创新？创新靠的不是标新立异，更不能哗众取宠，需脚踏实地，学好经典，不忘初心，方得始终。岐黄之术能够发扬光大乃吾之心愿，望后学者能够砥砺前行，不断取得新的成绩，薪火相传。

本项研究对于当今社会汲取中华文化力量，调整疫病防治思路，完善现代传染病防治体系，都有重要的历史价值和现实意义，故乐而为之作序。

国医大师　徐经世

壬寅初春于合肥

胡　序

　　新安医学源远流长,肇始晋唐,兴起于宋元,鼎盛于明清。新安医家学养深厚,治学严谨,家传师授蔚然成风,千百年来精英贤达代不乏人,精辟宏著纷至不绝,使新安医学得以蓬勃发展、日益兴盛。

　　对于给人类社会发展造成严重影响的疫病,新安医家辨识证治有颇多建树。明清之际,徽州地区频遭疫疠瘟病之侵袭,受灾场景目不忍睹,如汪机尝谓:"祁门县内瘟疫流行,死亡相继,哭声载道。"医家们出于悯爱之心,慷慨解囊,"免费施治,救人不可胜记"。他们对疫病之成因及传染的流行也有超先人之见,如程钟龄谓:"疫邪来路两条……有在天者,此非其时而有其气……有在人者,此互相传染。"汪蕴谷在《杂证会心录》中也写道:"疫疠是天地不正之异气,四时皆有,能传染于人,以气感召,从口鼻而入,不比风寒乃天地之正气从皮毛而入,不传染于人者也。"祖籍安徽歙县的叶天士,在《临证指南医案》中更是反复强调:"疫疠一证,邪从口鼻而入,直行中道,流布三焦,非伤寒六经可表可下。夫疫为秽浊之气。"在临证实践中他不无批判地吸收前人成果并加以权衡:"考是证,惟张景岳、喻嘉言、吴又可论之最详。然宗张、喻二氏恐有遗邪留患,若宗吴氏,又恐邪去正伤,惟在临证权衡,无盛盛,无虚虚,而遗人夭殃,方不愧为司命矣",并制定了诸多疗治的理法方药传于后世。新安医家对温病学术除在伤寒病证的基础上有较大的发展外,对疫疠瘟病在温热病证的基础上也有大胆的突破与辨识,为辨认、诊治疫病提供了许多切实可行的翔实理论依据及丰富的临证诊疗经验。

　　2020年继新型冠状病毒疫情肆虐武汉后,安徽省也遭病毒侵袭,当年冬季及

2021年春夏,本人先后6次奔赴一线参与40余例新型冠状病毒感染患者的救治工作。遵岐黄之道,宗新安之学,重三因制宜,结合时空,分别择用辛温燥湿解表、清热芳化宣透、清热凉血败毒三法方药,辨证论治,一人一方,所治病例病情均在1～2周由危重转重、由重转轻、由轻向愈,且两次核酸检测全部转阴而予以出院。中医全程参与,中西医结合治疗,使安徽省在全国疫情较严重省份中率先得以完成清零工作。

喜闻安徽中医药大学及其第一附属医院的新安医学理论与临床专家通力合作,组织对新安医学疫病之成就贡献、学术体系、诊疗医案、常见疫病论治和特色方药等方面,进行全面系统的挖掘整理研究工作,甚是欣慰。祈新安后学立足临床,进一步传承弘扬、提炼新安医学疫病防治之精华,在当今抗击疫病的防治实践中发挥更加积极的作用。

新安地界只华夏之一隅,新安医学作为一个中医学术流派,历史上功绩辉煌,贡献伟大,世人共识,但成就毕竟属于过去。欲使精华得以传承,除发皇古义外,更应立足创新。窃思不但应走出去,开阔眼界,与其他区域医学交流学习,相互切磋,撷粹补拙,共荣同济;更应破门容流,纳百川,吸新知,融会贯通,借石攻玉,臻于至美。在这"潮平两岸阔,风正一帆悬"的大好形势下,期吾新安同人,在浩瀚的中医海洋里,驾舟破浪,勇往奋进,直指扶桑为己任,不负先辈之厚望,是为幸甚。

全国名中医　胡国俊

2022年3月16日

前　言

　　瘟疫是一直与人类相伴而行的客观存在,我国早在3000多年的殷商时代就已有明确的记载,人们在与瘟疫的长期抗争中积累了丰富的防治经验。中医防疫治疫论疫有着悠久的历史,其疫病理论萌芽于秦汉,成长于金元,成熟于明清,在我国古代中医是抗击瘟疫的主力军。当今世界人类仍然面临着瘟疫的巨大挑战,特别是21世纪以来,传染性非典型肺炎、新型冠状病毒肺炎疫情给全人类都造成了巨大伤害。在当下抗击新冠肺炎疫情的过程中,中医药再次成为主要力量,中医药全程、深度参与抗疫救治工作,在新冠肺炎疫情肆虐的考验中,中医药在疫病防治以及医治疑难杂症中的独特作用凸显,为抗疫贡献了中国智慧,疗效备受肯定,中医药走向世界的步伐更加铿锵,得到越来越多的认可和推广。

　　在抗疫过程中,地域医学流派发挥自身的特色和优势,在维护地区疫情稳定、救治当地病患工作中发挥了重要作用。以新安医学为代表的中医学术流派,以国医大师徐经世、全国名中医胡国俊等为代表的现代新安医家,运用中医中药诊治了大量新冠肺炎患者,疗效明显,广受赞誉。

　　新安医学作为综合性中医学术流派,有着明显的地域文化特征,发源于江南钱塘江上游的新安江流域古徽州地区,肇启于晋唐,形成于宋元、鼎盛于明清、流传至今,以历史悠久、医家辈出、医著宏富、学说纷呈、发明众多、成就突出著称于世。明清是我国历史上瘟疫频发时期,面对瘟疫的肆掠横行,新安医家不仅在徽州当地治疫,而且伴随徽商的足迹行医全国各地,以仁爱之心,不畏艰险,一心赴救,江南、两淮、两湖、两广、京津冀等瘟疫频发地区,都留下了新安医家防治瘟疫的足迹。

　　目前我们通过文献调查已知,新安医家留下了包含疫病防治内容的数百部著述、众多的病案和治疗方剂,积累了丰富的疫病防治理论和经验,如人痘熟苗接种术预防天花是人工免疫法预防天花的创举;养阴清肺法治愈白喉,在我国预防医学史写下了极为光彩的一笔;创卫气营血辨证新学说,成为中医温病学辨治的纲领,对明清中医疫病理论的成熟起到了举足轻重的作用。

深入研究和全面展示新安医家防治瘟疫的历史贡献和学术成就,具有重要的历史价值和现实意义。在新冠肺炎疫情席卷全球的时代背景下,人类正在面临瘟疫的巨大考验,也必将不断接受考验。因此,作为国家疫病防治基地和新安医学研究的主要阵地,安徽中医药大学依托安徽省科技厅新冠病毒科研应急攻关专项(皖科社秘[2022]239号)、教育部人文社科重点研究基地(徽学分中心)高校协同创新项目"明清新安医家防治瘟疫的历史贡献及其当代价值研究"和国家中医药管理局全国第四批中医临床优秀人才研修项目,成立了新安医学疫病研究小组。我们的研究不仅着眼于瘟疫的科学内涵,还关注瘟疫防治中的隐喻文化,必须从时间分布、空间地域、四时季节、致疫因素、疫病种类、疫情程度等维度,卫生习俗、预防举措、人工免疫、综合方案、医疗体系、医药资源等层面,病因、病机、诊断、辨证、治法、方药等方面,事迹作为、布施药剂、医术传承、著书立说、理论观点、成就贡献等角度,进行全面的考察研究。

研究组深入开展田野调查,以新安医著、徽州一府六县地方志为文献基础和线索,扩展至其他医籍文献和全国瘟疫频发地区地方志,全面收集新安医家抗疫治疫的事迹业绩和防治瘟疫内容,逐一研读文献资料,运用医学、文献学、历史学和哲学等方法,按理论学说、预防措施、辨治方法、医案集粹、代表方剂、现代启示分类整理挖掘,全面展现明清新安医家防治瘟疫的历史贡献和学术成就,并结合近现代新安医家临证诊疗资料,以期从理论和实践两方面对新安医家论治瘟疫内容进行全方位的挖掘整理,形成《新安医学疫病防治丛书》,《新安医学疫病方药撷菁》就是其中的方药分册。

本书分"瘟疫治方""黄疸治方""痢疾治方""霍乱治方""疟疾治方""劳瘵治方""麻痘治方""其他治方"八个章节,每方按照来源、原文、组成、用法、功效、主治、立方背景、配伍分析、类方附录、现代研究的体例,统一进行整理和归纳。如方中药名加以规范但保留道地、炮制等特色标识,剂量保留旧制单位,读者可参照宋元明清度量衡制度(库平制),折合成现代法定计量单位(如1斤≈596.82克,1两≈37.30克,1钱≈3.73克、1分≈0.373克)来学习、参考和使用。其中"立方背景"在于说明医家出于什么样的考虑而新订设立,其学术源流、当时疫情流行等情况,以助鉴古通今、古为今用,为现代使用提供参考;"配伍分析"对组方原理作出解释和分析,阐明其组方特色、学术理论依据、临床运用的支撑和验证,对原方之中不明之处答疑解惑;"类方附录"将其他相类似功效用途的经典古方列出,以便加减运用和更多的参考选择;"现代研究"一是全方及其组成药物药理研究的佐证和说明,二是现代临床运用情况及其拓展,以方便读者更全面客观地掌握其使用。需要补充说明的是,中医辨治瘟疫并非完全是专方专药治专病瘟疫的一条思路,而有结合气候、地理、流行情况、人的体质状况综合考虑,不同时空环境有不同的病因认识,不同体质和病情不同时期有不同的病机分析,更侧重因时因地因人制宜地辨证论治,因此选方用药绝非仅仅局限于瘟疫专方一端。

本套丛书旨在从应对瘟疫流行角度,探寻降低瘟疫发生率、提高治愈率、提升人体抵抗力的方式方法,挖掘富有成效的创新内容,梳理学术脉络,提取理论精华,提炼特色优势,概括精神内核,传承其医者仁心的职业精神,弘扬其大爱无疆的中华传统,为未来瘟疫防治提供中国智慧和中医元素。这对于当今汲取中华文明力量,调整瘟疫防治思路,完善现代传染病防治体系,都有重要的历史价值和现实意义。

在编写过程中,我们力求做到既保持中医传统防疫治疫特色,又切合现代临床防疫治疫工作的实际,既弘扬中华传统的防疫治疫科技文化内涵,又能服务于现代科研防疫抗疫的需要。然而,受学识水平所限,多有疏漏或不当之处,恳请同道专家学者批评指正,以便今后不断完善和提高。

黄　辉　施卫兵

2023 年 9 月

目　　录

第一章

瘟 疫 治 方

一、新制救疫汤

【来源】　清代汪文绮《杂症会心录·下卷·疫症》。

【原文】　余创立救阴解疫毒一方，初病即用，意谓先补正气，正旺则内脏坚固，邪无由而入，阴回则津液内生，邪不攻而自走，张仲景建中汤之意也。自内有甘、豆、银花、黄泥之属，解热毒之邪于扶正之中，又何患热不退而病不痊耶？

【组成】　黑豆、绿豆、白扁豆、当归、玉竹、赤饭豆各三钱，贝母、甘草、丹皮各一钱，大生何首乌、黄泥各五钱，金银花二钱，老姜三片。

【用法】　以水一斗，煮取六升，去滓，再煎取二升，温服一升，日二服。

【功效】　清热解毒，养阴扶正。

【主治】　热毒疫病初起。

【立方背景】　乾隆壬申至癸酉年间疫病流行，汪文绮主张治疫用救阴解毒之法，取仲景建中汤之意，在乾一老人汤的基础上加药形成新制救疫汤。他认为，病初即先补正气，正气旺则邪无由而入，阴液生则邪不攻而自走。新制救疫汤内含甘草、绿豆、金银花、黄泥等药，寓解毒于扶正之中，救人无数，求诊者"户限为穿"。

【配伍分析】　本方证系素体阴虚，又感时疫之邪所致。方中金银花甘润辛散、苦泄寒清，归肺、心、胃经，善清解全身热毒之疫症，为清热解毒常用药，与黑豆、绿豆合而用之,共奏清热解毒之功。白扁豆味甘性微温,归脾经,具有化湿去暑之功,生用白扁豆可达消暑解毒的功效;黄泥味甘性温而平,可入肺、脾、胃三经,功能和中解毒、消肿疗疮,且易于取用。两者与甘草、赤饭豆共用可解热毒之邪于扶正之中。配伍贝母、牡丹皮、当归、玉竹、何首乌等养阴清润之品,生津液以扶正。诸药合用,祛热毒之蕴,兼以养阴健脾,共奏扶正祛邪之功。此外,泄泻者可易当归为丹参,因当归具有润肠通便之功,不适合泄泻患者使用,而丹参具有补血活血之功且无润肠之性,故可取代当归。

《证因方论集要》曰:"四豆、黄土隐分五方之色。黑豆、绿豆、甘草、银花、黄土一派甘寒,分解足阳明、足少阴毒邪。当归、丹皮和血凉血。首乌益阴,直解营分毒邪。扁豆、贝母、玉竹甘养肺胃,以生津液。赤饭豆利水道。用老姜一味通阳。"

【类方附录】

1. 赤小豆当归散

出处:汉代张仲景《金匮要略·百合狐惑阴阳毒病脉证治》。

组成:赤小豆、当归。

功效:清热利湿,行瘀排脓,解毒。

主治:狐惑病后期,湿热虫毒酿腐成脓。症见目赤如鸠眼,目四眦黑等。

2. 黑神丸

出处:宋代太平惠民合剂局《太平惠民合剂局方·卷一·治诸风》。

组成:牡丹皮、白芍、川芎、麻黄、赤芍、甘草、荆芥、草乌、乌豆、何首乌。

功效:祛风解痉。

主治:一切风疾及瘫痪风。症见手足颤掉,浑身麻痹,肩背拘急,骨节疼痛等。兼治妇人血风,头旋眼晕,精神困倦。

3. 如神散

出处:清代田间来《灵验良方汇编·卷一·内科·治疟》。

组成:制何首乌、当归、陈皮、煨生姜。

功效:截疟,温中养血。

主治:气血已虚,久疟不止。

【现代研究】　新制救疫汤以豆类为主药,具有抗菌抑菌、解毒的作用,方中金银花清热解毒,具有抗炎、抗病毒的作用,其作用机制可能与抑制 NF-κB 信号通路活化有关。甘草具有广谱抗炎、抗病毒作用,现代网络药理学和分子对接技术验证了甘草酸可作为抗新型冠状病毒感染的潜在活性成分。最新研究表明,玉竹有抗流感病毒的作用,从玉竹中分离出的蒽醌类化合物、甾体糖苷和肉桂酸衍生物对甲型流感病毒有显著的体外抑制作用。何首乌的正丁醇萃取物和醋酸乙酯萃取物均能直接促进脾脏淋巴细胞增殖,其所含的蒽醌苷可以明显促进小鼠 T 淋巴细胞、B 淋巴细胞增殖,促进混合淋巴细胞反应,提高自然杀伤细胞的活性,具有增强机体免疫力的作用。牡丹皮除活血化瘀作用外,近期的研究发现其酚磺酸类衍生物具有很好的抗乙肝病毒活性。

参 考 文 献

[1] 李敏. 绿豆化学成分及药理作用的研究概况[J]. 上海中医药杂志,2001(5):47-49.

[2] 卢金清,蔡君龙,戴艺,等. 白扁豆的研究进展[J]. 湖北中医杂志,2013,35(12):77-79.

[3] 马涵玉,钱琪,牛丽颖. 基于文献计量学的金银花研究现状与热点分析[J]. 药物评价研究,2022,45(7):1426-1434.

[4] 李葆林,麻景梅,田宇柔,等. 甘草中新发现化学成分和药理作用的研究进展[J]. 中草药,2021,52(8):2438-2448.

[5] PANG X, ZHAO JY, LIU N, et al. Anthraquinone analogues with inhibitory activities against influenza a virus from Polygonatum odoratum[J]. J Asian Nat Prod Res,2021,23(8):717-723.

[6] PANG X, ZHAO JY, WANG YJ, et al. Steroidal glycosides, homoisoflavanones and cinnamic acid derivatives from Polygonatum odoratum and their inhibitory effects against influenza A virus[J]. Fitoterapia,2020,146:104689.

[7] 任红微,魏静,高秀梅,等. 何首乌及其主要化学成分药理作用及机制研究进展[J]. 药物评价研究,2018,41(7):1357-1362.

[8] 吴桂莹,亓玉玲,郝宝燕,等. 丹皮酚衍生物及其药理活性研究进展[J]. 中草药,2019,50

(4):1001-1006.

二、乾一老人汤

【来源】 清代汪文绮《杂症会心录·下卷·瘟疫论》。

【原文】 余兄广期,谓疫病乃热毒为害,治法以逐疫解毒为第一义,因设立乾一老人汤一方,除疫毒而退热邪。正如喻氏所谓:"上焦如雾,升而逐之,兼以解毒;中焦如沤,疏而逐之,兼以解毒;下焦如渎,决而逐之,兼以解毒之意同,而可称为治疫之圣药也。"

【组成】 甘草三钱,黑豆、金银花、鲜黄土各五钱。

【用法】 以水一斗,煮取六升,去滓,再煎取二升,温服一升,日二服。

【功效】 清热解毒,扶正和中。

【主治】 疫病热毒。

【立方背景】 此方为汪文绮之兄汪文誉所创,药仅黑豆、甘草、金银花、鲜黄土4味,总剂量折合不过55 g左右,表面平淡无奇,而治疫之效如神,汪文绮赞其为"治疫之圣药也"。

【配伍分析】 本方证由素体正虚,又受疫毒之邪侵袭,致三焦热毒炽盛引起。方中金银花味辛甘性寒,归肺、心、胃经,质轻气香,轻宣疏散,既能清气分之热,又能透解营分热毒,在此方中的主要作用为"升而逐之,兼以解毒",可使疫毒从上焦而解;鲜黄土味甘性平,入脾、胃经,具有开胃健脾、消食利湿、补中益气之功,在此方中的主要作用为"疏而逐之,兼以解毒",可使疫毒从中焦而散;黑豆味甘性平,入脾、肾经,具有祛风散热、利水下气之功,在此方中具有"决而逐之,兼以解毒"的作用,可清下焦热毒;甘草味甘性平,既可调和诸药,又能补虚解毒。此方以逐疫解毒为第一要义,从上、中、下三焦共奏清解热毒之效。全方以甘寒甘平之品,共奏逐疫解毒之功,既守少阴之门户,又解三焦之热毒,故汪文绮称此方为"治疫之圣药也"。

【类方附录】

1. 黑豆汤

出处:宋代赵佶《圣济总录·卷七十六·泄痢门·赤白痢》。

组成:黑豆、甘草。

功效:补肾益气,健脾利湿,除热解毒。

主治:赤白痢,服诸药不愈。

2. 甘豆汤

出处:宋代洪遵《洪氏集验方·卷四·治脚肿》。

组成:黑豆、甘草。

功效:除热解毒,益气养阴。

主治:脚肿。

3. 四妙勇安汤

出处:清代鲍相璈《验方新编·卷二·脱骨疽》。

组成:金银花、玄参、当归、甘草。

功效:清热解毒,活血止痛。

主治:热毒炽盛之脱疽。患肢暗红微肿灼热,溃烂腐臭,疼痛剧烈,或见发热口渴,舌红脉数。

4. 保安延寿方

出处:清代龚自璋《医方易简·卷四·疫疠》。

组成:金银花、生甘草、黑料豆、黄土。

功效:清热解毒,健脾止痢。

主治:四时瘟疫,传染时气。

【现代研究】 乾一老人汤中,黑豆含有硒和大豆异黄酮类成分,具有抗氧化、抗衰老、解毒、防癌抗癌、预防心脏病等多重功效,现代多用于日常食用及养生保健。金银花是治疫常用药,现代药理学研究显示,其具有体外抗病毒的作用,可抑制单纯疱状病毒、柯萨奇病毒等病毒的活性。甘草的多种活性成分如甘草素、异甘草素、甘草苷等都具有抗病毒的作用。

参 考 文 献

[1] 顾公望,孙燕.硒抗癌机理研究进展[J].中国肿瘤临床,1994(2):62-65.

[2] 刘秀玉,王利丽,左瑞庭,等.药用黑豆的研究进展[J].亚太传统医药,2017,13(20):

82-85.

[3] 龚兴成,刘文静,曹丽波,等.DI-MS/MS~(ALL)法快速定性分析金银花的化学成分[J].中国中药杂志,2021,46(9):2220-2228.

[4] 李娜,张晨,钟赣生,等.不同品种甘草化学成分、药理作用的研究进展及质量标志物(Q-Marker)预测分析[J].中草药,2021,52(24):7680-7692.

[5] 胡耿,黄绮韵,张甜,等.甘草黄酮类化学成分研究[J].中草药,2019,50(21):5187-5192.

[6] 刘晓龙,李春燕,薛金涛.金银花主要活性成分及药理作用研究进展[J].新乡医学院学报,2021,38(10):992-995.

三、治疫清凉散

【来源】 清代程国彭《医学心悟·卷三·疫疠》

【原文】 若两路之邪,归并于里,腹胀满闷,谵语发狂,唇焦口渴者,治疫清凉散清之。便闭不通者,加大黄下之。其清凉散内,人中黄一味,乃退热之要药,解秽之灵丹,医家缺而不备,安能取效?

【组成】 秦艽、赤芍、知母、贝母、连翘各一钱,荷叶七分,丹参五钱,柴胡一钱五分,人中黄二钱。

【用法】 水煎服。如伤食胸满,加麦芽、山楂、莱菔子、陈皮;胁下痞,加鳖甲、枳壳;昏愦谵语,加黄连;热甚大渴,能消水者,加石膏、天花粉、人参;便闭不通,腹中胀痛者,加大黄下之;虚人自汗多,倍加人参;津液枯少,更加麦冬、生地。若时行寒疫,不可轻用凉药,宜斟酌投剂。

【功效】 清热泻火,和营滋阴。

【主治】 疫疠邪入于里,腹胀满闷,谵语发狂,唇焦口渴。

【立方背景】 程国彭认为,疫病"来路两条",即"疫有在天者,有在人者","去路三条"即以散、下、清法祛邪外出,并提出治疫五法,即"发散、解秽、清中、攻下、补法"。程氏尤重补法,他认为"大抵邪之所凑,其气必虚,体虚受邪,必须以补法驾驭其间,始能收效万全"。程氏根据"两路之邪,归并于里"之证创制此方,并指出邪客上焦可用香苏散、神术散之类解之,而邪客中、下二焦需用本方攻秽。此外,他还强调,若虚人患疫,当在治疫清凉散中加人参、白术、当归等药以扶助正气。

【配伍分析】 本方证乃疫疠之邪内传营分、耗伤营阴所致。针对"两路之邪,归并于里"之证,不同于单纯的邪客上焦,故不可用香苏散、神术散等芳香之剂清解,而"必须以秽攻秽",故全方以清凉秽浊之药为主。方中以人中黄为主药,程国彭指出:"人中黄一味,乃退热之要药,解秽之灵丹,医家缺而不备,安能取效?"参入全方以彰其解疫除秽之效,不可或缺。秦艽、柴胡、知母三药辛凉透热,清热滋阴。贝母、知母、连翘三药同入肺经,共清上焦之热而不伤阴。赤芍、丹参清热和血凉营。荷叶升发胃气。《证因方论集要》亦对本方作了配伍分析,认为:"人中黄甘寒入胃,能解五脏实热;柴胡、秦艽撤寒热邪气;知母、贝母存津液以杜劫灼;丹参、赤芍和营;连翘泻火;荷叶升发胃气。"诸药合用,共奏全方清热除秽、和营滋阴之效。此外,需要注意的是,若遇时行寒疫,不可轻用本方。

【类方附录】

1. 普济消毒饮子

出处:金代李杲《东垣试效方·卷九·杂方门·时毒治验》。

组成:牛蒡子、黄芩、黄连、甘草、桔梗、板蓝根、马勃、连翘、玄参、升麻、柴胡、陈皮、僵蚕、薄荷。

功效:清热解毒,疏风散邪。

主治:大头瘟。恶寒发热,头面红肿焮痛,目不能开,咽喉不利,舌燥口渴,舌红苔白兼黄,脉浮数有力。

2. 连翘汤

出处:元代张璧《云岐子脉诀》。

组成:连翘、柴胡、当归、生地黄、赤芍、黄芩、大黄。

功效:清热凉血散结。

主治:主脉浮,客脉洪,浮洪相合,热结于胸中者。

3. 清瘟败毒饮

出处:清代余师愚《疫疹一得·卷下·疫疹诸方》。

组成:生地黄、黄连、黄芩、牡丹皮、生石膏、栀子、甘草、竹叶、玄参、犀角、连翘、赤芍、知母、桔梗。

功效:清热解毒,凉血泻火。

主治:温疫热毒,气血两燔证。症见大热渴饮,头痛入劈,干呕狂躁,谵语神昏,或发斑疹,或吐血、鼻衄,四肢或抽搐,或厥逆,脉沉数,或脉沉细而数,或浮大而数,舌绛唇焦。

4. 清营汤

出处:清代吴瑭《温病条辨·卷一·上焦篇》。

组成:犀角、生地黄、玄参、竹叶心、麦冬、丹参、黄连、金银花、连翘。

功效:清营解毒,透热养阴。

主治:热入营分证。症见身热夜甚,神烦少寐,时有谵语,目常喜开或喜闭,口渴或不渴,斑疹隐隐,脉细数,舌绛而干。

【现代研究】 研究显示,本方药物多有抑菌、抗病毒之功。秦艽水提物和醇提物均可显著延长甲型流感病毒、乙型流感病毒感染小鼠的存活天数,提高其存活率,抑制小鼠的肺病变,但其抗病毒作用的有效成分和机制尚不明确,有待于进一步研究。芒果苷是知母的主要成分之一,具有抗单纯疱疹病毒、抗乙肝病毒的作用,并能拮抗人类免疫缺陷病毒(HIV)所致的细胞病变。贝母醇提物可抑菌,治疗呼吸道感染。荷叶具有抑菌、抗氧化、降低 HIV 活性的作用,其成分没食子酸、儿茶素和一种多糖蛋白复合物可以强烈抑制 HIV-1RT 逆转录酶和整合酶的活性。丹参现代多用于治疗心脏相关疾病,亦有研究显示,丹参具有抗炎、抑菌、抗病毒的作用,可抑制 HIV 活性。连翘酚酸类成分主要有抗氧化、抗肿瘤、抗炎、保肝、抗菌、抗病毒等药理作用。

参 考 文 献

[1] 李福安,李永平,童丽,等.秦艽抗甲型流感病毒的药效学实验研究[J].世界科学技术-中医药现代化,2007(4):41-45.

[2] 李永平,李向阳,王树林,等.秦艽提取物抗病毒的药效学实验研究[J].时珍国医国药,2010,21(9):2267-2269.

[3] 王颖异,郭宝林,张立军.知母化学成分的药理研究进展[J].科技导报,2010,28(12):110-115.

[4] 朱瑄.贝母的药理研究及临床应用[J].中国现代药物应用,2010,4(17):98.

[5] 高振华,孙伶俐,王豪,等.荷叶化学成分及其药理活性研究[J].广东化工,2020,47(5):100-102.

[6] 万新焕,王瑜亮,周长征,等.丹参化学成分及其药理作用研究进展[J].中草药,2020,51(3):788-798.

[7] 刘畅,温静,阎新佳,等.连翘中酚酸类成分的研究进展[J].中国药房,2020,31(12):1516-1522.

四、神术散

【来源】　清代程国彭《医学心悟》。

【原文】　在人之疫,从口鼻而入,宜用芳香之药以解秽,如神术散、藿香正气散之类,俾其从口鼻入者,仍从口鼻出也。(《首卷·论疫》)

七曰食中:醉饱过度,或着恼怒,以致饮食填塞胸中,胃气不行,卒然昏倒。宜用橘红二两、生姜一两、炒盐一撮,煎汤,灌而吐之。次用神术散和之。其最甚者,胸高满闷,闭而不通,或牙关紧急,厥晕不醒,但心头温者,即以独行丸攻之。药即下咽,其人或吐或泻,自应渐苏。若泻不止者,以冷粥汤饮之即止。

八曰恶中:登冢入庙,冷屋栖迟,以致邪气相侵,卒然错语妄言,或头面青黯,昏不知人。急用葱姜汤灌之,次以神术散调之,苏合丸亦佳。(《卷三·类中风》)

神术散。此药能治时行不正之气,发热头痛,伤食停饮,胸满腹痛,呕吐泻利,并能解秘驱邪,除山岚瘴气,鬼疟尸注,中食、中悉诸证,其效至速。予尝合此普送,药到病除,罔不应验。(《卷三·类中风》)

病气传染,从口鼻入,其证呕恶胸满,宜解秽,神术散和之。(《卷三·疫疬》)

【组成】　陈土炒苍术、陈皮、姜汁炒厚朴各二斤,炙甘草十二两,藿香八两,砂仁四两。

【用法】 共为末。每服二三钱,开水调下。

【功效】 化湿解表,行气辟秽。

【主治】 时行不正之气,发热头痛,伤食停饮,胸满腹痛,呕吐泻利。

【立方背景】 程国彭认为,疫病来路有二,其中"非其时而有其气,自人受之,皆从经络而入"为"疫在人者",邪气从口鼻而入,故创制神术散,由平胃散加藿香、砂仁而成,可使"从口鼻入者,仍从口鼻出也",因其效甚速,故名神术散。

【配伍分析】 本方由平胃散加藿香、砂仁而成,用治外感风寒、内伤湿滞所致的发热头痛、呕吐泻痢等症。外感风寒,卫阳被郁,则发热头痛;湿浊内阻,气机不畅,则胸膈满闷,脘腹胀痛;湿滞肠胃,清气不升,浊气不降,发为呕吐泻痢。治宜外散风寒,内化湿浊。方中用藿香辛散微温,既能辛散风寒,解暑发表,又能芳香化浊,辟秽和中,兼升清降浊,为君药。苍术为臣药,辛温升散能发散肌表之邪从汗而解,苦温性燥又能燥湿健脾,助藿香内化湿浊。厚朴、砂仁均入脾、胃经,具有行气化湿、消胀除满之功;陈皮理气化滞,燥湿和中,三药可畅通中焦气机,共为佐药。甘草益气和中、兼能调和诸药,为使药。诸药相伍,使风寒外散,湿浊内化,清升浊降,气机通畅,诸症向愈。

《医方考》云:"用理脾之剂,而解瘴毒之妙自在其中,使非深得经旨,不能主此方也。"

【类方附录】

1. 不换金正气散

出处:宋代太平惠民和剂局《太平惠民和剂局方·卷二·治伤寒·吴直阁增诸家名方》。

组成:姜厚朴、藿香、甘草、半夏、苍术、陈皮、生姜、大枣。

功效:解表散寒,化湿和中。

主治:四时伤寒,瘴疫时气,头疼壮热,腰背拘急,寒热往来,咳嗽痰涎,霍乱吐泻,下痢赤白等症。

2. 茯苓半夏汤

出处:明代龚廷贤《万病回春·卷三·呕吐》。

组成:茯苓、姜半夏、陈皮、苍术、姜厚朴、藿香、砂仁、乌梅、炒干姜、甘草、生姜。

功效:燥湿化痰,行气止呕。

主治:水寒停胃,呕吐不止。

3. 调气平胃散

出处:明代王肯堂《证治准绳·类方·第一册·中恶》。

组成:木香、乌药、白豆蔻、檀香、砂仁、藿香、苍术、姜厚朴、陈皮、甘草、生姜。

功效:芳香辟秽,调气和中。

主治:冒犯不正之气,胃气不和,腹痛胀满。

4. 和胃汤

出处:清代吴谦《医宗金鉴·卷五十二·吐证门·伤食吐》

组成:陈皮、姜半夏、砂仁、炒苍术、姜厚朴、藿香叶、香附、炙甘草、山楂、炒神曲、生姜。

功效:和胃化滞。

主治:小儿饮食无节,过食油腻、面食等物,壅塞中脘,以致伤食吐,肚腹胀热,恶食口臭,频吐酸黏,眼胞虚浮,身体潮热。

【现代研究】 研究发现,加味神术散治疗脾胃湿热型餐后不适综合征安全有效,能有效改善患者餐后饱胀不适、早饱、脘腹痞满、口苦、口干、口干不欲饮、纳呆、恶心或呕吐、小便黄等症状,同时能够提高患者生存质量,缓解其焦虑、抑郁情绪。李继庭等研究发现,加味神术散雾化剂可明显抑制甲型H1N1流感病毒在犬肾小管上皮细胞(MDCK)中的增殖,具有抗甲型H1N1流感病毒的作用。此外,加味神术散雾化还能下调流感病毒FM1感染小鼠NLRP3炎症小体及下游炎性因子IL-1β、IL-18的分泌水平,可能对其产生免疫保护机制。张希倩研究发现,神术散对脾虚湿阻型幽门螺杆菌患者能提高其根除率,明显改善脾虚湿阻型幽门螺杆菌患者的临床症状、体征和患者的精神状态,提高其生存质量,且用药安全可靠,无明显不良反应。

参 考 文 献

[1] 田硕.加减神术散治疗餐后不适综合征(脾胃湿热证)的临床研究[D].南京:南京中医药大学,2022.

[2] 李继庭,梁虹宇,苏立芬.加味神术散雾化剂抗流感病毒的实验研究[J].中西医结合研究,2020,12(4):237-241.

[3] 李继庭,梁虹宇,苏立芬.加味神术散雾化对 FM1 感染小鼠 NLRP3 炎症小体及下游炎性因子表达的影响[J].实用中医药杂志,2019,35(10):1180-1182.

[4] 张希倩.神术散联合三联疗法治疗脾虚湿阻型幽门螺杆菌的临床观察[D].郑州:河南中医学院,2015.

五、漏芦汤

【来源】 明代汪机《医学原理·卷之八·瘟疫门》。

【原文】 治藏府积热发为肿毒,及时疫疼痛,头面红肿,咽嗌填塞,而药不下,一切危要疫疠。经云:湿胜则腐肿。大法在乎清热为主。故用漏芦、升麻、大黄、黄芩、泽兰叶、玄参等诸苦寒以清热。

【组成】 漏芦、升麻、大黄、黄芩、泽兰叶、玄参各一两。如肿甚,加芒硝二钱。

【用法】 水煎,热药送服。

【功效】 清热消肿,祛湿止痛。

【主治】 治脏腑湿热发为肿毒,症见头面红肿、咽嗌填塞,感时疫疼痛等。

【立方背景】 本方是汪机结合李东垣"此症乃阳明邪热太甚"之论所创,《本草纲目》记载:"东垣以为手、足阳明药也,而古方治痈疽发背,以漏芦汤为首称也。庞安常《伤寒总病论》治痈疽及预解时行痘疹热,用漏芦叶,云无则以山栀子代之,亦取其寒能解热,盖不知其能入阳明之故也。"

古籍中关于漏芦汤治疗时疫的记述甚多,如《伤寒总病论》记载:"小儿时行疮豆,恐相传染,先服漏芦汤下之。"《景岳全书》中记载:"《千金》漏芦汤治痈疽、发背,丹疹时行热毒,赤肿焮痛。"此外,本方亦常用于治疗痈疽等外科疾病。

【配伍分析】 本方证系湿邪蕴伏于脏腑,郁久化热,发为肿毒所致。方中以漏芦为君药,苦能下泄,咸能软坚,寒能解毒,长于清热解毒,消痈散结。臣药为升麻、大黄、黄芩等苦寒之品,以清热解毒,消毒排脓,泻火凉血,并除少阳之痞热,退厥阴之郁蒸。佐以芒硝,与大黄相须为用,以增强全方泻下热结的作用。泽兰叶味苦辛性微温,不伤迅利,功擅活血消痈,乃行经化结之良品也;玄参清肺金,生肾水,可涤心胸之烦热,凉头目之郁蒸。泽兰叶与玄参相合,共奏清热解毒、活血消痈之功。全方苦寒燥湿之中又寓温平之意,使祛邪而不伤正,正如汪机所言,"大法在乎清热为主",重用苦寒之品清热,但同时又不吝性温之泽兰叶,使全方不致过于寒凉而伤人体正气,气味稍和平。此外,热药送服,也是取凉药热服之意,可增强疗效、缓解患者不良反应。

【类方附录】

1. 漏芦汤

出处:宋代赵佶《圣济总录·卷一百三十五·疮肿门·热肿》。

组成:漏芦、升麻、大黄、黄芩、蓝叶、玄参、竹叶、芒硝。

功效:清热解毒,滋阴消肿。

主治:治脏腑积热,发为毒肿,夜间疼痛。

2. 漏芦汤

出处:宋代赵佶《圣济总录·卷一百三十七·疮肿门·代指》。

组成:漏芦、升麻、大黄、黄芩、玄参、竹叶、芒硝。

功效:清热解毒。

主治:筋骨脏腑中热,焮赤肿痛。

3. 漏芦汤

出处:宋代刘昉《幼幼新书·卷三十六·痈疽瘰疬·痈》引唐代孙思邈

《千金要方》。

组成:漏芦、连翘、白蔹、芒硝、炙甘草、细辛、升麻、麸炒枳实、麻黄、黄芩、大黄。

功效:清热消肿。

主治:热毒痈疽,赤白丹毒,疮疖。

4. 大黄散

出处:方出宋代王怀隐《太平圣惠方·卷六十二·治发背诸方》,名见《圣济总录·卷一百三十一》。

组成:大黄、栀子、升麻、黄芩、甘草、玄参。

功效:清热,解毒,滋阴。

主治:发背初欲作肿。

【现代研究】 临床研究显示,漏芦汤类方化疗漏芦汤方可以明显改善慢性鼻炎-鼻窦炎伴分泌性中耳炎毒热证患者术后的临床症状。漏芦具有抗肿瘤、保肝、抗氧化、抗炎等作用,常与其他中药组成复方用于治疗皮肤溃疡、乳腺炎、支原体肺炎等多种疾病。升麻中的三萜皂苷类化合物、酚酸类物质、色原酮等成分,具有镇痛消炎、抗病毒、免疫调节等作用。目前,临床泽兰的运用主要取其抗凝血及降血脂作用,同时研究显示,泽兰能改善机体免疫力,然而未见其解毒相关研究。大黄含有多种有效成分,具有抗炎、抗肿瘤、抑菌、抗氧化应激、抗病毒和预防肺部疾病等作用。黄芩的主要成分黄芩苷具有广泛的抗病毒作用,对流感、登革热等病毒均有抑制作用。

参 考 文 献

[1] 张灵敏,李静波,蔡纪堂,等.加味化疗漏芦汤治疗慢性鼻-鼻窦炎伴分泌性中耳炎毒热证患者术后的康复及机制[J].中国实验方剂学杂志,2020,26(17):77-82.

[2] 孙娜,刘佳艺,方凯兴,等.漏芦药理作用及临床应用研究进展[J].中华中医药学刊,2022,40(9):108-111.

[3] 孙慧娟,朱镠奕,王宪波,等.升麻的研究进展[J].中国中医基础医学杂志,2021,27(5):837-840,849.

［4］任强,王红玲,周学刚,等.泽兰的化学成分、质量分析及药理作用研究进展[J].中国药房, 2015,26(18):2588-2592.

［5］金丽霞,金丽军,栾仲秋,等.大黄的化学成分和药理研究进展[J].中医药信息,2020,37 (1):121-126.

［6］刘玮炜,蒋凯俊,邵仲柏,等.黄芩苷抗病毒药理作用研究进展[J].徐州工程学院学报(自 然科学版),2020,35(4):13-17.

六、败毒散

【来源】 明代汪机《医学原理·瘟疫门》。

【原文】 治正气亏败,疫气外乘,以致往来潮热,骨筋头项疼痛。法当补正气,驱外邪。经云:邪之所凑,其气必虚。是以用人参、茯苓、甘草补托正气,不使外邪深入。羌活、独活、川芎驱散外邪,以止头痛。柴胡、薄荷以清潮热。佐枳壳、桔梗以利滞气。

【组成】 人参二钱,白茯苓一钱半,甘草一钱,羌活一钱,独活七分,川芎八分,柴胡八分,薄荷七分,枳壳七分,桔梗八分。

【用法】 姜三片,水煎,温服。

【功效】 散寒祛湿,益气解表。

【主治】 正气不足,疫气侵袭,症见往来潮热,骨筋头项疼痛等。

【立方背景】 明代初期,诸多医家盲目遵从丹溪“阳有余阴不足”之论,大肆使用苦寒滋阴之品,致使临证中脾胃正气受损者较多。汪机纠正时弊,将东垣“补脾升阳”理论与丹溪“阳有余阴不足”理论结合,倡导“营卫虚实论”及“参芪双补说”,临证擅用参芪,固本培元。本方是汪机固本培元法治疗疫病的代表方之一。

【配伍分析】 本方证系正气素虚,又感风寒湿邪所致。风寒湿邪袭于肌表,卫阳被遏,正邪交争,故见往来潮热;客于肢体、骨节、经络,气血运行不畅,故骨筋头项疼痛。方中羌活、独活并用,可疏风散寒、除湿止痛,通治一身上下之风寒湿邪,《本草求真》云:“羌之气清,行气而发散营卫之邪;独之气浊,行血而温养营卫之气……羌行上焦而上理,则游风头痛风湿骨节疼痛可治;独行下焦而下理,则伏风头痛两足湿痹可治",两者共为君药。柴胡味辛苦性微寒,具有发散退热之功,可助君药解表;川芎乃"血中气药",可行气活血、宣痹止痛,两者共为臣药。桔梗宣肺,载诸药上行,枳壳降气,升降相合,宣通上下气机,功可行气宽胸;茯苓淡渗利湿,化痰健脾,皆为佐药。再佐以人参扶助正气以鼓邪外出,如喻昌在《寓意草》中所言:"虚弱之体,必用人参三、五、七分,入表药中少助元气,以为祛邪之主,使邪气得药,一涌而出,全非补养虚弱之意也。"生姜、薄荷为引,以助发散表邪;甘草益气和中,并调和药性,共为佐使。诸药合用,共奏解表祛湿、扶正祛邪之功。

【类方附录】

1. 荆防败毒散

出处:明代张时彻《摄生众妙方·卷八·诸疮门》。

组成:羌活、独活、柴胡、前胡、枳壳、茯苓、荆芥、防风、桔梗、川芎、甘草。

功效:发汗解表,散风祛湿。

主治:疮肿初起。红肿疼痛,恶寒发热,无汗不渴,舌苔薄白,脉浮数。

2. 连翘败毒散

出处:明代王肯堂《证治准绳·伤寒·卷七·瘥后诸病》。

组成:羌活、独活、连翘、荆芥、防风、柴胡、升麻、桔梗、甘草、川芎、牛蒡子、当归尾、红花、苏木、天花粉。

功效:辛温发表。

主治:发颐初肿,紫癜,关节肿痛,尿血。

3. 三黄败毒散

出处:明代龚信《古今医鉴·卷十五·杨梅疮》。

组成:防风、荆芥、连翘、白芷、黄芩、黄连、栀子、地骨皮、当归尾、赤芍、川芎、五加皮、木瓜、苦参、黄柏、薏苡仁、僵蚕、蝉蜕、蒺藜、甘草、白鲜皮、皂角刺、木通、土茯苓。

功效:疏风解表,清热解毒。

主治:天泡、杨梅等疮。

【现代研究】　败毒散,又称"人参败毒散",在历代瘟疫的治疗方面发挥着重要作用,被称为"抗疫第一方"。现代学者采用网络药理学方法筛选人参败毒散的有效成分及靶点,探讨其与新型冠状病毒肺炎(COVID-19)的内在联系,发现人参败毒散可能通过多成分、多靶点发挥抗COVID-19的作用,对血管紧张素转化酶2(ACE2)具有潜在的抑制作用。研究发现,人参败毒散加减对脾肺气虚、寒湿郁肺型新型冠状病毒感染疗效颇佳,且可对反复复阳患者起到稳定转阴的作用,值得临床推广运用。此外,研究表明,人参败毒散对于缩短患者的咽痛与咳嗽消失时间、促进感冒康复等有十分重要的意义。张娜等研究发现,人参败毒散加减联合西药治疗重症肺炎患者多重耐药菌(MDRB)感染临床效果明确,能显著控制感染,抑制肺部炎症反应,提高氧合指数,改善肺功能,缓解临床症状。人参败毒散还能降低胃残留率,提高小肠推进率,通过促进胃肠功能恢复,增加肠上皮细胞紧密连接细胞黏附分子(JAM)蛋白表达,与调节肠上皮细胞紧密联系相关,这可能是该方治疗溃疡性结肠炎的作用机制之一。

参 考 文 献

[1] 魏岩,沈娟娟,曹彦,等.人参败毒散治疫探微[J].长春中医药大学学报,2021,37(5):949-952.

[2] 熊珮宇,陈岚,陈旭,等.基于"逆流挽舟"法探索人参败毒散对溃疡性结肠炎大鼠肠黏膜屏障的干预作用[J].世界科学技术-中医药现代化,2021,23(7):2285-2293.

[3] 于凤至,顾瞻,苗骞丹,等.基于网络药理学方法和分子对接探讨人参败毒散干预COVID-19的潜在机制[J].上海中医药杂志,2020,54(11):1-9.

[4] 吴添沐.人参败毒散加减治疗脾肺气虚、寒湿郁肺型新型冠状病毒感染(或肺炎)28例[J].湖南中医杂志,2022,38(10):4-7,21.

[5] 张娜,冷建春.人参败毒散加减联合西药治疗重症肺炎患者多重耐药菌感染的临床效果[J].中国医药,2023,18(4):583-587.

[6] 林磊.某三甲医院2018—2019年人参败毒散在上感迁延不愈的用药分析[J].北方药学,2020,17(10):88-89.

七、玄参解毒饮

【来源】 清代王勋《慈航集·瘟疫误表失里变症救治方》。

【原文】 瘟疫误表失里,内毒化火,舌如镜面,光赤无苔,最难救治,此邪毒入心。余丙午年在六合县救过三四人,用元参解毒饮,方录于下,以备救此危症。其脉坚,人事昏沉,面赤。

【组成】 玄参一两,麦冬八钱,生甘草二钱,天花粉三钱,天冬五钱,冬瓜子三钱。

【用法】 以竹叶百片、灯心一钱为引。

【功效】 清心泄热,生津除烦。

【主治】 瘟疫误表入里,内毒化火入心,舌如镜面,光赤无苔。

【立方背景】 清代乾隆、嘉庆年间,江浙地方瘟疫频发,王勋为探求疫病之理辗转于三江两浙地区,行医三十载,终于"悟得病之源、治疫之理",存济甚多,活人无算,并撰写《慈航集》一书,专论春温、瘟疫、痢疾、疟疾四大疫候之证。本方为王氏治疗瘟疫误表失里所制,以玄参为君药。早在宋代就有用玄参治瘟疫的记载。如《圣济总录·卷三十三》中的辟瘟丸就以玄参为主药,治伤寒疫疠传染,及头目昏重,项脊拘急,胸膈不通;《松峰说疫》认为,瘟疫表里分传,在表则现三阳经证,入里则现三阴经证,入腑则有应下之证,其用玄参多以治三阳经证为主,如元霜丹、白虎加元麦汤、红雨丹等。

【配伍分析】 本方证乃疫病误表失里、内毒入里化火所致,此为危重之症。"脉坚,人事昏沉,面赤"揭示体内热毒盛,燔灼心肝,大伤阴津,甚则出现心神受扰,预后不佳。方中玄参为君药,取其气轻清而苦,能入心肺,以清上焦之火;体重浊而咸,能入肾部,以滋少阴之火,达金水相生之效。大剂量应用,以清营凉血,滋阴解毒,清无根之火。同时,配伍麦冬、天冬滋阴润燥,清养肺肾之津液,正如《得配本草》所载:"麦冬清心降火,天冬滋肾助元,其保肺阴则一也。"天花粉、冬瓜子合用,可滋养津液,排脓消肿,托邪外出,同时借冬瓜子之滑利,以治心经蕴热。竹叶取其性凉而质轻,轻清透邪,宣通气机,促使营分邪热向外透达气分而解;灯心草,《药品化义》言其"气味俱轻,轻者上浮,专入心肺;性味俱淡,淡能利窍。使上部郁热下行,从小便而出"。两者共用,导热下行。甘草调和诸药,兼以清热解毒利咽,以奏全方甘寒滋阴、清火解毒之功。

【类方附录】

1. 地黄汤

出处:宋代赵佶《圣济总录·卷六十九·吐血门·吐血后虚热胸中痞口燥》。

组成:生地黄、地骨皮、赤茯苓、炙甘草、大黄、玄参、黄芩、当归、麦冬、藿香、升麻、紫菀、桑白皮。

功效:清热止血。

主治:心肺壅热,上焦不利,吐血,胸中痞,口干。

2. 甘露饮

出处:清代秦之桢《伤寒大白·卷一·咽痛》。

组成:知母、麦冬、连翘、薄荷、桔梗、黄芩、玄参、滑石、石膏、甘草。

功效:清热解毒利咽。

主治:三阳热毒上冲之咽喉痛。

3. 凉血饮

出处:清代张琰《种痘新书·卷十二》。

组成:天花粉、麦冬、天冬、甘草、桔梗、当归、白芍、黄芩、牡丹皮、知母、生姜。

功效:凉血清热。

主治:鼻衄。

4. 醴泉饮

出处:近代张锡纯《医学衷中参西录·治阴虚劳热方》。

组成:山药、生地黄、人参、玄参、生代赭石、牛蒡子、天冬、甘草。

功效:定喘止咳,滋阴补气。

主治:虚劳发热,或喘或嗽,脉数而弱。

【现代研究】 本方重用玄参、麦冬、天花粉等药养阴益气,清火解毒。通过对古籍的研究发现,玄参清营凉血,可用于治疗温病热入营分、肌肤红疹等,常用量为 7.5～15 g。现代药理学研究证实,玄参有解热抗炎作用,但作用机制未明,临床上常用其治疗心阴虚及温病热扰心营、心烦失眠等,因其有养心除烦的功效,故现代亦用其治疗心血管疾病。天冬具有抗氧化、抗炎、抗肿瘤等多种药理作用,尤其在治疗呼吸道炎症和抗氧化方面效果显著。竹叶黄酮具有止咳化痰、抑菌、抗氧化等作用,不仅具有医药价值,还能在保健品、食品、化妆品中发挥重要作用。冬瓜子含有亚油酸、油酸等多种不饱和脂肪酸,具有抗肿瘤、抗氧化、抗炎、镇痛等活性。甘草酸可以抑制单核细胞的迁移并诱导细胞凋亡,进而减少炎症反应。

参 考 文 献

[1] 陈科宇,邸莎,韦宇.玄参的临床应用及其用量探究[J].吉林中医药,2021,41(6):797-800.

[2] 王强,李兴平,白筱璐,等.玄参的抗炎解热作用研究[J].中药药理与临床,2011,27(3):76-78.

[3] 高龙龙,尹丽君,孟祎凡,等.麦冬及其有效成分抗心脑血管疾病的药理研究进展[J].中国中医药现代远程教育,2021,19(13):182-185.

[4] 鄢贵,张复中,施后奎,等.天冬化学成分及药理作用研究进展[J].广东化工,2021,48(21):116-118,130.

[5] 乔蕊,毛绒,张金玲,等.竹叶黄酮药理作用研究进展[J].医药导报,2020,39(11):1516-1519.

[5] 杨静,郑艳青,刘静,等.冬瓜子的研究进展[J].中药材,2014,37(9):1696-1698.

[6] 王钧楠,周永峰,崔园园,等.甘草增强免疫的物质基础及其作用机制研究进展[J].中草药,2021,52(6):1844-1850.

八、子、午年温疫初病主方

【来源】 清代王勋《慈航集·卷一二·瘟疫论治》。

【原文】 瘟疫初病,头痛,恶寒发热,一服,盖暖取汗即愈。

【组成】 紫苏一钱五分,淡豆豉三钱,枳壳一钱八分(炒),槟榔一钱五分,草蔻仁三钱(研),生甘草六分,厚朴一钱五分(炒)。

【用法】 以煨老姜二钱,葱头三个,连须为引,服后,盖暖取汗即愈。如周身酸痛,加独活一钱五分、秦艽一钱五分;如恶心呕吐,加广藿香三钱、灶心土三钱;如泄泻,加赤芍五钱、赤苓三钱、车前子三钱;如舌苔滑白,加制半夏二钱、陈皮一钱五分;如舌苔黄,口渴,加知母二钱;如有荤腥停滞,胸口不宽,加炒黑山楂三钱;如面食积滞,加炒莱菔子三钱;如食牛肉积,加稻草一两、黑豆一两、炒山楂五钱;如热退身凉,三四日不大便,加生大黄三钱、当归八钱,下后即去之,如第二日热邪留恋不解,口必苦,此传入阳明、少阳矣,第三日加葛根三钱、炒柴胡五分、炒黄芩一钱五分,一二服即愈。

【功效】 发汗解表,理气祛湿。

【主治】 瘟疫初病,症见发热、恶寒、头痛等。

【立方背景】 王勋根据六十年不同的运气特点,依司天、在泉立方,每年记录一方,针对春温首创"六十甲子春邪时感方",以防疾病传经之变,方中多以枳壳、草蔻仁、豆豉等为主方,再根据当年的岁运、司天、在泉加入符合当年运气特点的药物。本方为子、午年瘟疫初病所宜。

【配伍分析】 本方证系外感表邪,内伤湿滞,阻滞气机所致。方中重用草蔻仁为君药,其辛温香燥,入肺经可宣发上焦之气,入脾胃经可消积健脾,善理上、中焦湿滞。槟榔味辛苦性温,功可下气行水,亦可调畅气机,除脾胃之水湿涨满,《得配本草》言其可"泄有形之积滞",助君清中焦湿滞。紫苏、枳壳解表散寒,行气宽中;厚朴燥湿消痰、下气除满;淡豆豉功可发散风寒,清热除烦,以葱头相配可加强通阳发表之功,两者相合即葱豉汤。清代张璐谓:"本方药味虽轻,功效最著,凡虚人风热,伏气发温,及产后感冒,靡不随手获效。"四药均为臣药,以助君药解表祛邪,导滞宽中。生甘草既解毒清热,补益脾气,又可调和诸药,缓和药物之偏性。全方合用,共奏清热解毒、理气宽中之功。本方以老姜、葱头为引,通阳而不伤阴。

【类方附录】

1. 香苏散

出处:宋代太平惠民和剂局《太平惠民合剂局方·卷二·治伤寒》。

组成:香附、紫苏叶、炙甘草、陈皮。

功效:疏散风寒,理气和中。

主治:外感风寒,气郁不舒证。恶寒身热,头痛无汗,胸脘痞闷,不思饮食,舌苔薄白,脉浮。

2. 厚朴散

出处:宋代王怀隐《太平圣惠方·卷五十·治膈气宿食不消诸方》。

组成:姜厚朴、沉香、青皮、槟榔、丁香、诃黎勒皮、肉桂心、白术、高良姜、草豆蔻、木香、人参、炙甘草、生姜、大枣。

功效:宽中消积,益气通膈。

主治:膈气。脾胃久冷,宿食不消,心腹虚胀,四肢瘦弱。

3. 白豆蔻散

出处:宋代王怀隐《太平圣惠方·卷四十七·治反胃呕哕方》。

组成:白豆蔻、枇杷叶、诃黎勒皮、前胡、人参、槟榔、陈皮、白术。

功效:宽中行气,暖胃止痛。

主治:反胃。胸膈不利,食即呕吐。

4. 葶苈丸

出处:金代李杲《兰室秘藏·卷上·心腹痞门》。

组成:半夏、厚朴、石膏、青皮、当归、白豆蔻、砂仁、茵陈、葛根、炙甘草、羌活、黄芩、葶苈子、人参、柴胡、独活。

功效:散结消痞。

主治:心下痞,胸中不利。

【现代研究】 子、午年温疫初病主方中淡豆豉是豆科植物大豆成熟种子的发酵加工品,为疏风解表的常用药材,在治疗流感的中药方剂如葱豉汤、银翘散、加减葳蕤汤等中亦常出现。现代研究发现,淡豆豉水煎液在体外可通过直接作用方式抑制流感病毒,降低 24h 后病毒蛋白表达和子代病毒生产量。紫苏、厚朴亦可抗病毒,可以抑制病毒性肺炎的炎症反应,现仍广泛运用于传染病的治疗。槟榔多酚可维持肺泡毛细血管的通透性,减轻氧化应激损伤及病理损伤。现代肉豆蔻常作为食用香料和药用植物,临床应用主要利用其降血脂、抗菌、抗氧化、抗炎等作用。

参 考 文 献

[1] 路鑫怡,何泳愉,杨灿,等.基于网络药理学及验证实验探讨淡豆豉治疗流感的作用机制[J].中药药理与临床,2022,38(6):102-109.

[2] 杨琳垚,杜江超,邵亮,等.东紫苏中黄酮类成分及其抗流感活性研究[J].昆明理工大学学报(自然科学版),2020,45(6):104-110.

[3] 周陈建,赵娜嫒,吴晓宁.厚朴酚对 H1N1 流感病毒性肺炎防治作用的实验研究[J].中国中医药科技,2021,28(6):903-905,1041.

[4] 邵杨,安丹蔷,杨杨,等.脊髓损伤小鼠中甘草苷通过抑制 MAPK 通路抑制炎症和神经元凋亡[J].中国医科大学学报,2022,51(6):518-523,547.

[5] 霍妍,赵安鹏,宋晶燕,等.槟榔多酚对大鼠高原肺水肿的预防作用[J].解放军医学杂志,2021,46(10):961-967.

[6] 马可,南星梅,赵婧,等.肉豆蔻的药理和毒理作用研究进展[J].中药药理与临床,2022,38(1):218-224.

九、卯、酉年瘟疫初病主方

【来源】 清代王勋《慈航集·卷一二·瘟疫论治》。

【原文】 瘟疫初病,头痛发热、不恶寒、周身痛,一服,盖暖取汗即愈。

【组成】 葛根三钱,紫苏一钱五分,淡豆豉三钱,炒枳壳一钱八分,槟榔一钱五分,草蔻仁三钱,生甘草八分,酒炒黄芩一钱二分。

【用法】 煨老姜二钱、大黑豆五钱。瘟疫初病,头痛发热,不恶寒,周身痛,一服,盖暖取汗即愈。如头痛甚,加川芎八分、白芷八分;如周身疼痛甚,加独活一钱五分、秦艽一钱五分;如咽喉痛,加桔梗三钱、牛蒡子三钱;如心烦,加连翘去心一钱;如舌苔白,口不渴,加藿香三钱;如舌苔黄,口渴,加天花粉二三钱、炒麦芽三钱；如泄泻，加赤芍五钱、车前子三钱；如荤腥停滞，胃口不舒，加炒山楂三钱；如面食积滞，加炒莱菔子三钱；如糯米食积，加杏仁五钱、炒麦芽三钱；如咳嗽、痰多，加紫苏子二钱；如肝气不舒，加青皮一钱；如舌苔黄，大便三四日不通，加制大黄三钱、元明粉二钱。如恐有传少阳者，照子、午初方加减。

【功效】　解肌透热，行气宽中。

【主治】　瘟疫初病，症见头痛发热、不恶寒、周身痛等。

【立方背景】　王勋"遵司天运气推算甲子一周，每岁著论，治春四时之病，留一主方，以补前人所未备"。本方为卯、酉年瘟疫初病所宜。

【配伍分析】　本方主治外感风热、内兼气滞之证。头痛、发热，与一般表证无异；外邪客于肢体、骨节、经络，气血运行不畅，故周身疼痛。方中葛根味辛甘而性凉，入阳明胃经，既能解表退热，又能升脾胃清阳之气，外能解肌退热，内能清郁热，《本经疏证》赞其："妙在非徒如栝蒌但涩阴津，亦非徒如升麻但升阳气，而能兼擅二者之长"；草蔻仁味辛性温，亦归阳明经，燥湿除烦，健脾温胃；淡豆豉味辛苦而性凉，归肺、胃经，功擅宣发郁热，解表除烦。三药共奏解肌透热之功，为君药。紫苏轻扬升散，助君药解内外之郁热；槟榔，苦以破滞，辛以散邪，专破滞气下行；黄芩清热燥湿，三药均为臣药。再以枳壳理气宽中，引诸药直达病所，《本草经疏》言："此药有苦泄辛散之功，兼能引诸风药入于二脏（肺胃），故为治风所需，风邪既散，则关节自然通利矣。"再加生甘草和中缓急，解毒生肺，调和诸药。诸药合用，共奏解肌透热、行气宽中之功。

【类方附录】

1. 减半麻黄汤

出处：清代康应辰《医学探骊集·卷三》。

组成：紫苏叶、薄荷、葛根、酒黄芩、木通、麻黄、桂枝、人参、淡豆豉、甘草。

功效：发汗解表，益气生津。

主治：年老伤寒，恶寒发热。

2. 解暑清痢饮

出处：清代王勋《慈航集·卷四》。

组成:藿香、赤芍、炒枳壳、炒莱菔子、车前子、槟榔、陈皮、当归、煨生姜。

功效:解暑清痢。

主治:夏三月,人患痢疾。

3. 连翘栀豉汤

出处:清代俞根初《重订通俗伤寒论·第二章六经方药·第五节清凉剂》。

组成:连翘、炒淡豆豉、生枳壳、桔梗、焦栀子、辛夷、橘络、白豆蔻。

功效:清宣包络,舒畅气机。

主治:一切外感病症,以及汗、吐、下后,轻则虚烦不眠,重即心中懊憹、反复颠倒、心窝苦闷,或心下结痛,卧起不安,舌上苔滑等属心包气郁之证。

4. 加减秦艽散

出处:明代龚信《古今医鉴·卷十二·妊娠》。

组成:秦艽、前胡、黄芩、枳壳、桔梗、栀子、柴胡、葛根、紫苏子、葱白、陈皮。

功效:清热透邪,行气安胎。

主治:妊娠时疫,日久伤胎。

【现代研究】 本方主药均为疫病常用药,如国家卫生健康委员会发布的《新型冠状病毒肺炎诊疗方案》中多次出现的槟榔、葛根、紫苏、黄芩、甘草等。其中槟榔的抗病毒作用与其含有丰富的多酚类物质、生物碱和鞣质有关。再如,以葛根、黄芩为主药的葛根芩连汤是治疗表证未解、邪热入里证的经典方剂。现代药理学研究证明,两者具有解热抗菌、抗炎止泻、解痉等多种作用,广泛应用于疫病、痢疾等疾病的治疗中。此外,现代药理学研究发现淡豆豉对人体有退热作用。

参 考 文 献

[1] 刘莲萱,吴威,庞琳琳,等.葛根芩连汤化学成分、药理作用及临床应用研究进展[J].中华中医药学刊,2022,40(3):147-154.

[2] 周明玺,郭亦晨,李珂,等.槟榔活性成分及药理毒理作用研究进展[J].中成药,2022,44(3):878-883.

[3] 董淑翔.淡豆豉的药理作用及临床运用研究进展概述[J].中医临床研究,2021,13(30)：139-141.

十、养阴驱邪汤

【来源】 清代王勋《慈航集·卷一二·产后瘟疫方》。

【原文】 为产后受瘟疫,发热、头痛、恶寒之症,本因血海空虚,阴分内亏,不能胜邪。初治宜大补血为主,不必治疫邪。如误用功表则多变症,或肝风内动、角弓反张、抽搐发厥,种种蜂起,难以调治。慎之,慎之!

【组成】 全当归八钱,川芎三钱,紫苏一钱五分,淡豆豉三钱,炮姜一钱五分,炒枳壳一钱五分,砂仁三钱,甘草三分。

【用法】 用酒半杯,对水煎。产后受疫邪,头痛恶寒发热,一服,盖暖出汗即愈。如恶心发呕,加广藿香梗三钱;如作泻,加炒白芍五钱、车前子三钱;如热入血室,经到头昏,加益母草三钱、炒黑山楂三钱;如腹痛,加延胡索酒炒二钱;如误药,抽搐反张,发厥等症,加白僵蚕三钱、钩藤二钱、制南星二钱、橘红一钱五分;如大便结燥,六七日不通发脉者,加制大黄五钱、玄明粉二钱,一服即通,厥愈矣。

【功效】 养阴辟秽,补血活血。

【主治】 产后受瘟疫,症见发热、头痛、恶寒等。

【立方背景】 产后用药,历代医家素有争论。一派认为产后当用温药,即"胎前宜凉,产后宜温",故治疗常采取温化瘀血之法,以生化汤等为主方;另一派认为"产后血脱,孤阳独旺",主张用凉药。这两种认识均具有一定的片面性,而叶天士提出的产后温病"当如虚怯人病邪而治",较全面地抓住了要点,正如吴鞠通所概括的"手下所治是温病,心中想到是产后",产后、温病均要顾及。王勋本方立意与叶、吴二人的思想有异曲同工之妙,全方养阴与驱邪并进,产后与温病共调。

【配伍分析】 本方证系产后血海空虚,阴分内亏,不能胜邪所致。产后温病的治疗,应本着勿拘于产后、亦勿忘于产后的原则,使邪气得去,正气得安。本方治产后温病,当避免使用苦寒之品,产后血海空虚,可予养营清热之法治之。是方重用当归为君药,其味辛甘而性温,具有补血活血、调益荣卫、滋养气血之功,又可辛温发散,使气血各有所归。臣药以川芎畅血中之气,朱震亨认为:"川芎味辛,但能升上而不能下守,血贵宁静而不贵躁动,四物汤用之以畅血中之元气,使血自生,非谓其能养血也。"砂仁、淡豆豉可解表清里、清热除烦、理气宽中,亦为臣药。佐以紫苏解表理气和中,辟秽解毒;炮姜辛热,可温阳补血;枳壳理气宽胸,又可下气,可防诸药过于升散。再以甘草益气健脾,调和诸药。诸药合用,共奏养阴辟秽、行气补血之功,畅血中之元气而达补血之效。

【类方附录】

1. 返魂汤

出处:明代徐春甫《古今医统大全·卷三十九·厥证门》。

组成:酒当归、川芎、肉桂、干姜、赤芍、甘草、黑豆、紫苏。

功效:温阳养血,活血降气。

主治:血逆卒厥,并产后血厥昏晕,目闭口噤。

2. 安胎散

出处:明代万全《广嗣纪要·卷八·胎动不安》。

组成:砂仁、当归、川芎。

功效:养血安胎。

主治:因自高坠下,或为重物所压,触动胎气,腹痛下血。

3. 当归散

出处:宋代陈自明《妇人大全良方·卷十五·妊娠大小便不通方论第三》。

组成:当归、赤茯苓、枳壳、白芍、川芎、炮白姜、煨木香、甘草。

功效:养血行气,温经利尿。

主治:胎前诸疾,或因怒,中气充子脏,或充胕脉,腹急肚胀,腰腹时疼,不思饮食,四肢浮肿,气急时喘,大便忽难,小便忽涩,产门忽肿。

4. 加味四物汤

出处:明代武之望《济阴纲目·卷九·先期欲产过期不产》。

组成:熟地黄、当归、芍药、川芎、香附、桃仁、枳壳、砂仁、紫苏。

功效:补血行滞。

主治:妊娠过月不产。

【现代研究】 中医认为,产后气血亏虚乃外感毒邪所致,邪乘虚内陷,易伤营阴,治宜清热养阴解毒。现代医学认为,产后温病可能为产褥期感染所致,需用抗生素治疗。现代研究显示,川芎、当归在补血、参与肝脏代谢的基础上具有提高机体免疫力的作用,可能与其具有补肾益气、养血活血的功效有关。紫苏叶、淡豆豉具有抑菌、抗病毒、退热等作用,契中本方驱邪之意。枳壳、砂仁均具有保护胃肠道的作用,枳壳有促进胃肠道蠕动的作用,砂仁可镇痛抗炎、抑菌、抗氧化,诸药共同发挥理气和中之功。

参 考 文 献

[1] 李莎. 叶天士诊治妇人温病特点[J]. 河南中医,2016,36(9):1515-1517.

[2] 刘霞,李凡,宋屿璠,等. 四物汤药理及临床研究进展[J]. 中西医结合研究,2020,12(6): 392-395.

[3] 曲培向. 川芎药理作用研究进展[J]. 内蒙古中医药,2010,29(3):78-79.

[4] 董玲婉,周丽娜. 紫苏药理作用研究进展[J]. 中国药业,2008,17(1):61-62.

[5] 董淑翔. 淡豆豉的药理作用及临床运用研究进展概述[J]. 中医临床研究,2021,13(30): 139-141.

[6] 王红勋. 枳实与枳壳的现代药理与临床应用研究[J]. 中国卫生标准管理,2014,5(16): 39-40.

[7] 杨东生,张越,舒艳,等. 砂仁化学成分及药理作用的研究进展[J]. 广东化工,2022,49(8): 111-114.

十一、瘟疫愈后阴虚调理方

【来源】 清代王勋《慈航集·卷一二·瘟疫论治》。

【原文】 (服子、年瘟疫初病主方后)再养阴调理,方录于后。

【组成】 赤色鲜首乌五钱(打碎),当归五钱,酒炒白芍三钱,茯神二钱,白蔻仁二钱(研),炙甘草三分,陈皮一钱五分。

【用法】 水煎服。阴虚虚热不清,加青蒿三钱;口渴,加麦冬二钱;大便溏泻,加车前子三钱;痰多,加制半夏二钱;饱闷,加炒枳壳一钱或一钱五分、炒麦芽二钱;胃口不开,加炒神曲一钱五分、炒谷芽三钱;大便结,加酒泡地骨皮三钱。

【功效】 滋阴扶正,养血安神。

【主治】 瘟疫愈后正气不足,阴液亏虚。

【立方背景】 瘟疫之邪多偏温性,易化燥伤阴,且解表之时用药又常治以辛温之剂,愈后常有阴虚之象,故王勋创立本方调理阴虚。王勋重视瘟疫的瘥后调理,为后世医家对瘟疫的瘥后调理提供重要的参考价值。

【配伍分析】 本方证乃疫病愈后、气血不足、阴液亏虚所致。方中重用何首乌、当归为君药,何首乌味甘涩性温,味涩能固精,选择赤色何首乌取其入血分之功,而鲜者"滋水之性最速"(《本经逢原》),具有补肝益肾、养血滋阴之功,《本草纲目》谓其:"能养血益肝,固精益肾,健筋骨,乌髭发,为滋补良药,不寒不燥,功在地黄、天冬诸药之上";当归入肝、心、脾经,具有补血养阴之功,《本草汇编》言:"用血药补阴,则血和而气降矣。"二药合用,可补血而不滞血、行血而不伤血。白芍味微苦而能补阴,酸收而能生津,亦能调和营卫血气,助君药养血生津,为臣药。佐茯神味甘淡性平,可上益心气而降心火,白蔻仁温中化湿行气而理脾胃。二药合用,共奏行气化湿、豁痰安神之功。再以陈皮行气宽中、开胃消食,合炙甘草益气健脾,使诸补益药补而不滞,且能调和诸药,共奏滋阴养血、祛湿安神之功。

【类方附录】

1. 补水宁神汤

出处:明代傅仁宇《审视瑶函·卷五·妄见》。

组成:熟地黄、生地黄、白芍、当归、麦冬、茯神、五味子、生甘草。

功效:补肾水,宁心神。

主治:阴精亏损,虚火妄动,目外自见神光出现,如电光闪掣,甚则如火焰霞明,时发时止。

2. 补阴汤

出处:清代陈士铎《石室秘录·卷三·瘦治法》。

组成:熟地黄、玄参、生地黄、麦冬、白芍、牡丹皮、沙参、地骨皮、天冬、陈皮。

功效:滋阴降火。

主治:瘦人火有余,水不足者。

3. 补阴散

出处:明代王纶《明医杂着·卷一·劳瘵》。

组成:生地黄、炙甘草、干姜、川芎、熟地黄、炒白芍、陈皮、当归、白术、蜜黄柏、蜜知母、天冬、生姜。

功效:滋阴降火。

主治:劳瘵色欲证,阳强。

4. 地魄汤

出处:清代唐宗海《血证论·卷八》。

组成:甘草、半夏、麦冬、白芍、玄参、牡蛎、五味子。

功效:清火降逆,养阴生津。

主治:主吐血、咯血、咳血日久,肺脏气阴两伤者。

【现代研究】 疫病"瘥后"患者多处于疫毒将除、正气未复的时期,恢复期常表现为"气阴两伤,余邪未尽"的特点。基于古医籍的数据挖掘发现,古籍中疫病瘥后调理最常用的益气养阴类中药有甘草、人参、麦冬、当归、白芍、茯苓等,为现代疫病恢复期的辨证论治提供理论参考。基于数据挖掘的各地区新冠感染恢复期中医药组方用药规律研究中亦发现健脾益肺、益气养阴、化湿祛邪为新冠感染恢复期的核心方法。现代药理学研究证明,何首乌、当归、芍药具有保护肝脏、造血、润肠、抗菌等作用,共奏养阴之功。茯神可以提高人体免疫力,增强体质,达到扶正固本、健脾补中的作用;豆蔻属植物大多具有抗炎、健胃消食的作用,可用于治疗胃肠相关疾病,有利于保护胃肠道;

陈皮、甘草具有促进消化液分泌及胃肠蠕动的功效,共同发挥扶正之效。

参 考 文 献

[1] 张平,吕文亮,陈炜,等.基于古医籍疫病"瘥后"临床用药经验研究[J].中医药导报,2022,
    28(1):156-160.

[2] 张佳,李晓东.基于数据挖掘的各地区新冠肺炎恢复期中医药组方用药规律研究[J].湖北
    中医药大学学报,2020,22(6):117-121.

[3] 胡晋芳.何首乌药理作用浅谈[J].山西中医,2010,26(S1):51-52.

[4] 马艳春,吴文轩,胡建辉,等.当归的化学成分及药理作用研究进展[J].中医药学报,2022,
    50(1):111-114.

[5] 金英善,陈曼丽,陶俊.芍药化学成分和药理作用研究进展[J].中国药理学与毒理学杂志,
    2013,27(4):745-750.

[6] 张雪,向瑞平,刘长河.茯神的化学成分和药理作用研究进展[J].郑州牧业工程高等专科
    学校学报,2009,29(4):19-21.

[7] 咸魁锋,尹虹.豆蔻属植物化学成分和药理作用研究进展[J].天然产物研究与开发,2019,
    31(10):1831-1836.

[8] 陈帅.四君子汤联合化疗对胃癌患者消化道不良反应及胃肠功能的影响[J].当代医学,
    2022,28(9):143-145.

十二、瘟疫愈后阳虚调理方

【来源】　清代王勋《慈航集·卷一二·瘟疫论治》。

【原文】　原文记载仅有组方而无论述。

【组成】　蜜炙南沙参五钱,当归二钱,炙黄芪三钱,甜冬白术二钱(土炒),炙甘草三分,陈皮一钱五分,茯苓二钱。

【用法】　水煎服,加煨老姜二钱、大枣三枚。如胃气不舒,饱闷,加炒枳壳一钱五分、白寇仁二钱;如泄泻,加炒白芍三钱、车前子三钱;如痰多,加制半夏二钱、紫苏子一钱;如胃气不舒,加炒焦谷芽三钱、炒神曲一钱五分;如大便不通,加酒泡巴戟天五钱、升麻八分。

【功效】　健脾益阳,化痰行气。

【主治】 瘟疫愈后正气不足,阳气亏虚。

【立方背景】 本方是王勋为服子、年瘟疫初病主方后阳虚患者所创。基于"阳者卫外而为固也"之论,可知阳气是人体防御外邪入侵的基础与核心,瘟疫愈后阳虚者需要补阳,以防止疾病复发。《伤寒论》有云"大病瘥后,喜唾"而用理中丸之类,《温病条辨》又指出"温病愈后,面色萎黄,舌淡,不欲饮水,脉迟而弦,不食者,小建中汤主之"。王勋此方与两者治法相似,以补阳健脾为主。

【配伍分析】 本方证乃瘟疫愈后,正气不足,阳气亏虚所致。方中重用南沙参为君药,南沙参味甘性微寒,归肺、胃经,可养阴清肺,补中益气,《玉楸药解》言其可:"清肺气,生肾水,涤心胸烦热。"臣药为甘温益气之黄芪,味甘能生血,气温能补阳,功擅温补培元,气血双补;白术味甘性温而燥,甘则入脾,燥则胜湿,可益气健脾、化湿调中。二药合用,可养后天之本、共资气血生化之源,共奏健脾补中之功。血为气之宅,故佐以辛甘性温之当归养血补营,使所补之气有所依附;茯苓健脾祛湿,可除余留痰湿之邪,且使诸药补而不滞,收敛欲散之神。陈皮理气消积,亦可使诸药补而不滞,并可引药入脾、胃、肺经。炙甘草甘温益阳,调和诸药,正如李东垣所言:"甘草,阳不足者补之以甘,甘温能除大热……炙之则气温,补三焦元气,而散表寒,除邪热,去咽痛,缓正气,养阴血。"诸药协同,可健脾益阳。

【类方附录】

1. 苁蓉补虚益阳方

出处:唐代孙思邈《备急千金要方·卷二十膀胱腑方·杂补第七》。

组成:肉苁蓉、续断、蛇床子、天雄、五味子、山药、远志、干地黄、巴戟天。

功效:温阳补虚。

主治:阳气不足,阴囊湿痒,尿有余沥,漏泄虚损,云为不起。

2. 温肾汤

出处:清代罗国纲《罗氏会约医镜·卷十·论泄泻》。

组成:熟地黄、炒山药、枣皮、泽泻、茯苓、补骨脂、菟丝子、五味子、肉桂、附子。

功效:补肾壮阳,固涩止泻。

主治:命门火衰,五更及天明泄泻且多年不愈。

3. 补虚黄芪汤

出处:元代许国祯《御药院方·卷六》。

组成:人参、当归、白术、黄芪、肉桂、炙甘草、白芍、生姜、大枣。

功效:益气温中,散寒止痛。

主治:诸虚不足,少腹急痛,脐下虚满,面色萎黄,少力身重,胸满短气,或因劳伤过度,或因病后不复。

4. 人参补阳汤

出处:元代倪维德《原机启微·卷下·附方》。

组成:羌活、独活、白芍、生地黄、泽泻、人参、白术、茯苓、黄芪、炙甘草、当归、柴胡、防风、熟地黄。

功效:补肾壮阳。

主治:伤寒余邪不散,上走空窍,其目隐涩赤胀,生翳羞明,头痛骨痛。

【现代研究】 方中南沙参具有抗氧化、抗衰老、调节免疫力等药理作用,被广泛用于治疗虚损性疾病。白术、茯苓、炙甘草合用可调节胃肠活动,调节胃肠分泌,对胃肠黏膜具有保护的作用。黄芪与当归合用,可通过调节 T 淋巴细胞等细胞因子的基因表达来发挥调节免疫力的作用,促进机体的正常生命活动,并能改善血液流变学状况,刺激多能造血干细胞与造血祖细胞的增殖分化,增加机体内部白细胞数量和血红蛋白含量,降低有害物质对它们的损伤。脾胃为后天之本,现代药理学研究发现,陈皮素、橘皮素可显著促进胃液、胃蛋白酶的分泌,提高胃蛋白酶活性,增强消化功能。

参 考 文 献

[1] 高亦珑,赵淑红. 南沙参的药理作用[J]. 中国药师,2007(6):594-595.

[2] 熊山,丁晓晨. 四君子汤化学成分和药理作用研究进展[J]. 山东医学高等专科学校学报,2017,39(5):371-374.

[3] 陈凌波,张珂胜,黄小平,等. 黄芪当归配伍对骨髓造血功能抑制小鼠造血祖细胞增殖的影响[J]. 中草药,2016,47(24):4395-4400.

[4] 滕佳林. 黄芪配伍当归益气活血作用的理论与实验研究[D]. 济南:山东中医药大学,2002.

[5] 王文越,刘珊,吕琴,等. 黄芪-当归药对益气活血药理作用研究进展[J]. 中国实验方剂学杂志,2021,27(6):207-216.

[6] 傅曼琴,肖更生,吴继军,等. 广陈皮促消化功能物质基础的研究[J]. 中国食品学报,2018,18(1):56-64.

十三、养血清热固胎饮

【来源】 清代王勋《慈航集·卷一二·孕妇瘟疫方》。

【原文】 妇人怀孕染瘟疫者,不可攻表,宜养血固胎清热,和解自愈。

【组成】 当归身八钱(酒洗),川芎二钱,枳壳一钱五分(麸炒),细黄芩一钱二分,紫苏一钱五分,淡豆豉三钱,砂仁二钱(研),炙甘草三分。

【用法】 水煎服,加煨老姜二片。如受瘟疫,头痛发热,一服,盖暖取汗自愈。如恶心,加藿香梗三钱、灶心土三钱;如泄泻,加炒白芍五钱、红枣五枚;如腹痛,加煨木香一钱;如腰痛,加制杜仲三钱、川续断三钱;如咳嗽,加川贝母八分;如内热,加青蒿三钱;如口渴,加天花粉二钱;如咽喉痛,加桔梗二钱、牛蒡子二钱,换生甘草一钱;如心里热,加连翘一钱五分;如胎火旺、呕吐不止,加姜汁炒川黄连三分、乌梅肉一钱五分;如大便结,加鲜首乌八钱;如肝火化风、痰厥,加钩藤二钱、白僵蚕三钱、羚羊角一钱五分、郁金一钱。

【功效】 养血清热,行气安胎。

【主治】 孕妇瘟疫。

【立方背景】 孕妇用药,禁忌甚多,尤其是使用大寒大热、泻下之品需慎重,应针对临床具体病症选方用药,切不可机械、拘泥。正如明代吴又可在《温疫论》中所言:"孕妇时疫,设应用三承气汤,须随证施治,切不可过虑,慎毋惑于参、术安胎之说。"本方选药灵活,祛邪除疫而不忘养血安胎。

【配伍分析】 本方证系血虚内热,冲任受损,胎元不固所致。由王勋养阴驱邪汤易炮姜为黄芩,全当归为当归身,并减轻川芎及砂仁剂量而得,为兼顾妇人妊娠,用药更注重补血养胎。方中重用当归为君药,其味辛甘性温,可养血柔肝,补血止痛,且相较全当归,当归身更专于补血;臣药淡豆豉味苦性寒,主治疫病,《本草汇言》载:"淡豆豉,治天行时疾,疫疠瘟瘴之药也。王绍隆曰:此药乃宣郁之上剂也。凡病一切有形无形,壅胀满闷,停结不化,不能发越致疾者,无不宣之。"佐药川芎,助君药补血止痛;黄芩味苦性寒,可宣郁除烦,清热安胎,以防热甚胎动。紫苏、枳壳、砂仁行气和胃,健脾化湿,且紫苏又能安胎,使气顺胎安。炙甘草可健脾补中,调和诸药。诸药合用,共奏养血清热、行气安胎之功,令正气足则御邪外出,邪气去则安胎于内。

【类方附录】

1. 固胎饮

出处:明代方隅《医林绳墨大全·卷九》。

组成:白术、当归、白芍、熟地黄、人参、川芎、黄芩、陈皮、甘草、砂仁、紫苏、生姜。

功效:益气养血,行气安胎。

主治:胎气不安,或腹微痛,或腰作痛,或饮食不喜。

2. 固胎饮

出处:明代徐春甫《古今医统大全·卷八十五·安胎论》

组成:人参、黄芪、白术、黄芩、当归、川芎、芍药、熟地黄、陈皮、黄连、升麻、柴胡、糯米。

功效:益气升提,养血安胎。

主治:妊娠气血俱虚,三个月内惯要坠胎。

3. 固胎煎

出处:明代张介宾《景岳全书·卷五十一德集·新方八阵·固阵》。

组成:黄芩、白术、当归、芍药、阿胶、陈皮、砂仁。

功效:健脾养血,清热安胎。

主治:阴虚血热,肝脾多火多滞而屡堕胎。

4. 固胎泻火汤

出处：现代路际平《眼科临症笔记》。

组成：当归、川芎、白芍、黄芩、连翘、麦冬、牡丹皮、石决明、荆芥穗、艾叶、菟丝子、枳壳、甘草。

功效：清热明目，养血安胎。

主治：胎病目症，胎动不安。头疼目赤，白膜隐隐，流泪酸疼。

【现代研究】 方中当归具有调节子宫平滑肌的作用，当归所含的挥发油可以抑制生理性或病理性的子宫平滑肌痉挛，并可恢复催产素所致的子宫平滑肌的剧烈收缩。枳壳可以抑制 T 淋巴细胞的增殖反应，调节机体免疫力。黄芩中的黄芩苷、黄芩素等可抑制线粒体的凋亡，并能加快活化的 B 淋巴细胞、T 淋巴细胞的凋亡，这是黄芩发挥抗炎、解痉、清热作用的关键。同时，黄芩亦具有良好的增强机体免疫力的作用。紫苏具有缓解胃肠痉挛、促进胃肠蠕动的作用，同时还可调节机体生殖系统功能。王惠玲等研究发现，紫苏梗具有与黄体酮相似的药理活性，能激发动物子宫内膜酶活性的增长。淡豆豉中的主要成分总异黄酮具有长效且稳定的退热作用，可用于治疗热证所致的心烦、失眠等。砂仁、甘草具有保护胃肠道、镇痛抗炎、调节免疫力的作用。

参 考 文 献

[1] 刘琳娜，梅其炳，程建峰. 当归挥发油研究的进展[J]. 中成药，2002(8)：53-55.

[2] 许守超，陈屠梦，包绍印，等. 衢枳壳的药理作用研究进展[J]. 中国高新科技，2019(10)：26-28.

[3] 龚发萍，郑鸣. 黄芩的化学成分及药理作用[J]. 临床合理用药杂志，2021,14(34)：176-178.

[4] 朱伟，张丹，李志. 紫苏叶梗对小鼠胃排空和小肠推进功能的影响[J]. 陕西中医，2011,32(8)：1081-1083.

[5] 王惠玲，肖明，冯立新. 紫苏梗、黄体酮对子宫内膜酶活性效应的比较试验[J]. 西安交通大学学报(医学版)，1990(2)：121-124.

[6] 黄文娟，张艳丽，刘晶，等. 淡豆豉、大豆黄卷中总异黄酮含量差异及退热作用研究[J]. 新

疆医科大学学报,2019,42(9):1198-1201.

[7] 杨东生,张越,舒艳,等.砂仁化学成分及药理作用的研究进展[J].广东化工,2022,49(8):111-114.

[8] 王世苗,张晓妍,李紫薇.甘草黄酮提取分离及药理活性研究进展[J].伊犁师范大学学报（自然科学版）,2021,15(4):35-42.

十四、辟瘟丹

【来源】　明代吴正伦《脉症治方·卷之一寒门·瘟疫》。

【原文】　辟瘟丹。凡春夏秋间预服,以免疫气传染,或初感,服此药,得小汗亦愈。

【组成】　防风去芦一两五钱,川芎、当归、芍药、白术、麻黄、石膏、滑石、黄芩、连翘、栀子各一两,桔梗、荆芥、薄荷各八分,玄胡粉一两五钱,大黄二两,鬼箭羽、马勃、贯众各一两二钱。

【用法】　上为细末,腊雪水,或冰水为丸。如弹子大,每服一丸,姜葱汤下,得周身微汗即解。

【功效】　疏风解表,清热解毒。

【主治】　四时伤寒、瘟疫、疟疾。

【立方背景】　吴正伦认为:"盖瘟病因春时温气而发,初非寒伤于表也,乃郁热自内而发于外,故宜辛平之剂以发散之。"并法从丹溪,用防风、大黄、黄芩之类解疫。从组方上看,本方可能化裁自防风通圣散。

【配伍分析】　本方证系表证未解,入里化热,郁热自内发于外所致。方中防风、荆芥、薄荷、麻黄轻浮升散,可发汗散邪,疏风解表,使风热从汗出而散之于上;马勃味辛性平质轻,善清肺热,配黄芩、石膏清肺泻胃,配连翘、桔梗又可清宣上焦,解毒利咽。栀子、滑石解毒清热,利湿除烦,引邪外出;大黄泻热通腑,可使结热从大便出。三药相伍,使里热从二便分消。鬼剑羽、贯众清热解毒消肿。火热之邪,易灼血耗气,汗下并用,亦易伤正,故用川芎、当归、芍药、玄胡粉养血和血,行气活血;白术健脾和中,并监制苦寒之品以免伤胃。诸药配伍,使发汗不伤表,清下不伤里,共奏疏风解表、泻热化毒之功。

从本方组成的药物上看,似有庞杂之感,方中药味偏多,作用互不一致,但各有专司,各有归经,归经不杂,作用虽然相反,但相反相成,矛盾统一,故其能治多种疾病也。

【类方附录】

1. 黄连防风通圣散

出处:清代吴谦《医宗金鉴·卷三十九·杂病心法要诀·伤风总括》。

组成:防风、荆芥、连翘、麻黄、薄荷、川芎、当归、炒白芍、白术、炒栀子、酒大黄、芒硝、黄芩、石膏、桔梗、甘草、滑石、黄连、生姜、葱白。

功效:清热散风。

主治:鼻渊,久病热郁深者。

2. 防风通圣散

出处:金代刘完素《黄帝素问宣明论方·卷三·诸风总论》。

组成:防风、荆芥、连翘、麻黄、薄荷、川芎、当归、炒白芍、白术、栀子、酒大黄、芒硝、石膏、黄芩、桔梗、甘草、滑石、生姜。

功效:疏风解表,泻热通便。

主治:风热壅盛,表里俱实证。憎寒壮热,头目昏眩,目赤睛痛,口苦而干,咽喉不利,胸膈痞闷,咳呕喘满,涕唾稠黏,大便秘结,小便赤涩,舌苔黄腻,脉数有力,并治疮疡肿毒,肠风痔漏,鼻赤,瘾疹等。

3. 川芎石膏散

出处:明代李梴《医学入门·卷八·眼》。

组成:川芎、芍药、当归、栀子、黄芩、大黄、菊花、荆芥、人参、白术、滑石、寒水石、桔梗、甘草、石膏、防风、连翘、薄荷、砂仁。

功效:散风清热。

主治:风热上攻,头目昏眩痛闷,风痰喘嗽,鼻塞口疮,烦渴淋闭,眼生翳膜,及中风偏枯。

4. 双解通圣散

出处:清代吴谦《医宗金鉴·卷六十五·唇部》。

组成:防风、荆芥、当归、白芍、连翘、白术、川芎、薄荷、麻黄、栀子、黄芩、煅石膏、桔梗、甘草、滑石。

功效:疏表清里,清热祛风,泻火解毒。

主治:阳明胃经风火凝结,致患唇风,多生下唇,初起发痒,色红作肿,日久破裂流水,痛如火燎,又似无皮。如风盛,则唇不时晌动。

【现代研究】 从组成上看,本方在防风通圣散的基础上去芒硝、甘草,加玄参、鬼箭羽、马勃、贯众,加强了清热解毒凉血之功。防风通圣散作为表里双解的代表方,目前已广泛用于各种疾病的治疗,如疫病、皮肤病、头痛等。现代网络药理学研究显示,防风通圣散的核心药效成分槲皮素、山奈酚、木犀草素等,可能通过多条信号通路协同作用于 IL6、PTGS2、CASP3 等,从而发挥对新型冠状病毒感染(COVID-19)的防治作用。玄参与马勃是疫病治疗中常用的一组药对,如普济消毒饮中以二药清热解毒,现代亦有学者将其用于治疗小儿高热伴咽喉痛或乳蛾红肿化脓。鬼箭羽具有抗病毒、抗菌、抗炎等作用,有学者通过提取鬼箭羽浓缩液探究其对不同病毒的体外抑制作用,结果表明鬼箭羽具有良好的抗病毒作用,呼吸道合胞病毒对其最敏感。贯众也被发现具有抗菌、抗病毒、抗肿瘤、抗氧化等多种作用,对甲型流感病毒 FM1 株、H1N1 流感病毒、H5N1 流感病毒等的预防与治疗效果显著。以上可见,本方具有较强的抗病毒作用,但其具体效果、作用机制仍有待进一步研究。

参 考 文 献

[1] 李延,李萍.气相色谱法测定辟瘟丹中冰片含量[J].广西中医学院学报,2000(4):75.

[2] 任艳玲.防风通圣散的临床应用及药理研究[J].中成药,1997(4):42-43.

[3] 刘梦琳,刘飞祥,樊根豪,等.基于网络药理学和分子对接技术探讨防风通圣散对新型冠状病毒肺炎的多组分协同作用机制[J].实用中医内科杂志,2021,35(2):33-38,143-146.

[4] 孙婧,杨燕云,许亮,等.鬼箭羽化学成分与药理作用研究进展[J].辽宁中医药大学学报,2021,23(7):85-95.

[5] 徐佳馨,牛凤菊,史晨晓,等.鬼箭羽体外抗病毒有效部位研究[J].中华中医药杂志,2019,34(10):4893-4896.

十五、三黄石膏汤

【来源】 明代吴正伦《脉症治方·卷之一寒门·温疫》。

【原文】 三黄石膏汤。治疫症燥渴,将欲发狂者。

【组成】 石膏三钱,黄芩、黄连、黄柏各一钱五分,麻黄一钱五分,山栀一钱。热甚者加大黄三钱。

【用法】 上用水二盅,粳米一撮,煎服,连进三五服即愈。

【功效】 清热泻火,发汗解表。

【主治】 外感表证未解,三焦里热已炽。

【立方背景】 三黄石膏汤原出《外台秘要》,历代应用本方治疗温病表里俱实者比比皆是。如《保命歌括》《济阳纲目》《医方考》等书,皆引用之。吴正伦对此方进行调整,去除豆豉、调整石膏与麻黄的比例后,使其清内热的功效更佳。

【配伍分析】 本方证系伤寒表证未解、三焦里热炽盛所致,治宜清里与解表兼顾。"疫症燥渴,将欲发狂"为热伤其气、津液耗伤所致,故方中重用辛甘大寒之石膏为君药,以清热生津除烦;臣药以麻黄发汗解表,开泄腠理,使在表之邪从外而解,配合石膏可使肺热得清,内火得解,正如《古今名医方论》所载:"取麻黄之开……倍石膏之大寒……除内外之实热,斯溱溱汗出,而内外之烦热悉除矣。"且两者相合,辛温发表而无助热之患,大寒清热而无凉遏之弊。佐以黄芩、黄连、黄柏苦寒同气,清热泻火,燥湿解毒,使上、中、下三焦之火从里而泄;栀子清热除烦,凉血解毒,亦可清泄三焦之火。再以粳米一撮调和营卫,生津益气,和中养胃。诸药相合,实为治表里俱热、三焦火盛之良剂。

【类方附录】

1. 三黄石膏汤

出处:明代王肯堂《证治准绳·类方·第一册·伤暑》。

组成:黄连、黄柏、栀子、玄参、黄芩、知母、石膏、甘草。

功效:清热解毒。

主治:伤暑发热。

2. 三黄石膏汤

出处:清代钱锦江《治疹全书·卷上》。

组成:麻黄、黄芩、黄连、黄柏、石膏、栀子、淡竹叶。

功效:清热透疹解毒。

主治:风寒热毒,郁滞闷疹。

3. 加味黄连解毒汤

出处:清代随霖《羊毛瘟症论》。

组成:黄连、黄芩、黄柏、栀子、桔梗、甘草、金银花、车前子、木通、炒神曲、蝉蜕、白僵蚕。

功效:疏风清热,透疹解毒。

主治:羊毛邪毒,发热心烦,身软神疲,舌有紫点,胸闷食少,小水黄赤,脉象沉数而大。

4. 解毒泻心汤

出处:明代陈实功《外科正宗·卷四杂疮毒门·天泡第八十》。

组成:荆芥、防风、知母、黄芩、黄连、栀子、玄参、牛蒡子、石膏、木通、滑石、甘草、灯心草。

功效:清心解毒。

主治:心经火旺,酷暑时生天泡,发及遍身者。

5. 加减三黄汤

出处:清代陈士铎《洞天奥旨·卷十三·眼丹胞》。

组成:石膏、黄芩、黄连、黄柏、炒栀子、柴胡、夏枯草、天花粉、赤芍。

功效:泻火解毒,消肿排脓。

主治:眼丹胞,胃火沸腾,上炽于目,肉轮上生胞,红肿而作脓者。

【现代研究】 洪波等研究发现,治疗后中药组及加味三黄石膏汤组的中医证候积分、白细胞计数、超敏 C 反应蛋白、血清白细胞介素 6(IL-6)、白三烯

B4(LT-B4)及肿瘤坏死因子α水平均较治疗前下降,中药组肺功能异常者在治疗后肺功能显著改善(P<0.05),中药组治疗后的中医证候积分、IL-6及LT-B4水平更低(P<0.05),加味三黄石膏汤治疗痰热壅肺型支气管扩张症疗效更佳,既能有效缓解临床症状、提升患者肺功能及生活质量,又能下调炎症因子水平、减轻炎症反应、调节免疫力,且未见明显的不良反应,值得临床推广与应用。邵征洋等观察三黄石膏汤灌肠治疗小儿外感发热的效果,将120例患儿随机分为两组,治疗组予三黄石膏汤灌肠,对照组予退热西药口服,结果治疗组治愈率高于对照组,其完全起效时间及体温反跳情况也优于对照组,说明三黄石膏汤灌肠是一种安全有效的治疗小儿外感发热的方法。

参 考 文 献

[1] 洪波,孙鸣欢,胡旭贞,等.加味三黄石膏汤对痰热壅肺型支气管扩张症患者疗效及炎症因子影响研究[J].中华中医药学刊,2023,41(2):181-184.

[2] 洪波,孙鸣欢,鲍翊君,等.加味三黄石膏汤治疗痰热壅肺型支气管扩张急性发作期临床研究[J].新中医,2020,52(5):43-46.

十六、双补内托散

【来源】　明代吴澄《不居集·上集·卷之十·吴师朗治虚损法》。

【原文】　双补内托散。治阴阳两虚,不能托邪外出者,此方主之。

宏格(其子)曰:阴阳两虚之人,气血亏衰,无力以拒邪也。故用人参、黄芪、白术,以补其气;熟地、当归、川芎,以补其血;柴胡、干葛、秦艽,以托其外邪。如四君而不用茯苓者,恐其渗泄;如四物而不用芍药者,恐其酸寒。或加肉桂有十全之功,佐以姜、枣有通调营卫之美。虚人服之,邪可立散矣。

【组成】　人参五分,黄芪一钱,熟地黄一钱,当归八分,柴胡八分,干葛根八分,白术八分,秦艽七分,川芎六分,甘草三分,生姜、大枣(原书未给剂量)。

【用法】　原文尚未记载,现代常以水煎煮服用。若寒盛阳虚者,加制附子七八分;表邪盛者,加羌活、防风七八分;头痛者,加蔓荆子八分;阳气虚陷者,加升麻三五分。

【功效】 益气养阴,托邪外出。

【主治】 阴阳两虚,不能托邪外出者。

【立方背景】 吴澄致力于内伤虚劳一门和虚人外感、频受外感致虚的研究,其在《不居集·上集》中指出:"内伤之类外感者,东垣既以宣发于前;而外感之类内伤者,岂可无法以续其后乎?"故创解托、补托二法"治虚劳而兼外感,或外感而兼虚劳,为外邪而设……以杜绝外损之源,殊非补养衰弱之意,此开手之治法也。"其中补托法适用于正虚邪陷而不能托邪外出者,而本方专为治疗阴阳两虚、不能托邪外出者所创。

【配伍分析】 本方证系阴阳两虚、无力托邪外出所致。双补内托散是吴澄"补托法"的代表方剂,具有益气养阴、托邪外出之功。方中以人参补元气调中,黄芪补卫气实表,正如清代汪必昌所著《聊复集》中云:"参补里之力胜,芪补表之功多",配合白术、甘草健脾益气以加强补中益气、扶正固表之功,四药合用,培补元气。熟地黄补血益精,当归活血补血,二药合配,相须为用,以滋阴养血,补肾益精。柴胡、葛根、秦艽迅达肌表而透邪外出,正如吴澄所言:"柴胡提清,葛根托里,此二味者,一则味甘性寒,清辛而不肃杀,甘寒而不壅遏,能使表气浃恰……柴胡、葛根一提一托,使客邪之热迅达肌表。"川芎行血中之气,防补益滋腻碍邪,生姜、大枣调和营卫。全方补托兼顾,益气养阴,补中有散,标本兼顾,使正气得复托邪外出而收功。

【类方附录】

1. 八物汤

出处:清代张琰《种痘新书·卷十二》。

组成:人参、黄芪、甘草、白术、当归、川芎、白芍、熟地黄、生姜、大枣。

功效:益气养血。

主治:痘疮复起,浆脓如疮疥。

2. 加减黄芪建中汤

出处:元代危亦林《世医得效方·卷九大方脉杂医科·痨瘵·通治》。

组成:白术、白茯苓、桔梗、人参、秦艽、柴胡、防风、白芍、甘草、当归、泽泻、生地黄、熟地黄、地骨皮、煨肉豆蔻、槟榔、砂仁、猪苓、黄芪。

功效:温补中阳,补气养血,滋补肾阴。

主治:男子妇人,五劳骨蒸。

3.秦艽汤

出处:明代朱橚《普济方》。

组成:熟地黄、当归、白芍、秦艽、柴胡、甘草、地骨皮。

功效:养血祛风清热。

主治:偶伤风恶寒,浑身疼痛。

4.秦艽散

出处:宋代王怀隐《太平圣惠方·卷十六·治时气发黄诸方》。

组成:秦艽、柴胡、川芎、桔梗、葛根、黄芩、炙甘草、大黄、桑白皮。

功效:清热。

主治:时气壮热,腹满心下硬,不能食,发黄。

【现代研究】吴澄补托七方以葛根、柴胡为主,并增加补益之品。现代药理学研究显示,柴胡具有抗炎、退热、调节免疫力等作用,葛根亦可保肝、抗炎、抗氧化等。网络药理学研究显示,柴胡-葛根药对能通过多成分、多靶点、多途径的作用方式,从炎症反应、免疫调节等方面发挥其抗新型冠状病毒感染的作用。方中人参、黄芪、白术、甘草等药均有抗衰老、调节免疫力等作用,可扶正固本,托邪外出;熟地黄、当归、川芎等药可增加红细胞计数、改善造血器官及造血诱导微环境,进而发挥养阴补血的作用。

参 考 文 献

[1] 李力恒,陈丽萍,胡晓阳,等.柴胡的化学成分及药理作用研究进展[J].中医药学报,2023,51(2):109-112.

[2] 史晨旭,杜佳蓉,吴威,等.葛根化学成分及药理作用研究进展[J].中国现代中药,2021,23(12):2177-2195.

[3] 潘博宇,曹鸿静,王耘,等.利用网络药理学方法探究柴胡-葛根药对防治新型冠状病毒肺炎的潜在药理作用机制[J].中药材,2021,44(2):495-503.

[4] 陈梦,石丹宁,张则业,等.四物汤的药理作用与临床应用研究进展[J].中国医药,2021,16
(12):1917-1920.

十七、葛根解托汤

【来源】 明代吴澄《不居集·上集·卷之十·吴师朗治虚损法》。

【原文】 葛根解托汤。治正气内虚,客邪外逼,有似虚劳各证。

宏格曰:此证原非内虚,补之而邪益壅,托之而邪易解。盖解托之妙,妙用葛根。葛根味辛性凉,诸凉药皆滞,能遏表寒,惟葛根之凉,凉而能解;诸辛药皆燥,能发内热,惟葛根之辛,辛而能润。其用于柴胡互有短长,柴胡妙于升,能拔陷;前胡妙于降气,能平气;干葛妙于横行,能托里。用二陈、姜、枣之辛甘温以和营卫。外有柴、前、防风以托出,内有泽泻以分消解托之妙,尽于此矣。

【组成】 干葛根、柴胡、前胡各八分,防风六分,陈皮、半夏、泽泻各一钱,生甘草三分,生姜、大枣(原书未给剂量)。

【用法】 姜三片,水煎服。如寒气胜者,加当归七分,肉桂五分;阴气不足者,加熟地一钱;若元气大虚,正不胜邪,兼用补托之法;头痛者,加川芎、白芷各七分;气逆多嗽者,加杏仁一钱;痞满气滞者,加白芥子五七分。

【功效】 补益正气,托邪外出。

【主治】 正气内虚,客邪外逼,有似虚劳各证。

【立方背景】 解托之法乃吴澄为感邪后正虚不任疏散者而设。他认为:"元气一旺,则轻轻和解,外邪必渐渐托出,不争而自退矣。"治疗以和解达邪为主,创制解托六方,分别为柴陈解托汤、柴芩解托汤、和中解托汤、清里解托汤、葛根解托汤、升柴拔陷汤,均适用于内伤轻而外感重者。

【配伍分析】 本方证乃正气内虚、客邪外逼所致。方中葛根味辛甘性凉,入肺、胃经,其辛能散邪,甘能养阴,故发散而不燥,清热而不遏表寒;柴胡味辛苦而性微寒,具有疏散风热、解表升阳之功,善于升气。吴澄解托喜用葛根、柴胡,认为"葛根以治阳明,倘有余邪,无不托出……重用柴胡、葛根之升,取其凉润而解托入内治邪"。前胡清散风热,善于降气;防风味辛甘而性温,善于疏风散热。四药合用,升降并用,有散有润,可托邪外出。泽泻味甘性寒,具有清热利水之功,可导邪于下,令邪从小便而出。半夏辛温而燥,功擅化痰燥湿,降逆消痞;陈皮理气和胃,燥湿化痰,两者均为辛温之品,与生姜、大枣相配,辛甘温以调和营卫。甘草健脾益气,调和诸药。全方药量虽轻,但配伍巧妙,"外有柴、前、防风以托出,内有泽泻以分消解托之妙",托邪而不伤正,相辅相成,相得益彰。

【类方附录】

1. 独活汤

出处:清代秦之桢《伤寒大白·卷四·足冷》。

组成:独活、防风、柴胡、葛根、陈皮、甘草。

功效:升阳祛风舒筋。

主治:伤寒足冷。

2. 葛根解表汤

出处:明代万全《万氏家传点点经·卷三》。

组成:葛根、防风、柴胡、半夏、人参、黄芩、前胡、秦艽、茯苓、甘草。

功效:散寒取汗。

主治:酒伤气血,骨瘦如柴,面发黄黑,贪睡倦怠,胸膈胀塞。

3. 杏苏饮

出处:清代吴谦《医宗金鉴·卷五十八·痘中杂证(上)·喘》。

组成:紫苏叶、麸炒枳壳、桔梗、葛根、前胡、陈皮、生甘草、姜半夏、炒杏仁、茯苓、生姜。

功效:轻宣凉燥,化痰止咳。

主治:治痘证初起,风寒客肺而喘,喷嚏频频,鼻流清水。

4. 解肌调中饮

出处:明代皇甫中《明医指掌·卷十小儿科·伤寒十二》。

组成:羌活、防风、柴胡、葛根、紫苏叶、黄芩、枳实、厚朴、神曲、山楂、陈皮、半夏、砂仁、生姜。

功效:疏风清热,消食理气。

主治:夹食伤寒。

【现代研究】 葛根解托汤以干葛、柴胡为主药,通过《中医方剂大辞典》筛选"葛根-柴胡"主治症候群发现,两者治疗外感病、温病、瘟疫等方剂高达110首,是治疗疫病的重要对药。防风中的色原酮类化合物,具有镇痛、解热、调节免疫力的作用,因此可祛邪扶正。陈皮和半夏的功效及药理作用相似,可以相互补充,两者常以对药形式出现。现代药理学研究显示,两者均有祛痰镇咳平喘、抗炎、抗溃疡、增强免疫力、利胆等作用。大量研究证明,泽泻具有利水渗湿、促进水液代谢的药理活性,其对泌尿系统的作用主要包括利尿、抗草酸钙结石及抗肾炎,故具有分消解托之妙。

参 考 文 献

[1] 张维芯,周青,戴国梁,等.基于 SARS-CoV-2 关键蛋白 ACE2 探索"葛根-柴胡"治疗COVID-19 的潜在机制[J].西部中医药,2022,35(5):1-8.

[2] 陈雨秋,张涛,陈长宝,等.防风的化学成分、提取工艺及药理作用研究进展[J].江苏农业科学,2021,49(9):43-48.

[3] 叶建红,江建国.对药陈皮半夏的药理作用与临床运用体会[J].光明中医,2003(1):52.

[4] 张维君,韩东卫,李冀.泽泻的化学成分及药理作用研究进展[J].中医药学报,2021,49(12):98-102.

十八、升柴拔陷汤

【来源】 清代吴澄《不居集·上集·卷之十·吴师朗治虚损法》。

【原文】 升柴拔陷汤。治外感客邪,日轻夜重,有似阴虚者。

宏格曰:升麻、柴胡皆辛清升举之品,能引阳气于至阴之下,故邪之未陷,能拔而正之,此升、柴之超于诸药也。前胡平寒热,干葛清肌肉,皆托邪外出之圣药。陈皮、半夏匡正中气,使中气内充,逐邪出外。枳壳、山楂清导中宫,使贼邪不得援引,无由内据。至于泽泻、车前皆导水之品,使邪热分消而出,有潜移默夺之功。加姜、枣者,取其甘辛相济,有辅正黜邪之用也。

【组成】 升麻、柴胡、前胡、干葛、陈皮、半夏、枳壳、山楂、泽泻、车前子、生姜、大枣。

【用法】 水煎服。若阳虚内陷者,用补中益气汤,或举元煎。若阴虚内陷者,用补阴益气煎、理阴煎。若初起而邪有内陷不出者,照方随症加减。若虚甚者,宜用补托之法。

【功效】 和中托邪,分消上下。

【主治】 外感客邪,日轻夜重,有似阴虚者。

【立方背景】 本方是吴澄解托法代表方之一,主药升麻、柴胡能引阳气于至阴之下,故可治外感客邪,日轻夜重,有似阴虚者。柴胡、升麻二味,历来被医家认为是升发清气的必用药,可使外邪迅速达表而解,是温病常用的对药之一。如普济消毒饮方以升、柴载药上行,直达病所;吴又可托里举斑汤取升、柴升发之意,透邪外出,以治疗痧疹。此外,痢疾证属脾虚久泻者,亦常用参、芪、升、柴、枳壳等益气升提。

【配伍分析】 本方主治外感客邪,日轻夜重,有似阴虚者。升麻与柴胡皆味辛而性偏寒,均为辛清升举之品,气轻味薄,其中升麻以引阳明清气上行为主,柴胡以升少阳清气为要,两者合用,透表清热,升举清阳,"能引阳气于至阴之下,故邪之未陷,能拔而正之,此升、柴之超于诸药也"。前胡平寒热,《药性论》言:"去热实,下气,主时气内外俱热";干葛清肌肉,《本草新编》言:"葛根原是阳明之药,少用则散肌中之风",两者皆为托邪外出之圣药。半夏燥湿健脾,得陈皮之助,则气顺而痰自消;陈皮得半夏之助,则痰除而气自下,理气和胃之功更著。二药配伍,功可"匡正中气,使中气内充,逐邪出外"。枳壳、山楂行气消食,健脾开胃,功可"清导中宫,使贼邪不得援引,无由内据"。至于泽泻、车前子清热利水,可使邪热分消而出;配姜、枣甘辛相济,有扶正祛邪之用也。诸药合用,共奏和中托邪、利水泄热之功。

【类方附录】

1. 解肌调中饮

出处:明代皇甫中《明医指掌·卷十小儿科·伤寒十二》。

组成:羌活、防风、柴胡、葛根、紫苏叶、黄芩、枳实、厚朴、神曲、山楂、陈皮、半夏、砂仁、生姜。

功效:疏风清热,消食理气。

主治:夹食伤寒。

2. 开豁腠理汤

出处:明代秦昌遇《幼科折衷·卷上·痧症十二》。

组成:荆芥、防风、前胡、桔梗、枳壳、葛根、柴胡、羌活、陈皮、甘草、升麻、天花粉。

功效:宣散风热。

主治:疹子欲出之时,腮红眼赤,壮热憎寒,身体疼痛,呕吐泄泻,咳嗽烦渴。

3. 解余汤

出处:日本丹波元简《观聚方要补·卷一》引清代汪纯粹《孝慈备览》。

组成:黄芩、柴胡、葛根、前胡、枳壳、赤芍、桔梗、连翘、甘草、薄荷、茯苓、半夏、川芎。

功效:散寒祛湿,解表清热。

主治:伤寒过经不解,发热或潮热,口干舌燥。

4. 升阳除湿汤

出处:清代严洁、施雯、洪炜合撰《盘珠集胎产证治·卷上胎前·下血》。

组成:柴胡、升麻、猪苓、泽泻、陈皮、炙甘草、炒苍术、炒白术、防风、生姜、大枣。

功效:升阳祛湿利尿。

主治:肝脾湿热所致漏胎,下黄汁如胶,或如豆汁。

【现代研究】 吴澄认为,升麻、柴胡可解邪之未陷,能拔而正之,超于诸药也。现代药理学研究显示,补中益气汤去升、柴者对脾虚大鼠的胃排空和小肠推进无明显作用,说明升麻、柴胡可能为补中益气汤的要药。葛根具有解热、抗炎、解痉等药理作用,故能"清肌肉";前胡的主要化学成分是香豆素类化合物,具有解热、镇痛、抗炎等作用,且其醇提物对心血管系统有很好的保护作用,故可"平寒热"。研究还发现,陈皮可促进小鼠胃排空和肠推进,其促进肠推进作用可能与胆碱能 M 受体有关;半夏的水煎醇沉液具有抗大鼠应激性溃疡、幽门结扎性溃疡及消炎痛性溃疡的作用,故两者能"使中气内充,逐邪出外"。枳壳挥发油、柠檬烯均有很好的促进胃肠蠕动的作用;山楂对消化系统功能障碍有很强的调节作用,可以增强脾脏功能,促进食物排出,故可"清导中宫,使贼邪不得援引"。泽泻、车前子均具有利尿之功,故可使"邪热分消而出"。

参 考 文 献

[1] 陈少丽,李强,都广礼.升麻柴胡为补中益气汤"要药"的研究考证[J].时珍国医国药,2018,29(11):2711-2713.

[2] 陈艳,文佳玉,谢晓芳,等.葛根的化学成分及药理作用研究进展[J].中药与临床,2021,12(1):53-60.

[3] 王铭.前胡药理作用分析及临床应用[J].亚太传统医药,2016,12(18):75-76.

[4] 李伟,郑天珍,瞿颂义,等.陈皮对小鼠胃排空及肠推进的影响[J].中药药理与临床,2002(2):22-23.

[5] 李哲,玄静,赵振华,等.半夏化学成分及其药理活性研究进展[J].辽宁中医药大学学报,2021,23(11):154-158.

[6] 郑莹,王帅,孟宪生,等.中药枳壳挥发油成分气相色谱-质谱联用分析和促进胃肠动力药效研究[J].时珍国医国药,2015,26(3):516-518.

[7] 张祺嘉钰,赵佩媛,孙静,等.山楂的化学成分及药理作用研究进展[J].西北药学杂志,2021,36(3):521-523.

[8] 张维君,韩东卫,李冀.泽泻的化学成分及药理作用研究进展[J].中医药学报,2021,49(12):98-102.

[9] 郑秀棉,杨莉,王峥涛.车前子的化学成分与药理活性研究进展[J].中药材,2013,36(7):1190-1196.

十九、宁神内托散

【来源】 清代吴澄《不居集·上集·卷之十·吴师朗治虚损法》。

【原文】 宁神内托散。治食少事烦,劳心过度,兼感外邪,寒热交作者,此方主之。

宏格曰:曲运神机,劳伤乎心;多言事冗,劳伤乎肺;谋虑不决,劳伤乎肝;风寒不谨,劳伤乎营卫。故用茯神、丹参以宁神,枣仁、当归以补肝血,柴胡、葛根以托外邪,远志交通心肾,续断专理劳伤,更有人参、甘草驾驭为之主宰,则客邪无容身之地矣。

【组成】 丹参一钱,茯神八分,酸枣仁六分,人参五分,甘草三分,当归八分,续断一钱,柴胡八分,干葛根八分,远志六分,生姜,大枣(原书未给出剂量)。

【用法】 水煎服。若用心太过者,加丹参一钱,柏子仁一钱。若兼用力太过者,加秦艽、续断各一钱。若食少心烦者,加莲肉、扁豆、谷芽各一钱。若心虚不眠多汗者,加五味子三分。若邪甚不能解散者,加秦艽、羌活五七分。

【功效】 宁神养血,托邪外出。

【主治】 食少事烦,劳心过度,兼感外邪,寒热交作者。

【立方背景】 吴澄治疗外感疾病重视扶正与祛邪的关系,其发明的补托法是以扶正为主、祛邪为辅的方法。宁神内托散是补托法代表方之一,既可用于用心太过、兼感外邪者,又可清未尽余邪。须注意的是,吴澄的补托法是专为感受外邪而设,不可用于纯虚劳而致的发热。

【配伍分析】 本方证系食少血亏、事烦劳心、兼感外邪所致。其子宏格指出“曲运神机,劳伤乎心;多言事冗,劳伤乎肺;谋虑不决,劳伤乎肝;风寒不谨,劳伤乎营卫”,故全方以养心宁神、清肺养血、调和营卫为主。方中茯神主以宁神,正如《本草经解》言:“茯神气平益肺,肺气下降,则心亦下交;味甘益脾,脾气上升,则肾亦上交,盖天地位则水火宁”。心藏神而主血,心火太动则神不安,丹参能清血中之火,故亦能安神定志。当归性温,入足厥阴肝经,合专入肝胆之酸枣仁以养肝血。柴胡、葛根以托外邪。远志定神,则君心宁静而心气自通于肾矣,心之气既下通于肾。续断调血脉,疗折伤亦最神。更有人参、甘草驾驭为之主宰,则客邪无容身之地矣。诸药合用,共奏养血宁神、托邪外出之功。

【类方附录】

1. 补真内托散

出处:清代吴澄《不居集·上集·卷十·补托之法》。

组成:柴胡、葛根、人参、黄芪、熟地黄、当归、茯神、酸枣仁、麦冬。

功效:补肾散邪。

主治:房劳过度,耗散真元,外挟客邪。

2. 归脾汤

出处:明代薛己《正体类要·卷下·方药》。

组成:白术、当归、茯苓、黄芪、远志、龙眼肉、酸枣仁、人参、木香、炙甘草、生姜、大枣。

功效:益气补血,健脾养心。

主治:①心脾气血两虚证。症见心悸怔忡,健忘失眠,盗汗,体倦食少,面色萎黄,舌淡,苔薄白,脉细弱。②脾不统血证。症见便血,皮下紫癜,妇女崩漏,月经超前,量多色淡,或淋漓不止,舌淡,脉细弱。

3. 加减养荣汤

出处:清代傅山《傅青主女科·产后编·卷下》。

组成:当归、川芎、茯神、人参、酸枣仁、麦冬、远志、白术、黄芪、龙眼肉、陈皮、炙甘草。

功效:养血安神,滋阴益气。

主治:怔忡,惊悸。

4. 白茯神散

出处:清代徐灵胎《医略六书·卷三十》。

组成:熟地黄、人参、黄芪、酸枣仁、当归、白芍、远志、麦冬、肉桂、朱砂、茯神、炙甘草。

功效:养心安神,清心定惊,养气补血,养阴润肺。

主治:产后惊病,脉软数者。

【现代研究】 现代药理学研究显示,茯神、丹参具有抑制病毒活性、护肝减毒、镇静等作用,故可"宁神"。现代药理学研究表明,皂苷、黄酮、生物碱与脂肪酸成分是酸枣仁发挥镇静催眠作用的主要生物活性成分,同时酸枣仁还具有调节免疫力的作用;当归水提物可以显著提高血虚证小鼠外周血红细胞数量、白细胞数量、血红蛋白含量、血细胞比容,故此二药可"补肝血"。柴胡、葛根具有解热、抗病毒的作用,故用于"托外邪"。川续断水煎液能提高小鼠耐缺氧能力,延长小鼠负重游泳持续时间,"专理劳伤"。远志具有调节内分泌、抗抑郁、治疗心脑血管疾病的功效。人参、甘草是常用的补虚对药,两者均有提升免疫力、耐缺氧和抗疲劳的功效。

参 考 文 献

[1] 吴科锐,韩凌.羧甲基茯苓多糖药理作用研究进展[J].中药材,2017,40(3):744-747.

[2] 丰成相.丹参的化学成分及药理作用概况[J].中国民族民间医药,2012,21(2):25-26.

[3] 李旭,和建政,陈彻,等.酸枣仁镇静催眠活性成分及药理作用研究进展[J].中华中医药学刊,2022,40(2):23-31.

[4] 刘医辉,杨世英,马伟林,等.当归药理作用的研究进展[J].中国当代医药,2014(22):192-193,196.

[5] 李艳娇,李焕敏,孙丹,等.基于网络药理学和分子对接技术探究柴胡-葛根治疗肺炎支原体肺炎引起发热的作用机制[J].云南中医学院学报,2020,43(6):69-78.

[6] 方舒涵,张泽鑫,吴汶丰,等.柴胡-葛根治疗新型冠状病毒肺炎(COVID-19)的分子靶点和机制的网络药理学分析和分子对接[J].广东药科大学学报,2020,36(6):827-833.

[7] 石扣兰,李丽芬,李月英,等.川续断对小鼠免疫功能的影响[J].中药药理与临床,1998(1):37-38.

[8] 高丽娜,周长征,刘青芝,等.远志皂苷类化合物及其药理作用研究进展[J].北京联合大学学报,2022,36(3):58-64.

[9] 李婕,赵雨,许宁,等.人参蛋白的药理作用[J].特产研究,2022,44(2):121-126.

[10] 姜雪,孙淼凤,王悦,等.甘草药理作用研究进展[J].化工时刊,2017,31(7):25-28.

二十、理劳神功散

【来源】 清代吴澄《不居集·上集·卷之十·吴师朗治虚损法》。

【原文】 理劳神功散。治伤筋动骨,劳苦太过,损气耗血,而邪有不能外出者,此方主之。

宏格曰:用力太过,则气血不和而营卫虚;劳伤筋骨,则正气不充而邪易入。秦艽、续断,善理劳伤;柴胡、葛根,托邪外出;当归、杜仲,养血舒筋而宣通脉络;陈皮、香附宣郁壅滞而理气宽中;骨碎补、金毛脊、五加皮,活血荣筋,大能坚肾;生姜、甘草、大枣,调和营卫,且能逐邪。虚人劳力,而所以善理劳伤,功效若神也。

【组成】 秦艽一钱,续断一钱,杜仲一钱,香附七分,当归八分,骨碎补一钱,陈皮七分,甘草三分,五加皮八分,金毛狗脊八分,柴胡八分,葛根八分,生姜,大枣(原书未给出剂量)。

【用法】 若发热,加柴胡七分、干葛根八分;若咳嗽,加白前、桔梗各六分;若久嗽,加紫菀、百部各八分;若腰痛,加破故纸一钱;若骨蒸夜热,加地骨皮、青蒿、鳖甲各八分;若胸满,加砂仁、木香各六分。

【功效】 理气活血,托邪外出。

【主治】 伤筋动骨,劳苦太过,损气耗血,而邪有不能外出。

【立方背景】 吴澄治疗虚损博采众长,倡"外损说""脾阴论",创理脾阴法、解托法和补托法。其中补托法以扶正达邪为要旨,理劳神功散是吴氏七首补托法中治疗"劳苦太过,而邪有不能外出者"。

【配伍分析】 本方证为伤筋动骨,劳苦太过,损气耗血,邪不能外出所致。其子宏格指出"用力太过,则气血不和而营卫虚;劳伤筋骨,则正气不充而邪易入"。故全方以调和气血、补正祛邪为主。方中秦艽可升可降,阴中阳也,入大肠之经,具有养血荣筋、通利四肢之功;续断调血脉,疗折伤亦最神,两者同用,理劳伤之功著。当归、杜仲,养血舒筋而宣通脉络;陈皮、香附宣郁壅滞而理气宽中。柴胡气味俱轻,升而不降,阳中阴也,入于表里之间,自能通达经络;葛根体轻上行,浮而微降,阳中阴也,少用则遂其性而上行,两药相合,可托邪外出。骨碎补、金毛狗脊、五加皮,活血荣筋,大能坚肾;生姜、甘草、大枣,调和营卫,且能逐邪。"虚人劳力,而所以善理劳伤,功效若神也"。

诸药合用,共奏理气活血、托邪外出之功。

【类方附录】

1. 熟地黄散

出处:宋代王怀隐《太平圣惠方·卷六十八·治金疮伤筋断骨诸方》。

组成:熟地黄、续断、杜仲、当归、炮附子、秦艽。

功效:补肾养血。

主治:金疮,弓弩所中,伤筋断骨,屈伸不得。

2. 独活续断汤

出处:唐代王焘《外台秘要·卷十七·肾虚腰痛方》引《古今录验》。

组成:独活、续断、杜仲、肉桂心、防风、川芎、牛膝、细辛、秦艽、茯苓、人参、当归、白芍、干地黄、炙甘草。

功效:祛风寒,补肝肾,强筋骨。

主治:肾气虚弱,风寒湿邪外侵,致患腰痛,腰部有冷感,久则脚膝亦痛,或患偏枯,腰脚拘挛疼痛。

3. 调经清郁丸

出处:清代宫本昂《活人方·卷二》。

组成:生地黄、当归、续断、杜仲、川芎、阿胶、香附、知母、黄芩、黄连、柴胡、葛根、白芍。

功效:养血疏肝,清热活血。滋阴散郁,调和冲任之气血,清散经脉之郁火。

主治:热证初发,阴虚内蒸,月经不调。

4. 二十四味飞步散

出处:明代龚延贤《万病回春·卷五·脚气》。

组成:当归、白芷、赤芍、牛膝、姜杜仲、木瓜、茯苓、骨碎补、乌梅、何首乌、续断、补骨脂、小茴香、独活、桑寄生、五加皮、苍术、陈皮、防风、天麻、川芎、槟榔、姜半夏、甘草、生姜。

功效:祛风除湿,养血通络,补益肝肾。

主治:下元虚损,脚膝酸软疼痛,并寒湿风气,麻木不仁,及打伤跌损,行步艰辛。

【现代研究】 理劳神功散中秦艽作为最常用的抗风湿药,具有抗炎、调节中枢系统、调节免疫系统、保肝、抗氧化、升血糖等广泛的药理活性。续断具有抗骨质疏松与骨保护,促进骨细胞增殖、分化等作用,故两者"善理劳伤"。葛根、柴胡是治疫最常用的对药之一,用于治疗各种传染病。体内、体外试验表明,杜仲、当归可通过促进软骨细胞增殖、调控炎症因子水平、改善软骨基质降解和软骨病理损伤起到对骨关节炎的防治作用,故言其"养血舒筋而宣通脉络"。陈皮挥发油可通过调控炎症细胞释放炎症介质,抑制迟发性哮喘的发生;乙酸乙酯部位及石油醚部位为醋香附疏肝散瘀的主要有效提取部位,可能是通过降低血液中的血浆纤维蛋白原含量及血液黏稠度,以达到活血化瘀的功效。

参 考 文 献

[1] 芦启琴,娄灯吉,沈建伟,等.秦艽化学成分及药理作用研究进展[J].安徽农业科学,2007,(29):9299-9301.

[2] 代琪,叶臻,叶俏波,等.续断来源考证、化学成分及药理作用综述[J].中国药物评价,2020,37(6):432-436.

[3] 潘博宇,曹鸿静,王耘,等.利用网络药理学方法探究柴胡-葛根药对防治新型冠状病毒肺炎的潜在药理作用机制[J].中药材,2021,44(2):495-503.

[4] 陈强,索岩,林楠."杜仲-当归"介导 Wnt/β-catenin 信号转导调控 MMP-13 表达防治关节炎的作用机制研究[J].中国现代应用药学,2021,38(7):775-783.

[5] 蔡周权,代勇,袁浩宇.陈皮挥发油的药效学实验研究[J].中国药业,2006(13):29-30.

[6] 季宁平,周莉江,严鑫,等.醋制香附不同提取部位对肝郁血瘀模型大鼠的影响[J].中药与临床,2017,8(2):57-60.

二十一、柴陈解托汤

【来源】 清代吴澄《不居集·上集·卷之十·吴师朗治虚损法》。

【原文】 柴陈解托汤。治外感之证,寒热往来,寒重热轻,有似虚劳寒热者。

宏格曰:此方小柴胡合二陈加减,仿佛乎正疟之治。以其热轻于寒,故去黄芩。以其寒重于热,故加厚朴。有二陈之祛痰,藿香之快气,山楂之导滞启胃,泽泻之分利阴阳。加秦艽以治太阳,葛根以治阳明,倘二经伏有余邪,而亦无不托出矣。

【组成】 柴胡、干葛、半夏、厚朴、泽泻各六分,甘草三分,秦艽、藿香各六分,陈皮五分,生姜、大枣、山楂各八分。

【用法】 水煎服。如外邪盛者,加防风、荆芥各七分;营虚者,加当归八分;气陷,加升麻五分;脾胃热或泻,加白术八分;腹中痛,加芍药八分,甘草五分;有汗,加桂枝五分;气滞,加香附六分。

【功效】 解热祛痰,托邪外出。

【主治】 外感之证,寒热往来,寒重热轻,有似虚劳寒热者。

【立方背景】 针对内伤轻而外感重者,吴澄开创解托法,并发明解托六方,均以柴胡、葛根升散解托为主药。本方为小柴胡合二陈汤的加减方,用于治疗外感病热轻于寒者,故去黄芩、加厚朴。全方在解表药托邪外出的基础上,配合使用泽泻等分消解托、二陈以燥湿理气、山楂等消食药"清导中宫"。

【配伍分析】 本方证系伤寒邪犯少阳、胆胃不和、痰湿内生所致。此方为小柴胡合二陈汤的加减方,用于治疗外感寒热往来,特点是寒重热轻,故用柴胡汤取苦寒的黄芩,加偏温的厚朴。方中半夏、陈皮意取二陈,两药辛温性燥、理气行滞,相伍使用,不仅相辅相成,增强燥湿化痰之力,而且体现治痰先理气、气顺则痰消之意。用祛风止痛的秦艽和解肌退热的葛根一治太阳,二治阳明,《本经逢原》言:"秦艽阴中微阳,可升可降,入手足阳明,以其去湿也。兼入肝胆,以其治风也";又因胃被寒蔽,气不得上升,故用葛根入足阳明胃经以鼓胃气上行。藿香芳香化湿,山楂化瘀导滞,泽泻渗湿利水。缘于正气本虚,故又加大枣益气健脾,扶正以祛邪。配合生姜既能制半夏之毒,又能协助半夏、藿香和中止呕;甘草健脾和中,调和诸药。上药合用,适用于少阳为病之胆胃不和、痰湿内生之证。

【类方附录】

1. 茯苓佐经汤

出处:明代陈实功《外科正宗·卷三下部痈毒门·附骨疽论第二十七》。

组成:茯苓、陈皮、半夏、白术、苍术、藿香、泽泻、甘草、葛根、柴胡、厚朴、木瓜。

功效:健胃化湿,解毒。

主治:足少阳经为四气所乘,以致腰腿发热疼痛,头目昏眩,呕吐不食,胸膈不利,心烦热闷。

2. 胜湿汤

出处:清代沈金鳌《杂病源流犀烛·卷七·诸汗源流》。

组成:苍术、厚朴、半夏、藿香、陈皮、甘草、生姜、大枣。

功效:祛湿燥脾。

主治:湿邪。肢体沉重、困倦乏力;湿浊内阻肠胃,则见纳谷不香、脘闷不舒、小便不利、大便溏泄等症。

3. 不换金正气散

出处:宋代太平惠民和剂局《太平惠民和剂局方·卷二·治伤寒·吴直阁增诸家名方》。

组成:姜厚朴、藿香、甘草、半夏、苍术、陈皮、生姜、大枣。

功效:解表散寒,化湿和中。

主治:四时伤寒,瘴疫时气,头疼壮热,腰背拘急,寒热往来,咳嗽痰涎,霍乱吐泻,下痢赤白等症。

4. 加味温胆汤

出处:清代吴谦《医宗金鉴·卷四十六·恶阻证治》。

组成:陈皮、半夏、茯苓、甘草、枳实、竹茹、黄芩、黄连、麦冬、芦根。

功效:泻火解毒,消肿排脓。

主治:妊娠恶阻,胃中有热,呕吐,心中烦热惯闷,喜饮凉浆者。

【现代研究】 小柴胡合二陈汤现代临床常用于治疗眩晕、糖尿病、痛风性关节炎等多种疾病。现代药理学研究显示,小柴胡汤可以缓解上呼吸道感染者的相关症状,改善机体炎性状态,增强免疫力。小柴胡颗粒对 HCoV-229E 感染 Huh-7 细胞所致的细胞病变具有抑制作用,可显著抑制炎症因子 IL-6、IL-8、MCP-1 和 TNF-α 的 mRNA 过度表达。二陈汤具有降血脂、抗肿瘤、降血糖、镇咳化痰等功效,现代临床常用于治疗心肺疾病。

参 考 文 献

[1] 周少梅.小柴胡汤加味治疗上呼吸道感染的临床观察研究[J].北方药学,2022,19(12):44-46.

[2] 余祥翠,刘宏,郑如文,等.小柴胡颗粒抗人冠状病毒 229E 的活性研究及成分群筛选[J].中南药学,2022,20(12):2781-2785.

[3] 廖华军.二陈汤的现代药学研究[J].中医药学报,2012,40(5):142-144.

二十二、柴芩解托汤

【来源】 清代吴澄《不居集·上集·卷之十·吴师朗治虚损法》。

【原文】 柴芩解托汤。治外感之证,寒热往来,热重寒轻,有似虚劳寒热者。

宏格曰:柴芩解托汤者,治热胜之证。用黄芩之苦而清,以彻外邪蒸灼之热。重用柴、葛之升,取其凉润而解托入内之邪。陈皮利气,山楂消滞。再加赤苓、泽泻,与柴、葛一升一降,而邪自解矣。

【组成】 柴胡、黄芩、干葛根各一钱,陈皮八分,山楂、泽泻各一钱,甘草五分,赤苓。

【用法】 水煎服。如内热甚者,加连翘七分;外邪甚者,加防风一钱;痰甚者,加贝母、橘红各六分;兼风热者,加玉竹一钱;小便不利者,加车前子一钱。

【功效】 和解少阳,理气化湿,解肌发表。

【主治】 外感之证,寒热往来,热重寒轻,有似虚劳寒热者。

【立方背景】 柴芩解托汤是吴澄解托法代表方之一,主治寒热往来,热重寒轻,有似虚劳寒热者。

【配伍分析】 本方证乃邪犯少阳,兼有湿邪阻遏气机所致。方中黄芩苦而清泄少阳,以彻外邪蒸灼之热,为君药。柴胡味苦辛性微寒,入肝、胆经,透泄少阳之邪,并能疏泄气机之郁滞,使少阳半表之邪得以疏散;柴胡之升散,得黄芩之降泄,和解少阳,且无升阳劫阴之弊。胃被湿蔽致气不得上升,故用葛根入足阳明胃经,以鼓胃气上行,二药共为臣药,升散解托之力强,重用其升,取其凉润而解托入内之邪。佐以陈皮利气,《本草经解》言"陈皮气温,禀天春升之木气,入足厥阴肝经",可助柴、葛之升。山楂消宿食,以健脾胃。再加赤苓、泽泻以降之。陶弘景言"茯苓赤色者利";泽泻味甘性寒,功专利水道、渗水湿,两者与升散解托之柴、葛相配,升降有仪,而邪自解矣。诸药合用,共奏理气化湿、解肌透表之功。

【类方附录】

1. 半夏茯苓汤

出处:清代尤怡《金匮翼·卷五·头痛统论》。

组成:半夏、赤茯苓、陈皮(去白)、甘草、黄芩、生姜。

功效:清热祛痰止呕。

主治:热痰,呕逆头痛。

2. 和中解托汤

出处:清代吴澄《不居集·上集·卷十·攻补托三法论》。

组成:柴胡、葛根、山楂、泽泻、陈皮、甘草、生姜、大枣。

功效:外解表寒,内和脾胃。

主治:外感之症,手足厥冷,恶寒淅沥,肢节酸疼,有似阳微者;口渴欲饮,舌上微苔,有似阴弱者。

3. 葛根解托汤

出处:清代吴澄《不居集·上集·卷十·攻补托三法论》。

组成:葛根、柴胡、前胡、防风、陈皮、半夏、泽泻、生甘草、生姜、大枣。

功效:补正气,退邪热。

主治:正气内虚,客邪外逼,有似虚劳各症。

4. 葛根黄芩黄连汤

出处:汉代张仲景《伤寒论·卷三·辨太阳病脉证并治中第六》。

组成:葛根、甘草、黄芩、黄连。

功效:表里两解,清热止利。

主治:治外感表证未解,热邪入里,身热,下利臭秽,肛门有灼热感,心下痞,胸脘烦热,喘而汗出,口干而渴,苔黄,脉数。

【现代研究】 黄芩具有抗菌、抗病毒、抗炎、解热镇痛等作用,在本方中可"彻外邪蒸灼之热"。柴胡中含有的月桂醛、γ-古芸烯及 2,4-癸二烯醛等成分对于内毒素诱导的体温升高具有显著的退热效果,葛根可改善风寒表证大鼠的症状且能有效降低发热大鼠体温,其作用机制可能与其降低肠道普雷沃菌丰度和升高肠道约氏乳杆菌丰度有关。从泽泻脂溶性部分提取出的三萜类化合物被认为是降血脂的有效成分。现代药理学研究表明,茯苓的利尿作用机制与茯苓素拮抗醛固酮受体有关。

参 考 文 献

[1] 洪川.中药黄芩的化学成分及药理研究进展[J].化工管理,2017,436(2):204.

[2] 霍梦逸,刘新,林於,等.柴胡挥发油中有效解热成分的研究[J].药物分析杂志,2013,33(7):1202-1209.

[3] 席超,徐尚呈,王心怡,等.基于肠道菌群探讨葛根、粉葛对风寒表证大鼠模型退热作用的研究[J].中药药理与临床,2022,38(5):125-130.

[4] 刘燕恒.泽泻药理作用的研究进展[J].山东畜牧兽医,2015,36(12):63-64.

[5] 邓刚民,许津.茯苓素:一种潜在的醛固酮拮抗剂[J].中国抗生素杂志,1992(1):34-37.

二十三、瘟疫汤

【来源】 清代方肇权《方氏脉症正宗·卷之一》。

【原文】 愚按:古人之言瘟疫者,皆以冬伤于寒,至春变为瘟、夏变为热。

细思温者,热中之次也。而瘟病中之瘟字,又次于温之义耳。使久寒可以变热,则天地间水久亦能变火,未有是理也。盖瘟疫者,因其人素有热蕴脏腑,至春温暖之时,温气入于内,与内之蕴热相冲而瘟发也,理之常情。至夏之热,理亦一也。且观春瘟、夏热二症,虽发热而无汗,或口渴便赤,则知为内热之藏而达于外也。

又言冬当严寒而反温暖,非其时而有其气,是为冬瘟。斯言当矣！则愈知乎瘟者,感于温暖之气而致耳。

又言瘟疫发于气运者有之。乃一方之人不守天和,而年岁反丰登,遇岁运火热当令,天降灾殃,或暴风疾雨,雾露不散,洪水涨流,毒藏于中,而众人受之者,皆为一体之病,是为瘟疫也。却之者修斋设醮,惟德是依,继用汤散,庶乎获福耳。病则头肿如斗,颈项如柱;或烧热蒸蒸,口渴便闭;或胸板狂言,斑丹疙瘩;或发黄便赤;或咽喉肿痛。其脉必数而稍有力,治宜养血、清热、败毒、消下、分利之法。

又有湿瘟者,面浮身黄,与黄肿同病,治亦如之。

又有山岚瘴气,亦瘟之类,另有他书集录。

拟类瘟疫汤,集录普济消毒饮。

【组成】 生地黄二钱,当归一钱,黄芩八分,连翘八分,黄连八分,滑石八分,牛蒡子一钱,桑白皮八分。

【用法】 水煎服。

【功效】 养血清热,解毒消下。

【主治】 瘟疫。

【立方背景】 方肇权乃清代新安(徽州)人,少业儒,以家贫中辍。后母患崩漏,众医治之五载弗效,乃自购古今医典方书,经五年研习,颇有心得。遂出而问世,行医江、浙、湘等地,经验颇富。又殚数年心力,著《方氏脉症正宗》四卷。本方为方氏治疫代表方之一,重在养血、清热、败毒、消下、分利。

【配伍分析】 本方证系素有热蕴脏腑,温气入内,与蕴热相冲而致。方中生地黄味苦甘而性寒,用以清热凉血生津,《医学启源》言其"凉血、(润)皮肤燥,去诸湿";当归用以补血活血,其"性善滑行",故可润燥滑肠。黄芩、连翘、黄连三药合用,清热燥湿,泻火解毒。滑石清热邪兼可利水通淋,《本草纲目》言:"滑石利窍,不独小便也,上能利毛腠之窍,下能利精溺之窍……热散则三焦宁而表里和,湿去则阑门通而阴阳利。"牛蒡子既可疏散风热,又可宣发肺气,解毒利咽,与当归皆可滑肠通便。桑白皮泻肺利水,提壶揭盖,宣肺以通利二便。方氏认为,瘟疫发病,内有热蕴脏腑,外有温气入内,内外两邪相冲,全方以"养血、清热、败毒、消下、分利"为法,主以一派寒凉之品,辅以解毒养血之药,再入消下分利之属,使邪得出路,从大小便而去,正亦不受损伤。

【类方附录】

1. 凉血地黄汤

出处:清代吴谦《医宗金鉴·卷七十四·发无定处(下)·血箭》。

组成:生地黄、当归、黄芩、栀子、黄连、甘草、玄参。

功效:清热凉血。

主治:跌打损伤,血热妄行,或体内出血不止。

2. 当归六黄汤

出处:金代李杲《兰室秘藏·卷下·自汗门·自汗论》。

组成:当归、黄芩、黄连、黄柏、黄芪、生地黄、熟地黄。

功效:清虚热,滋阴泻火,固表止汗。

主治:阴虚火旺所致的盗汗。发热盗汗,面赤心烦,口干唇燥,大便干结,小便黄赤,舌红苔黄,脉数。

3. 普济消毒饮

出处:金代李杲《东垣试效方·卷九·杂方门·时毒治验》。

组成:牛蒡子、黄芩、黄连、甘草、桔梗、板蓝根、马勃、连翘、玄参、升麻、柴胡、陈皮、僵蚕、薄荷。

功效:清热解毒,疏风散邪。

主治:大头瘟。恶寒发热,头面红肿焮痛,目不能开,咽喉不利,舌燥口渴,舌红苔白兼黄,脉浮数有力。

4. 清热消毒散

出处:明代薛己《疠疡机要·卷下·各症方药》。

组成:黄连、连翘、栀子、当归、川芎、生地黄、白芍、金银花、甘草。

功效:清热凉血,泻火解毒。

主治:天疱疮或作焮痛。

【现代研究】 现代药理学研究显示,黄芩提取物对干酵母所致的大鼠发热有显著的解热作用,黄连对单纯疱疹病毒、流感病毒、巨细胞病毒等病毒均具有一定的抑制作用。连翘水提物能抑制病毒在体内增殖,连翘不仅可以抑制腺病毒、疱疹病毒等 DNA 病毒,同样可以抑制呼吸道合胞病毒、流感病毒等 RNA 病毒。牛蒡子水煎液、牛蒡苷和牛蒡苷元在体外对大肠杆菌、枯草杆菌、金黄色葡萄球菌、白色葡萄球菌等多种菌株均有很好的抗菌作用。从桑白皮中提取、分离得到的化合物在体外有较明显的抑制副流感病毒、流感病毒的致病作用。当归所含的当归多糖可以有效改变乳鼠骨骼肌卫星细胞(MSCs)的生长特性,明显促进 MSCs 增殖及干细胞因子受体蛋白(c-kit)的表达,从而发挥补血作用。生地黄可使大鼠红细胞数和血红蛋白显著升高,血浆促红细胞生成素(EPO)水平提高,脑中 EPO 及其受体水平显著上调,从而促进造血,改善贫血。

参 考 文 献

[1] 孟庆刚,王微,李强,等.黄芩解热作用的谱效关系研究[J].北京中医药大学学报,2011,34 (6):379-383.

[2] 付琳,付强,李冀,等.黄连化学成分及药理作用研究进展[J].中医药学报,2021,49(2): 87-92.

[3] 张美玲,李峰,王聪聪,等.连翘抗病毒作用研究进展[J].辽宁中医药大学学报,2016,18 (10):130-132.

[4] 刘堃.牛蒡子水煎液、牛蒡苷和牛蒡苷元体外抗菌实验[J].天津药学,2008(4):10-11.

[5] 张国刚,黎琼红,叶英子博,等.桑白皮抗病毒有效成分的提取分离及体外抗病毒活性研究[J].沈阳药科大学学报,2005(3):207-209.

[6] 王晓玲,汪涛,汪雅妮,等.当归多糖对小鼠骨骼肌卫星细胞增殖及干细胞因子受体蛋白表达的影响[J].中国中西医结合杂志,2012,32(1):93-96.

[7] 薛莉君,万东,王红利,等.地黄提取物改善贫血大鼠记忆及其机制[J].中国科学:化学,2011,41(6):1024-1030.

二十四、神犀丹

【来源】　清代王士雄《温热经纬·卷五》引叶天士方。

【原文】　温热暑疫诸病,邪不即解,耗液伤营,逆传内陷,痉厥昏狂,谵语发斑等证。但看病患舌色干光,或紫绛,或圆硬,或黑苔,皆以此丹救之。若初病即觉神情昏躁而舌赤口干者,是温暑直入营分。酷暑之时,阴虚之体,及新产妇人,患此最多。急须用此,多可挽回。切勿拘泥日数,误投别剂,以偾事也。兼治痘毒重,夹带紫斑危证。暨痘疹后,余毒内炽,口糜咽腐,目赤神烦诸证。方中犀角为君,镑而煎之。味极难出,磨则需时,缓不及待。抑且价昂,非贫人所能猝办。有力者,预为合就施送,则患者易得,救活必多;贫者重生,阴功亦大。或存心之药铺照本制售。亦方便之一端也。

【组成】　犀角、石菖蒲、黄芩各六两,生地黄(冷水洗净浸透,捣绞汁)、金银花各一斤,金汁(粪清)、连翘各十两,板蓝根九两(无则以飞净青黛代之),香豉八两,玄参七两,天花粉、紫草各四两。

【用法】　各生晒研细(忌用火炒),以犀角、地黄汁、粪清和捣为丸(切勿加蜜,如难丸可将香豉煮烂),每重三钱,凉开水化服,日二次,小儿减半。如无粪清,可加人中黄四两,研入。

【功效】　清热开窍,凉血解毒。

【主治】　温热暑疫,邪入营血,热深毒重,耗液伤阴。症见高热昏谵,斑疹色紫,口咽糜烂,目赤烦躁,舌紫绛等。

【立方背景】　叶天士是清代著名医学家,首创温病"卫、气、营、血"辨证大纲,为温病的辨证论治开辟了新途径,最擅长治疗时疫和痧痘等症,成就突出,为温病四大家之一。本方辨证邪已入营,故以清营泄热为立方核心,并配养阴生津与透热转气之品合为神犀丹。

　　此外,关于神犀丹的出处亦有争论,一至五版《方剂学》教材注:"神犀丹"为《温热经纬》引叶天士方。而比《温热经纬》早70年的《续名医类案》亦记载了神犀丹方——"雍正癸丑(1733),疫气流行,抚吴使者,嘱叶天士制方救之,叶曰,时毒疠气,必应司天,癸丑湿土气化运行,后天太阳寒水湿寒合德,挟中运之火流行,气交阳光不治,疫气大行,故凡人之脾胃虚者,乃应其疠气,邪从口鼻皮毛而入。病从湿化者,发热目黄,胸满丹疹泄泻。当察其舌色,或淡白,或舌心干焦者,湿邪犹在气分,甘露消毒丹治之。或壮热旬日不解,神昏谵语斑疹,当察其舌绛干光圆硬,津干液枯,是寒从火化,邪入营矣,用神犀丹治之。"由此可见,神犀丹的出处应为《续名医类案》引叶天士方。

　　【配伍分析】　本方证乃温热之邪内传营血、耗伤营阴所致。邪热传营,伏于阴分,入夜阳气内归营阴,与热相合,故高热;营气通于心,热扰心营,故昏谵、烦躁;若邪热初入营分,气分热邪未尽,灼伤肺胃阴津,则见口咽糜烂;斑疹色紫,乃热伤血络、血不循经、溢出脉外之证;舌紫绛,亦为热伤营阴之象。方中犀角味苦性寒,直入血分,具有清热凉血、解毒定惊之功,可使热清血宁,为君药。臣以甘寒质润之生地黄,长于养阴生津,既可助君药清解血分热毒,又可复已失之阴血。君臣相伍,以清为主,兼以补固。玄参天、天花粉清心凉血、养阴生津,助君臣滋阴增液,泄热降火。佐以金银花、连翘气味芳香,既能疏散风热,又可辟秽化浊,配合板蓝根相须为用,三药相合可清解上焦热毒;紫草系凉血之要药,清解营分之热毒,配合金汁、黄芩凉血解毒,清血分热;石菖蒲辛温,芳香开窍,善于通窍醒神,化湿健脾;同时加香(豆)豉宣泄透邪,用于温病发斑。诸药合用,共奏清营开窍、凉血解毒之功,正合叶天士所谓"入血就恐耗血动血,直须凉血散血",清热使血热自宁,散血则祛瘀生新,滋阴则生津熄火。

　　【类方附录】

　　1. 败毒汤

　　出处:现代孙一民《临证医案医方》。

　　组成:金银花、连翘、蒲公英、板蓝根、犀角、牡丹皮、生地黄、赤芍、菊花、甘草。

功效:清热,解毒,凉血。

主治:局部化脓性感染有全身反应。寒战,高热,汗出,头痛,舌质红,苔黄,脉洪数。

2. 芬芳清解汤

出处:清代叶桂《临证指南医案·卷五·疫》,名见清代汪汝磷《证因方论集要·卷三》。

组成:犀角、连翘、生地黄、玄参、石菖蒲、郁金、金银花、金汁。

功效:清血络以防结闭,解毒以驱其秽。

主治:主上受秽邪,逆走膻中,神躁暮昏。

3. 急白汤

出处:现代王慕康《中医临证撮要》。

组成:金银花、连翘、天花粉、淡竹叶、犀角、板蓝根、赤芍、牡丹皮、生栀子、焦栀子、射干、芦根。

功效:清热解毒,凉营止血。

主治:急性白血病,寒热头痛,胸烦作恶,夜寐不安,神昏谵语,出汗口干,咽痛红肿,口鼻出血,舌苔黄腻,或糙,或干而焦黑,舌尖红,脉洪数或滑大。

4. 救阴平肝汤

出处:清代王士雄《温热经纬·卷四·薛生白湿热病篇》,名见《喉科家训》。

组成:犀角、连翘、石菖蒲、生地黄、玄参、羚羊角、钩藤、金银花露、至宝丹(另化服)。

功效:清热平肝,养阴生津。

主治:湿热证,壮热口渴,舌黄或焦红,发痉,神昏谵语,或邪灼心包,营血已耗者。

【现代研究】 刘欣欣等观察凉血活血开窍方神犀丹对内毒素休克大鼠多脏器损伤的保护作用,神犀丹组血压下降程度较模型组轻,血小板计数无明显降低,血清中总胆红素(TB)、乳酸脱氢酶(LDH)、天冬氨酸氨基转移酶(AST)、谷丙转氨酶(ALT)的含量上升幅度显著低于模型组,神犀丹组肺、肝组织炎性病理改变较模型组明显减轻,说明神犀丹能改善内毒素休克大鼠的肺、肝功能,减轻病理损害,改善微循环。张奎等研究发现,神犀丹给药能明显降低发热家兔体温、抑制小鼠耳肿胀、对抗小鼠腹腔毛细血管通透性增高,说明神犀丹具有明显的解热、抗炎作用。于为国等以神犀丹为主方化裁,配合祛风通络、滋肝益肾等法,分初、中、晚三期治疗痛风102例,总有效率88.2%,提示本法有清热解毒、凉血通络、降低尿酸的作用。

参 考 文 献

[1] 刘欣欣,王耀顷,王上,等.神犀丹对内毒素休克大鼠多脏器损伤的保护作用[J].广州中医药大学学报,2017,34(2):226-230.

[2] 张奎,李岩.神犀丹解热、抗炎作用的实验研究[J].河南中医,2009,29(4):352-353.

[3] 于为国,陈乃光.神犀丹为主治疗痛风102例[J].陕西中医,1997(11):499.

二十五、冰解散

【来源】 清代汪绂《医林纂要探源·卷五·风部》。

【原文】 治天行一二日,头痛壮热。按:天行者,谓时令所行,令人所谓瘟疫也。然实由冬伤于寒,乃至春深而有病温,盖寒气严烈。而人之阳气不足者,则冬时即病而为伤寒;若人之阳气犹盛,冬虽受寒而不即病者,则寒淫栖于荣卫经络之间,春得温风,阳气疏达,宿寒无所容,因而并发。因有宿寒,则温气不得直遂,经络有所阻抑,而壮热以生,故其病谓之"温",其实即风木之淫。风寒并作,主于春木之令,而病以"温"名也。

宿寒激于风,其病为温;留暑束于清,其病为疟(清即燥也,凉肃之气)。治者皆贵分而理之,风温方盛,肝气怒矣,达肝气而宿寒自消(麻黄、肉桂心);除风热而肝怒亦平(大黄、黄芩);厚其土亦以胜寒(甘草治寒淫以甘热);敛其阴益以平木(芍药酸以泻肝)。此风温为主,勿泥于分经也(风淫无定经,宿寒亦未入于经,此寒温分治,非以麻黄、肉桂心入太阳,以大黄治阳明也。又此言天行一二日者,故有宿寒当去。若为日已多,则有热无寒,寒亦成热矣)。

【组成】 麻黄四两(疏达腠理之宿寒,而宣畅肝气),肉桂心二两(攻伐荣卫之宿寒,而流通血脉。不用枝而用心者,非主太阳发汗,主以达温气,异于冬月之治寒也),大黄三两(荡内郁之邪热,辛补肝虚,苦抑相火),黄芩三两(风木乘所胜则胃热,以大黄泻之;风热侮所不胜则肺伤,以黄芩泄之),炙甘草二两(以缓肝,以固土),白芍二两(风木过胜,酸以泻之;阳气怒发,酸以敛之)。

【用法】 水煎服。

【功效】 解表散寒,清泄郁热。

【主治】 治天行一二日,头痛壮热。

【立方背景】 本方为汪绂引《肘后备急方》中冰解散一方,又名水解散(见于《千金要方》《外台秘要》《医经溯洄集》等书),为瘟疫表里双解剂。正如汪昂《医方集解》按道:"盖天行温疫,郁热自内达外,与伤寒由表传者不同,故虽一二日之浅,可以汗下兼行,不必同于伤寒之治法也。"故医家治疗温病、热病多予水解散、大黄汤、千金汤、防风通圣散之类内外兼治。

【配伍分析】 本方用于冬日受寒不病,寒淫伏于体内,春日阳气舒展,宿寒在内,郁而化热,风木之淫侵袭腠理之表里同病。方中麻黄辛散轻扬,善于宣肺气而疏达腠理之宿寒,又可宣郁肺气,使肺之宣肃功能正常,促进肝气的升发条达。取用甘辛大热之桂心以流通血脉,攻伐宿寒,《本草经疏》记载:"味厚甘辛大热,而下行走里,故肉桂、桂心治命门真火不足,阳虚寒动于中,及一切里虚阴寒,寒邪客里之为病。盖以肉桂、桂心甘辛而大热,所以益阳;甘入血分,辛能横走,热则通行,合斯三者,故善行血。"大黄荡涤内郁之邪热,可凉血清热,推陈致新,功长于泻胃热;黄芩清热燥湿、泻火解毒,功擅清泄肺热,故而"风木乘所胜则胃热,以大黄泻之;风热侮所不胜则肺伤,以黄芩泄之"。甘草缓肝固土,"厚其土亦以胜寒",白芍敛阴平木。诸药合用,共奏解表散寒、清泄郁热之功。

【类方附录】

1. 葛根黄芩黄连汤

出处:汉代张仲景《伤寒论·卷三·辨太阳病脉证并治中第六》

组成:葛根、黄芩、黄连、炙甘草。

功效:解表清里。

主治:表证未解、邪热入里证。身热,下利臭秽,胸脘烦热,口干作渴,或喘而汗出,舌红苔黄,脉数或促。

2. 葱豉桔梗汤

出处:清代俞根初《重订通俗伤寒论·第二章六经方药·第一节发汗剂》。

组成:葱白、桔梗、焦栀子、淡豆豉、薄荷、连翘、生甘草、淡竹叶。

功效:辛凉解表,清热泻火。

主治:风温、风热初起。

3. 水解散

出处:唐代王焘《外台秘要·卷三·天行病发汗等方四十二首》引《延年秘录》。

组成:麻黄、大黄、黄芩、肉桂心、炙甘草、芍药。

功效:解表攻下。

主治:治天行头痛,壮热一二日。

4. 小续命汤

出处:明代朱橚《普济方》。

组成:麻黄、木香、砂仁、人参、川芎、甘草、苦杏仁、防己、肉桂心、防风、附子、川乌、白芍、黄芩、独活、生姜、大枣。

功效:祛风扶正。

主治:半身不遂,口眼歪斜,手足战掉,语言謇涩,肢体麻痹,神思昏乱,头目眩重,痰涎壅盛,筋脉拘挛,屈伸转侧不便,涕唾不收。

【现代研究】 现代药理学研究发现,麻黄-大黄药对可促进肺泡巨噬细胞 M2 极化,增加抗炎因子激活和释放,抑制炎症反应,从而治疗急性肺损伤。黄芩可与多种药物配伍(如柴胡、黄连、干姜、生姜、大黄等)发挥解热抗炎、保肝利胆、抗癫痫、抗抑郁等作用,主要通过作用于基质金属蛋白酶、血管内皮生长因子、IL-6 等靶点来参与炎症因子的调节、减弱氧化应激反应、降低蛋白表达水平等生物学过程和调节代谢通路来实现。研究发现,大黄-黄芩配伍具有抗癫痫、保护肝脏、减少内脏损伤等作用。此外,研究显示肉桂具有抗菌、抗炎等作用,白芍具有保肝、扩张冠状动脉、抗炎、解痉等作用。

参 考 文 献

[1] 王旭红,闫曙光,惠毅,等.基于肺泡巨噬细胞 M2 极化的麻黄-大黄药对治疗急性肺损伤的作用机制研究[J].中草药,2022,53(9):2715-2722.

[2] 高晔珩,党力纳.麻黄研究进展[J].陕西中医学院学报,2003(6):60-61.

[3] 金丽霞,金丽军,栾仲秋,等.大黄的化学成分和药理研究进展[J].中医药信息,2020,37(1):121-126.

[4] 黄玉普,吴大章,王森.黄芩的药理作用及其药对研究进展[J].中国药业,2022,31(15):129-133.

[5] 高铭哲,李婷,田晨琪,等.肉桂化学成分与药理作用研究进展[J].亚太传统医药,2021,17(11):201-205.

[6] 沈晓东,黄黛瑛.白芍抗炎镇痛的药理学研究进展[J].中国现代药物应用,2009,3(24):197-199.

二十六、杂著方

【来源】 明代徐春甫《古今医统大全·二十五卷·瘟疫门》。

【原文】 杂著方,治岭南春秋时月,人感山岚毒气,发热恶寒,膈满不思食。此毒气从鼻口入内,当清上焦,解内毒,行气降痰。不宜发散。

【组成】 姜汁炒黄连、升麻、盐水炒苍术各钱半,姜炒厚朴、酒炒黄芩、木香、枳实、半夏、桔梗、柴胡、木通各一钱,生甘草五分。

【用法】 水二盏,姜五片,煎七分,食前热服。

【功效】　清上焦，解内毒，行气降痰。

【主治】　岭南春秋时月，人感山岚毒气，发热恶寒，膈满不思食。

【立方背景】　徐春甫历时近十载所编《古今医统大全》"合群书而不遗，析诸方而不紊，舍非取是，类聚条分"，是书卷二十五专论瘟疫。他指出，瘟疫"郁热自内发于外"，不可使用麻黄等伤寒之剂，并提出治疫"宜补宜散宜降，用大黄、黄连、黄芩、桔梗末，神曲糊丸，每服五七十丸。气虚四君子，血虚四物，痰二陈汤送下"。本方是徐氏治疗瘟疫的代表方之一。

【配伍分析】　此方证系山岚毒气从口鼻而入、郁而化热所致。方中黄连、黄芩苦寒直折，借升麻升提之力达上焦清解山岚毒气，且二黄苦而降秽浊之气，升麻辛而升举清阳之气以畅顺气机；配以柴胡助疏泄气机郁滞之力，与黄芩、黄连、升麻两清两散，使山岚毒气清透而解。苍术苦温，性燥主升，功擅除湿运脾；厚朴苦温，性燥主降，功偏温中化湿，下气除满。两者合用，可化湿浊，健脾胃，功倍力加；升脾气，降胃气，相得益彰，共奏化湿醒脾、行气和胃之功。木香乃行气调中止痛之佳品，辛行苦降，通畅肠腑气机，与黄连配伍祛大肠湿热壅滞；枳实能解气滞之腹满痞痛，与木香、厚朴共奏消食导滞、破气除满之效；桔梗辛散，善于开宣肺气，与甘草合为桔梗汤，可利咽祛痰、清热解毒；半夏味辛性温，入肺、胃经，可化痰散结、降逆和胃，与桔梗一降一升，清肺调中，排脓除痰；纳苦寒之木通，上清心经之火，下导小肠之热，俾邪毒从小溲而去；甘草调和诸药，全方主以清解上焦内毒，辅以行气降痰。

【类方附录】

1. 苍术芩连汤

出处：清代张璐《张氏医通·卷十五·专方·岭南瘴毒门》。

组成：炒苍术、姜半夏、姜厚朴、枳实、桔梗、川芎、升麻、柴胡、木通、黄连、黄芩、木香、炙甘草、生姜。

功效：化湿热。

主治：瘴疠湿热。

2. 清肌渗湿汤

出处：清代吴谦《医宗金鉴·卷七十四发无定处(下)·猫眼疮》。

组成:炒苍术、姜厚朴、陈皮、生甘草、柴胡、木通、泽泻、白芷、升麻、白术、栀子、黄连、生姜、灯心草。

功效:清热燥湿。

主治:猫眼疮。由脾经久郁湿热,复被外寒凝结而成。每生于面及遍身,初起形如猫眼,光彩闪烁,无脓无血,痛痒无常。

3. 苍术升麻汤

出处:清代沈金鳌《杂病源流犀烛·卷二十·瘟疫源流》。

组成:苍术、半夏、厚朴、陈皮、枳实、桔梗、川芎、升麻、柴胡、木通、黄连、黄芩、木香、甘草、生姜。

功效:祛湿清热。

主治:瘴疫。

4. 关夫子快脾散

出处:清代李文炳《仙拈集·卷四》。

组成:厚朴、黄连、黄芩、当归、苦杏仁、木香、草豆蔻、半夏、升麻、吴茱萸、木通、大腹皮、枳壳、甘草、柴胡、泽泻、神曲、陈皮、青皮、生姜。

功效:燥湿健脾,行滞散结。

主治:鼓胀。

【现代研究】 方中苍术挥发油的主要成分苍术酮对甲型流感病毒诱导的小鼠急性肺损伤具有明显的保护作用。黄芩的解热机制为黄芩血清及黄芩苷通过抑制单核细胞 DNA 合成及钙离子内流,阻止内生致热源的产生。黄连中的小檗碱既能减轻流感病毒感染造成的肺部及结肠损伤,又可保持病毒感染过程中免疫细胞激活及功能平衡。枳实中的黄酮类成分可升高胃底平滑肌张力,进而加速胃排空、清除小肠内容物,其挥发油成分可在一定程度上抑制痛觉中枢,发挥镇痛作用。半夏发挥镇咳祛痰、止呕作用的有效成分之一是其所含的有机酸类成分,其中正丁醇萃取物的镇咳祛痰效果最好。

参 考 文 献

[1] 陈天阳,张萍,成扬.苍术酮含量测定方法、燥性及药理作用的研究进展[J].中成药,2022,

44(6):1902-1905.

[2] 董玲婉,吕圭源.浅谈中药黄芩的药理作用[J].浙江中医药大学学报,2007,31(6):
 787-788.

[3] 南亚楠,李亚东,吴珺,等.小檗碱对流感病毒感染小鼠肺与结肠损伤的保护作用研究[J].
 中国免疫学杂志,2021,37(9):1069-1073,1081.

[4] 张启荣,李莉,陈德森,等.厚朴、枳实、大黄、陈皮对兔离体胃底平滑肌运动的影响[J].中
 国中医药科技,2008,15(4):279-280.

[5] 张红,孙明江,王凌.枳实的化学成分及药理作用研究进展[J].中药材,2009,32(11):
 1787-1790.

[6] 张科卫,吴皓,沈绣红.半夏中总游离有机酸的作用研究[J].南京中医药大学学报(自然科
 学版),2001,43(3):159-161.

[7] 柯昌毅.半夏5种不同溶剂提取物对小鼠祛痰镇咳作用的研究[J].中国药房,2012,23
 (39):3652-3654.

二十七、羌活升麻汤

【来源】 明代徐春甫《古今医统大全·二十五卷·瘟疫门》。

【原文】 羌活升麻汤,治温暑之月,时行瘟热病,宜清热解毒,兼治内外。

【组成】 羌活、升麻、葛根、白芍、人参、黄芩各一钱,黄连、石膏、甘草、生地黄、知母各七分。

【用法】 水二盏,姜三片,枣一枚,煎八分,温服。

【功效】 清热解毒,内外兼治。

【主治】 温暑之月时行瘟热病。

【立方背景】 徐春甫首创羌活升麻汤表里双解治温病。《景岳全书》亦载本方:"羌活升麻汤主治暑月时行瘟热,病宜清热解毒,兼治内外。"

【配伍分析】 本方证乃外感温暑热邪未解、邪陷阳明所致。方中羌活味辛性温,气味雄烈,有较强的解表散寒、祛风胜湿之功,又入足太阳膀胱经,可除风寒湿痹之痛;配以升散之升麻,可疏散阳明经风热、清解阳明经热毒,共为君药。臣以葛根,轻扬升散,通行肌表内外,助君药透邪毒达表而解之力。加酸苦之白芍益阴和营,以防君臣升散太过,为佐药。知母、石膏相须为用,

尤善于清解阳明气分热盛,其味甘性寒又能除烦止渴,加清热凉血之生地黄,三药共奏解毒化斑、气血两清之效。芩连苦寒,既能清燥中上焦湿热,又可泻肺中实火、解肠腑热毒壅滞。纳甘温之人参,一来扶助正气以抵御暑温邪毒;二来大补元气,使气足则津液充盈,助石膏、知母清热止渴;三来温补脾肺,防止寒凉之品太过伤及元气。甘草平和,既能与诸药协力清热解毒、缓急止痛,又能调和诸药,为佐使药。诸药相合,内外相辅,攻除温暑热邪毒气。

【类方附录】

1. 升麻葛根汤

出处:宋代太平惠民和剂局《太平惠民和剂局方·卷二·治伤寒》。

组成:升麻、白芍、葛根、炙甘草。

功效:解肌透疹。

主治:麻疹初起。疹发不出,身热头痛,咳嗽,目赤流泪,口渴,舌红,苔薄而干,脉浮数。

2. 知母石膏汤

出处:宋代庞安时《伤寒总病论·卷五·伤寒感异气成温病坏候并痉证》。

组成:知母、石膏、葛根、玉竹、甘草、黄芩、升麻、人参、苦杏仁、羌活、防风。

功效:清热滋阴,生津祛风。

主治:风温之病,因发汗后,身体不恶寒而反恶热,无下证者。

3. 清热解毒汤

出处:明代孙文胤《丹台玉案·卷二·伤寒门·温病》。

组成:羌活、升麻、葛根、白芍、人参、黄芩、黄连、石膏、甘草、生地黄、知母、生甘草、生姜。

功效:清热解毒,滋阴益气。

主治:热病发于夏,脉细小无力;时疫大热。

4. 泻心汤

出处:清代沈金鳌《杂病源流犀烛·卷十八·色欲伤源流》。

组成:黄连、生地黄、知母、黄芩、甘草。

功效:养阴泻火。

主治:伤寒,太阳、少阳相合,伏阳上冲,变为狂病,脉紧。

【现代研究】 方中羌活发挥镇痛作用的有效单体化合物为紫花前胡苷,且羌活水提物可经灌胃或注射于大鼠体内抑制其足指肿胀,羌活所含挥发油可使大鼠体温显著降低。升麻发挥抗炎、抗病毒、解痉、镇痛作用主要与其所含三萜多样化合物有关。葛根中含有的异黄酮类化合物能够明显降低小鼠血清、下丘脑及海马中发热炎症因子的含量,从而发挥解热作用,且葛根还可生津止渴,临床上可用于糖尿病的治疗。人参皂苷可明显促进淋巴细胞的有丝分裂、刺激并提高小鼠的吞噬功能从而提高免疫力。黄芩素可有效增强小鼠免疫功能,且能灭活多种细菌、病毒。此外,黄芩多糖具有一定的抗疲劳作用。石膏中的 Fe、Cu 在发热感染等应激状态下,可借助白细胞内源物的激发,协同产生抗感染免疫作用。

参 考 文 献

[1] 徐惠波,孙晓宏,赵全成,等.羌活挥发油的药理作用研究[J].中草药,1991,22(1):28.

[2] 秦彩玲,张毅,刘婷,等.中药羌活有效成分的筛选试验[J].中国中药杂志,2000,25(10):639.

[3] 孙慧娟,朱镠变,王宪波,等.升麻的研究进展[J].中国中医基础医学杂志,2021,27(5):837-840,849.

[4] 胡文婷.基于特异性敲除技术的葛根素与葛根解热与降糖作用相关性的研究[D].北京:北京中医药大学,2015.

[5] 蒋景华.人参的药理作用和临床应用[J].现代中西医结合杂志,2004,13(7):956-957.

[6] 马爽.黄芩中化学成分的提取工艺的优化及其生物活性研究[D].长春:吉林农业大学,2015.

[7] 孙妹.石膏的药理作用与微量元素的探讨[J].中国中医药现代远程教育,2009,7(5):170.

二十八、太无神术散

【来源】 明代徐春甫《古今医统大全·二十五卷·瘟疫门》引明代虞抟

《医学正传·卷之二·瘟疫》神术散方。

【原文】　太无神术散,治四时瘟疫,头痛项强,寒热身痛,专主山岚瘴气。

【组成】　苍术、厚朴、陈皮、甘草、石菖蒲、藿香各一钱。

【用法】　水盏半,姜三片,枣一枚,煎八分服。减菖蒲加香附,名神术散气散。

【功效】　燥湿运脾,行气和胃,开窍辟秽。

【主治】　四时瘟疫,头痛项强,寒热身痛,专主山岚瘴气。

【立方背景】　本方引自《医学正传》,为平胃散加藿香、石菖蒲而成,专主山岚瘴气。《医方考》按道:"《内经》曰:谷气通于脾,故山谷之气,感则坏人脾。太无此方,但用理脾之剂,而解瘴毒之妙自在其中,使非深得经旨,不能主此方也。"

【配伍分析】　本方证系时行不正之气从口鼻而入,传入阳明胃经,邪正交争所致。故以平胃散加藿香、石菖蒲行气和胃,开窍辟秽。方中苍术苦温,入脾、胃二经,为燥湿健脾之要药,且味辛性散,走而不守,既能升举清阳、辟恶除瘟,又可祛散风寒夹湿、疏利经气、除湿痹之痛,为君药。厚朴味辛苦而性温,性燥主降,功偏温中化湿,下气除满,一方面助苍术燥脾土之湿,有相须之妙;一方面疏理气机、行滞除满,为臣药。佐以辛苦温之陈皮,行脾胃之气滞、燥中焦之湿阻、温化寒湿痰之功,协苍术、厚朴燥湿行气之力益彰。配以藿香、石菖蒲,取其辛香之性,可祛痰湿秽浊蒙蔽清窍之邪,且行气化湿、悦脾和中,令气畅湿行,助君药祛湿之力,共为佐药。煎煮时,加少许生姜、大枣,既可增补脾和胃之效,又能防温燥之品过及伤胃。甘草和中,匡正脾土,为佐使药。诸药相合,俾湿去脾健,胃气平和,气机调畅,秽祛窍开。

【类方附录】

1. 不换金正气散

出处:宋代太平惠民和剂局《太平惠民和剂局方·卷二·治伤寒·吴直阁增诸家名方》。

组成:姜厚朴、藿香、甘草、半夏、苍术、陈皮、生姜、大枣。

功效:解表散寒,化湿和中。

主治:四时伤寒,瘴疫时气,头疼壮热,腰背拘急,寒热往来,咳嗽痰涎,霍乱吐泻,下痢赤白等症。

2. 平胃散

出处:宋代周应《简要济众方》。

组成:炒苍术、姜厚朴、陈皮、炙甘草、生姜、大枣。

功效:燥湿运脾,行气和胃。

主治:湿滞脾胃证。症见脘腹胀满,不思饮食,口淡无味,恶心呕吐,嗳气吞酸,肢体沉重,怠惰嗜卧,常多自利,舌苔白腻而厚,脉缓。

3. 柴平汤

出处:明代张介宾《景岳全书·卷五十四书集·古方八阵·和阵》。

组成:苍术、厚朴、陈皮、甘草、柴胡、人参、半夏、黄芩、生姜、大枣。

功效:和解少阳,祛湿和胃。

主治:湿疟。症见一身尽痛,手足沉重,寒多热少,脉濡。

4. 神术散

出处:清代程国彭《医学心悟·卷三·类中风》。

组成:炒苍术、陈皮、姜厚朴、炙甘草、藿香、砂仁。

功效:芳香辟浊,理气和中。

主治:时行不正之气,发热头痛,伤食停饮,胸满腹痛,呕吐泻利。

5. 推展苍朴二陈汤

出处:明代秦景明《症因脉治·卷二·饮症论·痰饮》。

组成:半夏、陈皮、甘草、茯苓、苍术、厚朴。

功效:和胃降逆,理气化饮。

主治:胃家有水饮、胸满呕吐不渴者,饮伤肺则喘咳,饮伤胃则呕逆。

【现代研究】 王纯等研究发现,神术散中的主要成分紫檀素、木犀草素和柳穿鱼黄素与3CLpro及ACE2有很好的结合力,提示神术散可能通过免疫调节、抗炎、抗病毒等途径起到干预COVID-19的作用。李继庭探讨加味神术散雾化剂在体外对甲型 H1N1 流感病毒增殖的影响,发现加味神术散雾化剂可明显抑制甲型 H1N1 流感病毒在 MDCK 细胞中的增殖,具有抗甲型 H1N1 流感病毒的作用。此外,加味神术散雾化能够下调 FM1 感染小鼠 NLRP3 炎症小体及下游炎性因子 IL-1β、IL-18 的分泌水平,可能对其产生免疫保护机制。

参 考 文 献

[1] 王纯,邹健,李素玉,等.基于网络药理学和分子对接探究神术散治疗新型冠状病毒肺炎(COVID-19)的作用机制[J].生命的化学,2021,41(9):2025-2033.

[2] 李继庭,梁虹宇,苏立芬.加味神术散雾化剂抗流感病毒的实验研究[J].中西医结合研究,2020,12(4):237-241.

[3] 李继庭,梁虹宇,苏立芬.加味神术散雾化对 FM1 感染小鼠 NLRP3 炎症小体及下游炎性因子表达的影响[J].实用中医药杂志,2019,35(10):1180-1182.

二十九、大青丸

【来源】 明代徐春甫《古今医统大全·卷之二十五瘟疫门·药方疫疬攻下剂》。

【原文】 治时行瘟疫发热,膈上结热。

【组成】 薄荷、栀子、黄芩、黄连、甘草各三钱,连翘六钱,大黄、玄明粉各八钱。

【用法】 上为细末,用青蒿自然汁为丸绿豆大,雄黄为衣;治杂病发热者,朱砂、青黛为衣。每服五六十丸,以白滚汤送下。

【功效】 清热疏风,凉膈通便。

【主治】 时行瘟疫发热,膈上结热。

【立方背景】 本方为徐氏治疗温病的代表方之一。大青丸之名首见于《圣济总录》,因方中以大青为主药而得名,用于治疗脑热、心脾中热等热证。此外,古籍中亦有大青丸用于疫病治疗的案例,如《直指附遗》中大青丸(薄荷、甘草、栀子、黄芩、黄连、大黄、玄明粉、连翘)用于治疗时行疫病发热,并劳役发热、上膈一切结热。

【配伍分析】 本方证系外感疫毒、脏腑积热聚于胸膈所致。方中薄荷辛凉清轻,善疏肌表及上焦郁遏之风热,清利头目及咽喉,为"温病宜汗解者之要药"(《医学衷中参西录》);连翘轻清透散,长于清热解毒,可清透上焦之热,又可解散经络中之余火。两者相合,相须为用,共彻上焦之火。栀子清利三焦之热,通利小便,引火下行,配大黄泻下通便。黄芩清透上焦胸膈之热,与黄连相须为用,可清热坚阴、泻火解毒、燥湿止利,功专力强,效果益彰。玄明粉,一则配大黄,二药均为荡涤下行者,合用属相须为用,功可散解除热;二则配黄连,可清热泻火、泻热润肠,使消肿止痛之功倍增。甘草味甘性平,可使黄芩、黄连留中祛邪,同时又能健脾和胃,调和诸药。诸药合用,清上之中寓泻下之法,共奏清上泄下、清热疏风、凉膈通便之功。

【类方附录】

1. 清凉饮

出处:明代孙志宏《简明医彀·卷二·恶寒》。

组成:黄连、黄芩、栀子、连翘、薄荷、甘草、灯心草。

功效:清热辛凉散表。

主治:恶寒而脉洪数,兼目痛口渴,心烦便秘属热者。

2. 凉膈连翘散

出处:《银海精微·卷上·热极眵睛》。

组成:连翘、黄连、大黄、薄荷、栀子、甘草、黄芩、芒硝。

功效:清肝疏风,凉膈通便。

主治:眼目热极,珠碜泪出者。

3. 清心汤

出处:清代翁藻《医钞类编·卷十四》。

组成:黄连、黄芩、栀子、连翘、薄荷、甘草、芒硝、大黄、石菖蒲、麦冬。

功效:清心通便。

主治:心受热邪,狂言叫骂,动履失常。

4. 凉膈散

出处:清代宫本昂《活人方·卷一》。

组成:连翘、生大黄、玄明粉、生栀子、薄荷、荆芥穗、甘草、桔梗。

功效:清散上焦有余之火。

主治:清散上焦有余之火。心火刑金,或胃火壅逆,或表里郁滞之风热,头目不清,痰气不利,口舌生疮,牙疼目赤,周身斑疹,二便不调。

【现代研究】　近年来,本方类方凉膈散在临床各科应用广泛,可用于治疗耳鼻喉科、口腔科、呼吸系统、消化系统、皮肤科、神经系统及脓毒症等疾病。现代药理学研究显示,该方可减少炎症细胞在肺内积聚,减少肺泡萎陷及肺实变的发生,同时还可减少血小板活化标志物血小板源细胞因子sCD40L、β-TG 的释放,降低血小板中 TLR4 的表达。徐春甫的大青丸较凉膈散多一味黄连,现代药理学研究显示,黄连中的主要成分黄连素具有清火、消炎、杀菌等作用,可增强全方清热解毒之功。

参 考 文 献

[1] 巴建全.凉膈散临床应用进展[J].江苏中医药,2019,51(11):86-89.

[2] 杨谦.凉膈散作用机制的研究进展[J].临床医药文献电子杂志,2017,4(24):4736-4738.

[3] 马国琴,刘东玲.黄连药理研究进展[J].甘肃农业,2019,508(10):97-99.

三十、败毒散加黄芩汤

【来源】　明代吴崑《医方考·一卷瘟疫门第六》。

【原文】　壮热,不恶风寒而渴者,瘟病也,此方主之。冬时触冒寒气,即病者名曰伤寒,不即病者,寒毒藏于肌肤,至春变成温病,至夏变为热病,以其阳毒最深,名曰瘟疫。寒变为温为热,故病壮热,不恶风寒而渴也。经曰:治温以清。又曰:开之发之,适事为故。羌活、独活、柴胡、前胡、川芎皆轻清开发之剂也,故用之以解壮热;用黄芩、枳壳、桔梗者,取其清膈而利气也;用人参、茯苓、甘草者,实其中气,使瘟毒不能深入也。培其正气,败其邪毒,故曰败毒。

【组成】 羌活、独活、柴胡、前胡、川芎、黄芩、桔梗、枳壳、人参、茯苓、甘草(原书未给出剂量)。

【用法】 水煎服。

【功效】 清热益气固中。

【主治】 瘟病壮热,不恶风寒而渴。

【立方背景】 吴崑《医方考》全书共6卷,收集历代常用方700余首,按病证分为中风、伤寒、感冒、暑湿、瘟疫等44类,每类集若干方,并释其方义,是书选方精确,论理清楚,体现了吴氏的学术思想。卷一专设瘟疫门,考方12首,本方为第一方,由人参败毒散加黄芩汤化裁而来。人参败毒散方中以辛温之品为多,主治伤寒时气,参入黄芩汤后,其解热之力大增,故可表里双解、扶正祛邪,用于治疗温病。

【配伍分析】 本方证系正气素虚、又感瘟邪所致。方中羌活、独活均为辛苦温之品,辛而发散伏热之邪达表而解,温而温散冬感余寒,《本草求真》记载:"羌之气清,行气而发散营卫之气;独之气浊,行血而温养营卫之气。"两者通达上下,共为君药。柴胡、前胡味苦辛性微寒,可疏散退热,助君药解表散热;川芎升散,行气活血,助君药散寒止痛,两者俱为臣药。宣肺之桔梗配以降气之枳壳,升降相合,使痰祛胸宽,加黄芩清解膈热,共为佐药,可达气顺而邪祛无阻之功。佐入人参,一者扶助正气以鼓邪外出,两者使邪祛不更伤正气,三者可防邪复入;再纳淡渗甘补之茯苓,补益土气,健后天之本,与人参相伍,既可增强大补中气、抵御外邪之功,又可携热从水道而出;甘草调和药性,兼以益气和中,为佐使药。诸药相伍,共奏清热利气、培补正气、败其邪毒之功。

【类方附录】

1. 人参败毒散

出处:宋代太平惠民和剂局《太平惠民和剂局方·卷二·治伤寒》。

组成:柴胡、甘草、桔梗、人参、川芎、茯苓、枳壳、前胡、羌活、独活、生姜、薄荷。

功效:散寒祛湿,益气解表。

主治:气虚,外感风寒湿证。症见憎寒壮热,头项强痛,肢体酸痛,无汗,鼻塞声重,咳嗽有痰,胸膈痞满,舌淡苔白,脉浮而按之无力。

2. 仓廪散

出处:明代朱橚《普济方》。

组成:人参、茯苓、甘草、前胡、川芎、羌活、独活、桔梗、枳壳、柴胡、陈仓米、生姜、薄荷。

功效:益气解表,祛湿和胃。

主治:噤口痢。症见下痢,呕逆不食,食入则吐,恶寒发热,无汗,肢体酸痛,苔白腻,脉浮濡。

3. 荆防败毒散

出处:明代张时彻《摄生众妙方·卷八·诸疮门》。

组成:羌活、独活、柴胡、前胡、枳壳、茯苓、荆芥、防风、桔梗、川芎、甘草。

功效:发汗解表,消疮止痛。

主治:疮肿初起。症见红肿疼痛,恶寒发热,无汗不渴,舌苔薄白,脉浮数。

4. 羌活散

出处:清代汪绂《医林纂要探源·卷十·痈疡部》。

组成:羌活、独活、前胡、柴胡、川芎、桔梗、枳壳、天麻、地骨皮、茯苓、人参、甘草。

功效:解表邪,平气热。

主治:外淫滞于气分,淫入荣血,血为之浊,而致疮肿痈毒壮热,喘急胀满,胸膈闭闷,心志不宁。

【现代研究】 人参败毒散作为治疫方始载于宋代医籍,历代医家对该方认识不同,或认为其可通用于疫病治疗,或认为其应辨病因病性论治,或主张该方可用于疫病初起,或认为其适用于虚人染疫,或可用于治疗疫痢、大头瘟、痘疹、麻疹、狂犬病等。现代网络药理学方法证实,败毒散对于治疗新型冠状病毒感染(COVID-19)具有潜在作用。黄芩汤出自《伤寒论》,被奉为治痢之祖方,现代药理学研究显示,其治疗溃疡性结肠炎的机制可能与其能减轻肠道炎症反应、修复肠上皮细胞屏障、改善肠道菌群失调、维持肠道免疫平衡等功效有关。

参 考 文 献

[1] 陈瑞欣,农汉才.人参败毒散在古代疫病防治中的运用[J].中华中医药杂志,2022,37(11):6379-6383.

[2] 宋宇,孟贺.基于网络药理学方法探讨败毒散治疗COVID-19的潜在性[J].吉林医药学院学报,2022,43(6):405-408.

[3] 孙豪娴,孙贵香,朱莹.黄芩汤治疗溃疡性结肠炎的研究现状[J].中国实验方剂学杂志,2022,28(23):219-227.

三十一、六神通解散

【来源】 明代吴正伦《养生类要·春月诸症治例》。

【原文】 治春末夏初伤寒并时行热病,发表甚捷。

【组成】 麻黄(去根节)一钱,防风一钱半,黄芩、石膏(细末)、滑石(细末)各二钱半,苍术四钱,甘草一钱。

【用法】 右用姜三片,葱白五寸,淡豆豉五十粒,水二大盅,煎一大盅热服,微汗周身即解。一云南方春夏用防风,秋冬用麻黄;北方春夏依本方,秋冬倍麻黄。

【功效】 祛风散寒,兼清里热。

【主治】 春末夏初伤寒并时行热病。

【立方背景】《脉理正义》指出:"大青龙有内外双解之妙,后世六神通解诸方,皆祖而法之。"可知本方系仿大青龙组方思想而制。《丹溪心法附余》六神通解散(麻黄、甘草、黄芩、石膏、滑石、苍术、川芎、细辛、豆豉、姜、葱白,剂量未示)表里并治,"治时行三月后,谓之晚发,头痛身热,恶寒,脉洪数,先用九味羌活汤,不愈,后服此汤"。《古今医统大全》又以苍术二钱、麻黄、黄芩、石膏、滑石各一钱,甘草五分,豆豉十粒,姜及葱白通治疫病。本方与古今医统方相比,加重了黄芩、石膏、滑石的剂量,更偏于治疗里盛者。

【配伍分析】 本方证乃外感伤寒、内有郁热所致。方中麻黄味辛性温,入肺经,善解表散寒,以祛在表之风寒之邪,轻扬上达以宣畅肺气。防风味辛甘性温,为"风中润剂",善祛风邪,助麻黄解表之力,且祛风不伤正。黄芩味苦性寒,入上焦以清泻心火;石膏性大寒,可清中焦之热,且味辛能解肌,达热出表;滑石性寒,可清热解暑、利尿除湿,促使热从小便而解。三药合用,内外分消,使邪气从三焦而解。麻黄得黄芩、石膏、滑石,辛温而无助热之弊;黄芩、石膏、滑石得麻黄清泄里热而无伤津之虞。苍术味辛苦而性温,入太阴经,功擅燥湿,并能祛风散寒,助麻黄、防风解表之力。甘草健脾和中,调和诸药。生姜、葱白味辛性温,具有发汗解表、散寒通阳之功,既助麻黄、防风发汗解表,又防石膏、滑石清泻凉遏之患。诸药合用,共奏祛风散寒、清里热之功。

【类方附录】

1. 六神通解散

出处:明代龚廷贤《鲁府禁方·卷一·伤寒》。

组成:麻黄、甘草、黄芩、滑石、苍术、细辛。

功效:解表散寒,清泄里热。

主治:寒疫。头疼大热,恶寒体痛而渴,脉浮紧而有力,无汗,年力壮盛者。

2. 六神通解散

出处:明代陶华《伤寒六书·杀车槌法卷之三·秘用三十七方就注三十七槌法》。

组成:麻黄、甘草、黄芩、石膏、滑石、苍术、川芎、羌活、细辛。

功效:发汗祛湿,清泄里热。

主治:感受时行之邪。

3. 六神通解散

出处:清代张璐《张氏医通》。

组成:麻黄、生石膏、苍术、黄芩、滑石、生甘草、淡豆豉、葱白、生姜。

功效:辛温透解,清热化湿。

主治:治时疫初起,热燥无汗。

4.六神散

出处:元代《明目至宝·卷四·治眼方》。

组成:大黄、黄连、防风、赤芍、甘草、当归。

功效:清热泻火,养血祛风。

主治:伤寒后及麻痘时行赤眼。

【现代研究】 现代药理学研究证实,麻黄中的生物碱、挥发油及酚酸类成分均具有解热发汗的作用,其中麻黄碱对细菌生长具有显著的抑制作用。防风发挥解热、抗炎、抗菌作用的主要有效成分为色原酮类和挥发油类,能抑制肺炎双球菌、乙型溶血性链球菌等多种细菌的生长。黄芩对大肠杆菌、金黄色葡萄球菌等多种细菌、病毒有良好的灭活作用,黄芩苷、黄芩素等可直接调整线粒体的凋亡途径,并能促进活化的 B 淋巴细胞、T 淋巴细胞加速凋亡,这是黄芩发挥抗炎、解痉清热作用的关键。石膏、滑石可抑制体温中枢,有强而快的退热作用。苍术具有显著的抗炎、抗菌作用,能抑制大肠埃希菌、金黄色葡萄球菌、枯草杆菌、白色念珠菌的活性。甘草可抑制细胞炎症因子 IL-1β 和 TNF-α 的释放,调节机体免疫力以达到抗炎、抗病毒的目的。

参 考 文 献

[1] 王艳宏,王秋红,夏永刚,等.麻黄化学拆分组分的性味药理学评价——化学拆分组分的制备及其解热作用的研究[J].中医药信息,2011,28(5):7-10.

[2] 曹思思,史磊,孙佳琳,等.防风的化学成分及药理作用研究进展[J].现代中药研究与实践,2021,35(1):95-102.

[3] 龚发萍,郑鸣.黄芩的化学成分及药理作用[J].临床合理用药杂志,2021,14(34):176-178.

[4] 孙姝.石膏的药理作用与微量元素的探究[J].中国中医药现代远程教育,2009,7(5):170.

[5] 朱禹,岳仁宋.滑石的历史沿革、化学成分及其致癌性的研究进展[J].中药材,2021,44

（5）：1278-1283.

[6] 臧波,张红云.中医滋阴清热法治疗儿童系统性红斑狼疮临床效果分析[J].北方药学,
2015,12（8）：161.

[7] CHEN Y,WU Y,WANG H,et al. A new 9-nor-atractylodin from Atractylodes lancea and
the antibacterial activity of the atractylodin derivatives[J]. Fitoterapia,2011,83（1）：
199-203.

三十二、芎苏香葛散

【来源】 明代吴正伦《养生类要·春月诸症治例》。

【原文】 治春月感冒、伤寒及山岚瘴毒疠气,人感触之头疼身痛、恶寒发热,人迎脉浮大者是。

【组成】 紫苏叶一钱(去梗),炒香附、茯苓、干葛、陈皮、藿香、制半夏、前胡、川芎各八分,白芷、防风各七分,甘草三分,苍术一钱五分,羌活一钱。

【用法】 姜三片,葱白连须二根,水二盅,煎一盅热服,厚被覆汗出为度,无汗再服。忌鸡、鱼、猪、羊肉。

【功效】 祛风解表,化湿行气。

【主治】 春月感冒、伤寒及山岚瘴毒疠气,人感触之头疼身痛、恶寒发热,人迎脉浮大者。

【立方背景】《世医得效方》收载香葛汤一方,其组成为:紫苏、白芍、香附子、川升麻、白干葛、薄陈皮、白芷、大川芎、苍术、大甘草。主治四时感冒,头痛身疼,项强寒热,呕恶痰嗽,腹痛泄泻。本方可能是在香葛汤的基础上进行了加减化裁,去白芍加藿香、前胡、防风、半夏、茯苓,以加强辛散透邪之力,拓宽了主治范围。

【配伍分析】 本方证系外感风寒、内伤湿滞所致。风寒袭表、卫阳被遏、腠理闭塞、营阴郁滞、经脉不通,故见恶寒发热、头疼身痛;人迎脉浮大乃风寒袭表之象。治当祛风解表,化湿行气。方中藿香辛温芳香,既能外散风寒,又可内化湿滞、辟秽和中。紫苏叶味辛性温,功可发散风寒、理气和中;白芷辛散透达,通窍散风;防风辛温发散,气味俱升,以祛风解表为主;羌活味辛苦而

性温,功能解表散寒、祛风除湿。四药合用,相须为用,均能祛风解表,助藿香以解表。其中紫苏叶善行气和中,并能醒脾,白芷尤能燥湿,防风、羌活止痛效良。香附芳香走窜,为气药之总司,理气疏肝而止痛;川芎活血行气以止痛。二药相合,能调理气血,寓"血行风自灭"之功。陈皮理气和中,半夏、前胡降气化痰,助藿香以内化湿浊。苍术味辛性温,主入太阴经,既能祛风散寒以助解表之力,又能燥湿以驱除内湿。葛根味辛性凉,一则解肌表之邪,二则制约诸辛温之品助热伤津。生姜、葱白辛散温通,与诸药合用,可增强发汗之力。

【类方附录】

1. 芎芷散

出处:宋代杨士瀛《仁斋直指方·卷十九·头风》。

组成:川芎、白芷、荆芥穗、石膏。

功效:祛风解表,宣痹止痛。

主治:风邪上壅,头胀头痛。

2. 芎芷香苏散

出处:朝鲜金礼蒙《医方类聚·卷五十六》。

组成:炒香附、紫苏、陈皮、川芎、白芷、炙甘草。

功效:理气散寒,祛风止痛。

主治:四时伤寒,发热,头痛项强,百节酸痛;伤风咳嗽声重,鼻流清涕,腰背拘急。

3. 芎芷散

出处:元代危亦林《世医得效方·卷十·大方脉杂医科·耳病》。

组成:白芷、石菖蒲、陈皮、苍术、细辛、紫苏、木通、川芎、肉桂、半夏、炙甘草、厚朴。

功效:祛风止痛,行气化湿。

主治:外感风邪,耳鸣耳聋,头痛。

4. 香芷汤

出处:清代费伯雄《医醇剩义·卷四·诸痛》。

组成:香附、白芷、当归、川芎、防风、桑叶、菊花、蝉蜕、蔓荆子、桔梗、黑芝麻。

功效:疏风散邪,宣痹止痛。

主治:肌表不固,太阳受风,巅顶作痛,鼻窍微塞,时流清涕。

【现代研究】 本方诸药多具有抗炎、抗菌、抗病毒、增强免疫力的作用。如紫苏叶对急、慢性炎症,局部组织和全身炎症有一定的治疗作用,其抗炎的活性成分为挥发油、黄酮和酚酸。香附、防风对大肠杆菌及痢疾杆菌的抑制作用较强。茯苓醇提物可以增加机体水、电解质的排泄,起到利尿的作用,同时具有免疫调节的作用。葛根通过增强杯状细胞和黏液屏障来改善肠道屏障功能。陈皮和半夏的药理作用相似,均有祛痰、镇咳平喘、抗炎、抗溃疡、增强免疫力的作用。藿香醇提物可以抗炎,改善胃黏膜损伤。白花前胡甲素可抑制过敏介质的释放,改善肺部炎症及应激反应。川芎具有显著的抗氧化、抗炎镇痛等作用。白芷、羌活所含的香豆素、挥发油等成分具有解热、镇痛等作用。

参 考 文 献

[1] 张琛武,郭佳琪,郭宝林.紫苏中酚酸类成分研究进展[J].中国现代中药,2017,19(11):1651-1658.

[2] 郝董林.香附精油的抗氧化、抑菌活性及抑菌机理研究[D].太原:山西师范大学,2016.

[3] 王长林,王秀君,浦仕飞.荆芥与防风的药理作用试验研究[J].郑州牧业工程高等专科学校学报,2009,29(1):6-8,76.

[4] 杨敏,丁传波,马葭葭.葛根素药理活性研究进展[J].人参研究,2021,33(6):62-64.

[5] 张晓娟,张燕丽,左冬冬.川芎的化学成分和药理作用研究进展[J].中医药信息,2020,37(6):128-133.

[6] 郭培,郎拥军,张国桃.羌活化学成分及药理活性研究进展[J].中成药,2019,41(10):2445-2459.

[7] 王蕊,刘军,杨大宇,等.白芷化学成分与药理作用研究进展[J].中医药信息,2020,37(2):123-128.

三十三、加减藿香正气散

【来源】 明代吴正伦《养生类要·春月诸症治例》。

【原文】 治非时伤寒,头痛,憎寒壮热,痞闷呕吐,时行疫疠,山岚瘴疟,不服水土等症。

【组成】 藿香一钱五分,白芷、川芎、紫苏叶、半夏、苍术各一钱,白术、白茯苓、陈皮、姜厚朴各八分,甘草三分。

【用法】 上用生姜三片,大枣一枚,水二盅,煎一盅,食远热服。

【功效】 芳化湿浊,行气健脾。

【主治】 非时伤寒,头痛,憎寒壮热,痞闷呕吐,时行疫疠,山岚瘴疟,不服水土等症。

【立方背景】 藿香正气散首见于《太平惠民和剂局方》,其组成为:大腹皮、白芷、紫苏、茯苓各一两,半夏、白术、陈皮、厚朴、桔梗各二两,藿香、炙甘草各二两半。本方易桔梗、大腹皮为苍术,可减燥湿行气之功,防止化热伤阴。

后世吴鞠通在《温病条辨》中对本方极为推崇,由此衍化出一加减正气散、二加减正气散、三加减正气散、四加减正气散、五加减正气散治疗湿郁三焦各种证型;《感症辑要》将本方化裁为藿朴夏苓汤,方寓"启上闸,开支河,导湿下行以为出路"之意,多用于湿热证之湿重于热者。

【配伍分析】 本方化裁自藿香正气散,主治外感风寒、内伤湿滞病证。方中藿香辛温芳香,其味辛性温能外散风寒,其芳香之性可内化湿滞,又可辟秽和中,升清降浊,重用为君药。白术、茯苓健脾助运,除湿和中以止泻,助藿香内化湿浊以止吐泻,同为臣药。白芷、紫苏叶、苍术三药辛温发散,均能祛风散寒,其中白芷主入阳明经,尤能燥湿;紫苏叶主入脾、胃经,善行气和中,并能醒脾;苍术主入太阴经,兼可燥湿。三药并用,既能助藿香祛风散寒以解表邪,又能醒脾燥湿以内化湿浊。陈皮、厚朴、半夏均为辛温之品,三药相伍,散降有序,使气顺而痰自消,痰除则气自下,使理气和胃之功更著,共奏行气燥湿之功。煎加生姜、大枣,内调脾胃,外和营卫,俱为佐药。甘草调和药性,并协生姜、大枣和中,用为使药。诸药相合,表里同治而以除湿治里为主,脾胃同调而以升清降浊为要。故以本方散寒祛湿、辟秽化浊、和中悦脾,可用于治疗非时伤寒,山岚瘴气。

【类方附录】

1. 加减藿香正气散

出处:明代陶华《伤寒全生集·卷二》。

组成:藿香、厚朴、陈皮、甘草、半夏、白术、茯苓、紫苏叶、干姜。

功效:解表化湿,健脾温胃。

主治:中寒呕吐,胸腹满闷,或鼻塞头痛,发热憎寒者。

2. 藿香正气散

出处:清代冯兆张《冯氏锦囊秘录·杂症大小合参卷五·方脉泄泻合参》。

组成:桔梗、大腹皮、厚朴、升麻、茯苓、炙甘草、藿香、紫苏、生姜、大枣。

功效:解表化湿,健脾行气。

主治:外感风寒,内伤饮食,或霍乱泄泻,或作疟疾。

3. 藿香安胃汤

出处:明代陶华《伤寒全生集·卷二》。

组成:藿香、半夏、陈皮、白术、甘草、茯苓、干姜。

功效:化湿和中,温胃止呕。

主治:胃寒呕吐不止。

4. 加减不换金正气散

出处:明代万全《保命歌括·卷十九·霍乱》。

组成:藿香、苍术、厚朴、陈皮、砂仁、白芷、半夏、茯苓、炙甘草、人参、炒神曲、生姜、大枣。

功效:解表化湿,健脾和胃。

主治:小儿夏月感受暑湿,肠胃不和,霍乱吐泻。

【现代研究】 藿香正气散是中医治疫的常用方剂之一,具有解表化湿、理气和中的功效,祛邪而不伤正。《新型冠状病毒肺炎诊疗方案》(试行第八版)推荐新型冠状病毒感染早期见乏力伴胃肠不适者服用藿香正气胶囊。基于数据挖掘和网络药理学分析,新冠感染预防方药的核心药组"藿香和苍术"可通过调整炎症相关通路发挥预防作用,其中藿香防治新冠感染的主要活性成分是槲皮素-7-O-β-D-葡糖苷、芫花素,其作用机制可能与调控细胞炎症因子及相关趋化因子的活性,参与免疫应答、炎性反应等过程有关。此外,现代藿香正气散亦多用于消化系统疾病的治疗,因其具有调节肠道菌群、调节胃动素及血管活性肠肽、恢复肠道屏障功能等作用。

参 考 文 献

[1] 新型冠状病毒肺炎诊疗方案(试行第八版)——(七)中医治疗[J].国医论坛,2020,35(5):2,72.

[2] 周文静,张萌,闫宇晨,等.基于网络药理学与分子对接探讨藿香防治新型冠状病毒肺炎的分子机制[J].实用中医内科杂志,2020,34(9):1-4,120-122.

[3] 陈刚,周地,李宁.藿香正气方肠道保护作用的研究进展[J].重庆医学,2020,49(22):3845-3847.

三十四、人参败毒散

【来源】 明代吴正伦《养生类要·春月诸症治例》。

【原文】 治感冒,非时伤寒,头痛身热,拘急,憎寒壮热及时行瘟疫热病。

【组成】 人参一钱,羌活一钱半,独活一钱,柴胡一钱二分,前胡一钱,葛根一钱,甘草五分,桔梗、枳壳、茯苓各八分,川芎、苍术各一钱。

【用法】 水煎服。劳役得病倍用人参,加白术、当归、白芍,去独活、前胡。饥馑兵乱之余,饮食不节,起居不常,致患时行瘟热病,沿门阖境传染相似,宜此方加白术、黄芪(生),倍人参,去前胡、独活,甚效。若多服未效而有寒热往来者,必用小柴胡汤,不拘服数,并无过失。又有一种虾蟆瘟病,使人痰涎、风壅、烦热、头疼、身痛、呕逆,或饮食起居如常,但咳声不响,续续相连,俨如蛙鸣,故俗号曰"虾蟆瘟"也。嘉靖己未五六七月间,江南淮北在处患动,数百里皆同,甚至赤眼、口疮、大小腮肿、喉闭、风壅、喷嚏、涕唾稠黏,并用此方去茯苓、桔梗、独活,加青皮、陈皮、白术、藿香,但以荆芥为引,不用生姜、薄荷,一二服即愈。

【功效】 益气解表,行气化湿。

【主治】 感冒,非时伤寒,头痛身热,拘急,憎寒壮热及时行瘟疫热病。

【立方背景】 人参败毒散(羌活、独活、柴胡、前胡、枳壳、桔梗、茯苓、人参、川芎、甘草、生姜、薄荷)首载于北宋《太平惠民和剂局方·治伤寒》,而宋代朱肱《类证活人书·卷十七》中的人参败毒散无薄荷。吴正伦人参败毒散可能是在朱肱方中加入苍术、葛根而成。

【配伍分析】 本方证系正气素虚、又感风寒湿邪所致。方中羌活、独活味辛苦而性温,既能祛风以解表,又能除湿而止痛,羌活善除上半身疼痛,独活善除下半身疼痛,两药合用,可解一身疼痛,共为君药。柴胡味苦辛性微寒,苦能燥湿,辛能发散解表,寒能清热,解表退热,既能和解表里,又能疏肝升阳散热;葛根味辛甘性凉,具有解肌退热、生津止渴之功。二药合用可助羌独活解表之力。川芎辛温行散,上可达巅顶祛风止痛,下可入血海活血化瘀,可助羌活、独活宣痹止痛,共为臣药。佐以人参甘温益气,扶正以驱邪外出。前胡、枳壳宣肺化痰降气,二药合用,有宣有降,以复肺宣发肃降之能;茯苓、苍术主入太阴经,既可燥湿,又可健脾;桔梗辛散升发,苦泄甘补,能开肺气之结,宣胃气之郁,既可引药上浮入肺,又能升提肺气,皆为佐药。甘草调和诸药,益气和中。诸药相合,共奏益气解表、行气化湿之功,可令邪解而气和,诸证自退。

【类方附录】

1. 加味败毒散

出处:明代龚廷贤《寿世保元·卷四·斑疹》。

组成:羌活、独活、前胡、柴胡、当归、川芎、枳壳、桔梗、茯苓、人参、薄荷、甘草、白术、防风、荆芥、苍术、赤芍、生地黄、生姜、大枣。

功效:疏风祛湿,凉血解毒。

主治:风热客于肌肤,气滞血凝,发为瘾疹;感冒风湿,以致发斑者。

2. 加味败毒散

出处:明代虞抟《医学正传·卷二·斑疹》。

组成:羌活、独活、前胡、柴胡、当归、川芎、枳壳、桔梗、茯苓、人参、甘草、薄荷、白术、防风、荆芥、苍术、芍药、生地黄。

功效:益气解表,透疹解毒。

主治:瘟疫及瘾疹等证,或因虚而感冒风湿,以致发斑者。

3. 柴葛败毒散

出处:明代翁仲仁《痘科金镜赋·卷六》。

组成:柴胡、葛根、前胡、防风、紫苏叶、荆芥、桔梗、羌活、甘草、人参、生姜。

功效:解肌发表,宣肺透疹。

主治:疹欲出之时面颊红,或头眩身体拘急;及既出身应凉,毒火极热,更反热甚而勿解。

4. 消风败毒散

出处:明代龚廷贤《万病回春·卷八·杨梅疮》。

组成:当归尾、川芎、赤芍、生地黄、升麻、葛根、黄芩、黄连、黄柏、连翘、防风、羌活、金银花、甘草、蝉蜕。

功效:疏风祛湿,清热解毒。

主治:梅毒、天疱疮初起者。

【现代研究】 人参败毒散在历代疫病的治疗方面发挥着重要的作用,被誉为"抗疫第一方"。临床多用于治疗气虚感冒、溃疡性结肠炎、流感、新型冠状病毒感染等疾病,治痢机制可能与其促进肠上皮紧密连接修复,改善肠黏膜通透性有关;治疫可能与其抑制炎症细胞因子 IL-1β、IL-6、TNF-α 的释放和影响线粒体自噬蛋白的表达有关。葛根素具有显著的退热功效,对消化道亦有保护作用;苍术具有抑菌、抗炎的作用,亦可抗胃溃疡、调节胃肠功能。

加入两者在一定程度上可以增强治疫、止痢的作用。

参 考 文 献

[1] 魏岩,沈娟娟,曹彦,等. 人参败毒散治疫探微[J]. 长春中医药大学学报,2021,37(5):
949-952.

[2] 熊珮宇,陈岚,陈旭,等. 基于"逆流挽舟"法探索人参败毒散对溃疡性结肠炎大鼠肠黏膜屏
障的干预作用[J]. 世界科学技术-中医药现代化,2021,23(7):2285-2293.

[3] 王柯,樊建设,樊佳佳,等. 探究人参败毒散对肺炎小鼠干预调控以及线粒体自噬蛋白表
达的影响[J]. 中日友好医院学报,2022,36(5):282-286,321.

[4] 李蓉,宋宗良,张效科,等. 葛根现代药理作用及复方临床应用研究进展[J]. 海南医学院学
报,2023,29(2):153-160.

[5] 邓爱平,李颖,吴志涛,等. 苍术化学成分和药理的研究进展[J]. 中国中药杂志,2016,41
(21):3904-3913.

三十五、姜蕤汤

【来源】　清代吴迈《方症会要·瘟疫》。

【原文】　治冬瘟,憎寒壮热,头疼身痛,口渴,面肿。

【组成】　姜蕤二钱五分、麻黄、白蔹、青木香、羌活、杏仁、川芎、甘草(原
书除姜蕤外,其他药物均未给出剂量)。

【用法】　水煎服。

【功效】　解毒消肿,宣肺利水。

【主治】　冬瘟,症见憎寒壮热,头疼身痛,口渴,面肿等。

【立方背景】　本方是在《千金》葳蕤汤的基础上减石膏、易独活为羌活、
易白薇为白蔹化裁而得,而《千金》葳蕤汤是在麻黄汤的基础上加入独活、川
芎、青木香、葳蕤、白薇、石膏而成。后世余根初创制加减葳蕤汤,即保留《千
金》葳蕤汤中的葳蕤、白薇、甘草,另配入葱白、豆豉、桔梗、薄荷、大枣,将发表
清里之剂易为解表滋阴之剂,开创了阴虚外感风热之治法。

【配伍分析】　本方证系阴虚之体感受外邪、郁而化热所致。方中葳蕤能

清能润,具有养阴润燥、除烦止渴之功,主治温病阴伤,姜制可温散开痰,增强和胃止呕的作用。麻黄味辛性温,发汗解表,宣肺平喘;杏仁味苦性平,宣肺利水,配合麻黄可宣肺散邪,利肺平喘,可使邪气去、肺气和,在本方中亦有"提壶揭盖"之意。羌活味辛苦而性温,可解表散寒、祛风除湿,助麻黄、杏仁解表宣肺,配合川芎又可调和气血、活血止痛。白蔹味苦性微寒,性寒可清热解毒,苦泄能清湿热而通壅滞。青木香味辛苦性寒,功可清热解毒消肿。甘草和中健脾,调和诸药。诸药合用,共奏解毒消肿、宣肺利水之效。然方中辛温之药颇多,治疗温热病证时需适当调整,与张璐《千金方衍义》中对《千金》葳蕤汤的评价同理:"多有热伤津液,无大热而渴者,不妨裁去麻、杏,易入葱、豉以通阳郁;栝蒌以滋津液;喘息气上,芎、独亦匆轻试。虚不胜寒,石膏难以概施,或以竹清心,茯苓守中,则补救备至,于以补《千金》之未逮。"

【类方附录】

1. 麻黄汤

出处:汉代张仲景《伤寒论·卷三·辨太阳病脉证并治中第六》。

组成:麻黄、桂枝、杏仁、炙甘草。

功效:发汗解表,宣肺平喘。

主治:外感风寒表实证。症见恶寒发热,头身疼痛,无汗而喘,舌苔薄白,脉浮紧。

2. 葳蕤汤

出处:唐代孙思邈《备急千金要方·卷九伤寒方上·辟温第二》

组成:玉竹、白薇、麻黄、独活、苦杏仁、川芎、甘草、木香、石膏。

功效:滋阴清热,宣肺解表。

主治:治阴虚外感风热,发热头痛,咽干舌燥,气喘有汗,胸脘痞闷,体重嗜睡,苔白,脉浮者。

3. 木香生化汤

出处:清代傅山《傅青主女科·产后编·上卷》。

组成:川芎、当归、陈皮、黑姜。

功效：清热解毒，消肿散结。

主治：产后怒气逆，胸膈不利，血块又痛；及产后血块已除，因受气者。

【现代研究】　未见本方的现代研究，但余根初改良的加减葳蕤汤补充本方未备之意，现代广泛适用于老年人及产后感冒、急性扁桃体炎、咽炎等证属阴虚外感者。实验发现，加减葳蕤汤能够促进有益菌甲型链球菌的生长、升高菌群总密集度，对青霉素致小鼠上呼吸道菌群失调具有调节作用，能促进菌群多样性，从而调节上呼吸道微生态平衡。临床观察发现，加减葳蕤汤对感冒（阴虚型）患者的症状改善效果显著，值得临床推广、应用。

参 考 文 献

[1] 谢正兰.加减葳蕤汤治疗阴虚型感冒 62 例[J].吉林中医药,2012,32(8):819-820.

[2] 徐放,郑连冬.从运气学说应用葳蕤汤辨治冬温高热验案 2 则[J].实用中医内科杂志,2019,33(11):102-104.

[3] 康良,李仲锐,陈文慧,等.加减葳蕤汤对青霉素致小鼠上呼吸道菌群失调的调节作用[J].昆明医科大学学报,2009,30(5):10-14.

[4] 付开行.观察加减葳蕤汤对感冒（阴虚型）的治疗价值[J].现代医学与健康研究电子杂志,2018,2(16):146-147.

三十六、香葛汤

【来源】　明代方广《丹溪心法附余·卷之一·伤寒四》引元代危亦林《世医得效方》方。

【原文】　治四时感冒不正之气，头痛身疼，项强寒热，呕恶痰嗽，腹痛泄泻，不问阴阳两感，风寒湿瘴，并宜服之。

【组成】　紫苏、芍药、香附、川升麻、白干葛、薄荷、陈皮去白各一两，白芷、川芎、甘草各半两，制苍术一两。

【用法】　上㕮咀，每服五钱，水一盏半，生姜三片，煎热服，不拘时。

【功效】　疏风解表，理气和中。

【主治】　治四时感冒不正之气，头痛身疼，项强寒热，呕恶痰嗽，腹痛泄泻,阴阳两感,风寒湿瘴。

【立方背景】 嘉靖年间,方广整理修订了《丹溪心法》,大胆地删除了附录,突出正法正方,选取《袖珍方》《乾坤生意》等书中与丹溪之旨相互发明之论列于各门之末,并附载己见,以彰显、扩展丹溪的学术思想。本方为方氏新增方。方广认为,"伤寒、伤风之邪循经而入,以渐而深,故治法要分三阳三阴,清切表里、寒热、虚实明白,方可施治,不可一毫而少差也。"而"温热之邪自内而出,不过发攻表、中、里三者之热而已,何难之有哉!"并附十神汤、葛根解肌汤等治疫之方,发明香葛汤、清热解肌汤二方填补空缺。

【配伍分析】 本方主治外感风寒、内兼气滞之证。方中紫苏味辛性温,以发散风寒、理气和中为善;香附味辛微苦而性平,入肝、胃经,以理气疏肝和胃为优;陈皮味辛苦性温,擅理脾肺之气,长于行气健脾、燥湿化痰;甘草味甘性平,入十二经,既可益气补脾,又可调和诸药,四药相配,取《太平惠民和剂局方》香苏散之意,再加入辛苦而温之苍术、白芷,可发汗祛湿、祛太阴寒湿,共奏疏风解表、理气和中之功。升麻味辛甘而性微寒,既升散又清泄,可疏散头面及肌表风热而解头痛;葛根味辛甘而性凉,可解肌散邪、生津通络,治疗项强;芍药生津养液,缓急止痛;薄荷芳香清透,清热解表;川芎为治疗头痛的要药,具有活血行气、祛风止痛之功,乃"上行头目,下行血海,能散肝经之风,治少阳厥阴经头痛,及血虚头痛之圣药也",用之一可辛凉透表,解头项强痛,二可辅助诸药发挥作用。诸药合用,共奏辛通活络、疏风解表之功。

【类方附录】

1. 避瘟丹

出处:清代吴世昌《奇方类编·卷下·伤寒门》。

组成:紫苏、香附、炒苍术、麦冬、木香、炒白扁豆、雄黄、薄荷、生姜。

功效:解表化湿,理气和中。

主治:时症伤寒,四时瘟疫,疟疾。

2. 升麻葛根汤

出处:宋代太平惠民和剂局《太平惠民和剂局方·卷二·治伤寒》。

组成:升麻、白芍、炙甘草、葛根。

功效:解肌透疹。

主治:麻疹初起。症见疹发不出,身热头痛,咳嗽,目赤流泪,口渴,舌红,苔薄而干,脉浮数。

3. 参苏饮

出处:宋代太平惠民和剂局《太平惠民和剂局方·卷二·治伤寒·淳祐新添方》。

组成:人参、紫苏叶、葛根、姜半夏、前胡、茯苓、麸炒枳壳、木香、陈皮、炙甘草、桔梗、生姜、大枣。

功效:益气解表,理气化痰。

主治:气虚外感风寒,内有痰湿证。症见恶寒发热,无汗,头痛,鼻塞,咳嗽痰白,胸脘满闷,倦怠无力,气短懒言,苔白脉弱。

4. 香苏散

出处:宋代太平惠民和剂局《太平惠民和剂局方·卷二·治伤寒·绍兴续添方》。

组成:香附、紫苏叶、陈皮、炙甘草。

功效:疏风散寒,理气和中。

主治:外感风寒,内有气滞证。症见恶寒身热,头痛无汗,胸脘痞闷,不思饮食,舌苔薄白,脉浮。

【现代研究】 本方类方常用于治疗各种胃病,如香苏散、升麻葛根汤常用于治疗外感伤中、慢性胃炎等疾病,对金黄色葡萄球菌和大肠杆菌具有一定的抑制作用。现代药理学研究显示,紫苏叶具有广谱抗菌作用,对大肠杆菌、金黄色葡萄球菌、铜绿假单胞菌、白色念珠菌等有明显的抑制作用。薄荷具有较强的抗菌作用,对呼吸道合胞病毒具有较强的抑制作用。香附具有抑菌和抗炎作用,对金黄色葡萄球菌、变形链球菌等有抑制作用。分子对接技术研究还发现,香附对新型冠状病毒有抑制作用。升麻提取物酚酸类、皂苷类等成分具有良好的抗病毒作用,一般通过抑制病毒 DNA 的合成来发挥作用。白芷提取物对变形杆菌、乙型副伤寒沙门菌、铜绿假单胞菌、肺炎克雷伯菌等多种细菌有抑制作用。苍术具有广谱抗菌、抗炎、抗病毒的作用,其成分苍术多糖有促进非特异性免疫或特异性免疫的作用,在现代疫病防治中仍占据重要地位。

参 考 文 献

[1] 秦汝兰,王丹萍,吕重宁.升麻葛根汤抗炎镇痛及体外抑菌作用的研究[J].通化师范学院学报,2018,39(10):9-13.

[2] 何育佩,郝二伟,谢金玲,等.紫苏药理作用及其化学物质基础研究进展[J].中草药,2018,49(16):3957-3968.

[3] 蓝培元.薄荷的主要化学成分和药理作用研究进展[J].医学食疗与健康,2020,18(17):208-209.

[4] KUMAR SB, KRISHNA S, PRADEEP S, et al. Screening of natural compounds from Cyperus rotundus Linn against SARS-CoV-2 main protease (Mpro): An integrated computational approach[J]. Comput Biol Med,2021,134:104524.

[5] 吉庆,马宇衡,张烨.白芷的化学成分及药理作用研究进展[J].食品与药品,2020,22(6):509-514.

[6] 杨洋,梅全喜,张书亚,等.苍术在瘟疫防治中的研究与应用[J].亚太传统医药,2021,17(8):214-218.

三十七、清热解肌汤

【来源】 明代方广《丹溪心法附余·卷之一·伤寒四》。

【原文】 治伤寒瘟病天行,头痛壮热。

【组成】 葛根一两,黄芩、芍药、炙甘草各半两。

【用法】 上㕮咀,每服五钱,水一盏半,枣一枚,煎七分,温服,日三次。如三四日不解,脉浮者,宜重服发汗;脉沉实,宜下之。

【功效】 清热解肌,解表清里。

【主治】 伤寒瘟病天行,头痛壮热。

【立方背景】 本方是方广原创治疫方,以葛根、黄芩、芍药、甘草组方,寓

《伤寒论》黄芩汤之意,伤寒、温病均可治疗,后世叶天士治疗伏气温病亦常以"苦寒直清里热,热伏于阴,苦味坚阴"为治疗原则,化裁黄芩汤。

【配伍分析】 本方证系表邪未解、化热入里所致。方中葛根味甘辛而性凉,主入阳明经,外解肌表之邪,内清阳明之热,又升发脾胃清阳而止泻升津,既使表解里和,又可上解头痛。《本草经疏》记载:"葛根,解散阳明温病热邪主要药也。"黄芩味苦性寒,苦以燥肠胃之湿,寒以清肠胃之热,可使肠中热清湿除、利止阴坚;芍药味苦酸而性微寒,功专养血滋阴,敛阴和血。两者相伍,一泻一补,相互制约,共奏清热除烦之功效。甘草甘缓和中,调和诸药,再配大枣调和营卫。四药合用,有《伤寒论》黄芩汤之意,共奏清热养阴止痛之功。叶天士《三时伏气外感篇》认为,黄芩汤"苦寒直清里热,热伏于阴,苦味坚阴乃正治也",是治疗伤寒、春温的良方。全方辛凉升散与苦寒清降共施,表里同治,故可治疗伤寒瘟病天行、头痛壮热之证。

【类方附录】

1. 葛根黄芩黄连汤

出处:汉代张仲景《伤寒论·卷三·辨太阳病脉证并治中第六》。

组成:葛根、黄连、黄芩、炙甘草。

功效:解表清里。

主治:协热下利证。症见身热下利,胸脘烦热,口干作渴,喘而汗出,舌红苔黄,脉数或促。

2. 柴葛解肌汤

出处:明代陶华《伤寒六书·杀车槌法卷之三·秘用三十七方就注三十七槌法》。

组成:柴胡、葛根、白芷、桔梗、羌活、黄芩、芍药、甘草。

功效:解肌清热。

主治:外感风寒,郁而化热证。症见恶寒渐轻,身热增盛,无汗头痛,目疼鼻干,心烦不眠,咽干耳聋,眼眶痛,舌苔薄黄,脉浮微洪。

3. 黄芩白芍汤

出处:清代王清源《医方简义·卷二·伤寒》。

组成:酒炒黄芩、酒炒白芍。

功效:解表透疹。

主治:春温。

4. 黄芩汤

出处:汉代张仲景《伤寒论·卷四·辨太阳病脉证并治下第七》。

组成:黄芩、芍药、炙甘草、大枣。

功效:清热止痢,和中止痛。

主治:太阳、少阳二经合病下利(热泻热痢)。症见身热,口苦,腹痛下利,舌红苔黄,脉数。

【现代研究】 现代药理学研究显示,黄芩汤类方具有解热、杀菌、抗炎、抗病毒作用。虽未见本方相关现代研究,但方中葛根的成分葛根素主要通过抑制炎性信号通路转导和促炎因子表达,发挥其抗炎、抗病毒作用。黄芩的主要成分黄芩苷具有抗病毒的作用,可抗流感病毒、甲型肝炎病毒、柯萨奇病毒、呼吸道合胞病毒等多种病毒,黄芩素同时能显著抑制炎症因子的释放及炎症介质的产生。黄芩-芍药配伍常用于治疗痢疾,现代亦常用于溃疡性结肠炎等疾病的治疗,该药对具有调节免疫力、抗炎、抗病毒等作用。

参 考 文 献

[1] 汤鑫淼,崔悦,朱鹤云,等.黄芩汤的化学成分与药理作用研究进展[J].吉林医药学院学报,2022,43(1):59-61.

[2] 李蓉,宋宗良,张效科,等.葛根现代药理作用及复方临床应用研究进展[J].海南医学院学报,2023,29(2):153-160.

[3] 刘玮炜,蒋凯俊,邵仲柏,等.黄芩苷抗病毒药理作用研究进展[J].徐州工程学院学报(自然科学版),2020,35(4):13-17.

[4] 王飞燕,陈雨菡,马善波,等.黄芩-芍药配伍治疗溃疡性结肠炎研究进展[J].中国药师,2022,25(2):324-329.

第二章

黄 疸 治 方

一、自制黄金汤

【来源】 清代汪文绮《杂症会心录·上卷·痢疾》。

【原文】 夫痢症即时疫中浊邪中下,名曰浑者是也,邪毒入胃脘之上焦,则浮越于肌表,而恶寒发热;邪毒中胃脘之下焦,而走入大小肠,则剥脂膏之脓血,而后重急,邪毒出肌表,由三阳而传入三阴,入里杀人。邪毒在肠脏,致恶饮食而败脾胃,绝谷杀人,若下痢而兼寒热者,杀人尤速。此疫邪入胃之不同,而见症之各别也。盖天地不正之杂气,种种不一,而痢症疾速,亦杂气所蛊,病遍于四方。延门阖户,一人病此,人人亦病,此始也感受于天,继也传染于人,其为气所感召,已明验矣。且经不云乎,夏伤于暑,秋为痎疟,未见传染也。因于暑,汗,烦则喘喝,静则多言,未见传染也。脉虚身热,得之伤暑,未见传染也。而痢疾之传染,益信暑热之无与,况杂气所著无方,或发于城市,或发于村落,他处安然无有。杂气之所发无定,或村落中偶有一二所发,或一年中竟无人所感,而暑热则每岁时之所必有,瓜果每夏秋之所必熟,何值此痢疾不发之年,最暑热酷烈,瓜果多食,卒未见滞下而广行如此,则不辨而自明矣。而余谓疫邪作痢之说,亦不为无据矣。此症初治,宜用黄金汤,解疫毒而救胃气。

【组成】 黄土五钱,炒扁豆四钱,炒谷芽二钱,茯苓一钱,黑豆三钱,甘草八分,炒白芍一钱五分,生姜三片,金银花三钱,五谷虫二钱,扁豆花十枚。

【用法】 水二盅，煎八分，不拘时服。体实受邪，于黄金汤中加黄连一味。

【功效】 清解疫毒，开胃祛湿，止泻安中。

【主治】 邪毒入胃脘上焦之痢疾。

【立方背景】 "凡外感内伤务求至当，明其理而不必泥其词，会其神而不必袭其迹"，汪氏认为"医者意也"，读古人医书不应拘于某法某方，而重在"知心""会意"，"守古法而非苟同，变古法而非立异"，方可"引申触类"，神存心手之间，《杂症会心录》为此意而作。该书审脉论证、酌古准今、剖析发挥，方症赅备，自制黄金汤为其一，主治疫邪入胃之时疫痢疾，逐邪解毒、顾护胃气。

【配伍分析】 本方证系热毒之邪壅滞胃脘所致。后世的另一位清代新安医家汪汝麟，在《证因方论集要》一书中曾对该方进行解析："黑豆、银花解毒；甘草、白芍理太阴腹痛；茯苓、扁豆醒脾开胃；谷芽消滞和中；扁豆花清暑；黄土治泄痢冷热赤白，腹内热毒绞痛；五谷虫止毒痢，且藉其秽以入大肠；生姜畅胃口而下食。是方寓平淡于神奇矣。"故方中黄土味辛性温而涩，和中解毒，为君药。五谷虫止毒痢，藉秽入肠；白芍缓急止痛；茯苓利水渗湿，健脾宁心；配伍扁豆、生姜畅胃口、下食兼顾护胃气，起醒脾开胃之效，共为臣药。黑豆、金银花清热解毒兼活血，佐谷芽消滞和中，扁豆花清暑，均为佐药。甘草调和诸药，同时与白芍相配主理太阴腹痛，为佐使药。诸药合用，共奏清解疫毒、开胃祛湿、止泻安中之功。

程杏轩曾评价云："痢疾即时疫，浊邪中下名曰滞，亦杂气之所乘，故多传染于人。其自定黄金汤一方，药虽平淡无奇，然于逐邪解毒之意，颇为切当。谷食不减，胃气尚强，约期二候，可以奏功。"

【类方附录】

1. 归芍六君子汤

出处：清代江涵暾《笔花医镜·卷二·脾部》。

组成：当归身、白芍、人参、白术、茯苓、陈皮、半夏、炙甘草。

功效：补气血。

主治:主脾胃不健,气血两亏所致之咳嗽痰多,纳少,神疲,膨胀腹满,呕吐,下血,妊娠痢疾及妇人经水不调。

2. 纯阳真人养脏汤

出处:宋代太平惠民和剂局《太平惠民和剂局方·卷六·绍兴续添方》。

组成:人参、当归、白术、肉豆蔻、肉桂、炙甘草、白芍、木香、诃子、罂粟壳(蜜炙)。

功效:涩肠固脱,温补脾肾。

主治:久泻久痢,脾肾虚寒证。症见泻痢无度,滑脱不禁,甚至脱肛坠下,脐腹疼痛,喜温喜按,倦怠食少,舌淡苔白,脉迟细。

3. 加味四物汤

出处:清代孟河《幼科直言·卷五》。

组成:熟地黄、川芎、炒白芍、当归、白茯苓、炒白扁豆、黑大豆、甘草。

功效:养血活血,健脾化湿。

主治:小儿病后元气有亏而作晕。

【现代研究】 汪文绮自制黄金汤,由黄土、扁豆、谷芽、茯苓、黑豆、甘草、白芍、生姜、金银花、五谷虫、扁豆花 11 味药组成。现代药理学研究发现,100%白扁豆煎剂对痢疾杆菌有抑制作用,对食物中毒引起的呕吐、急性胃肠炎等也有缓解作用。茯苓利尿消肿的主要有效成分为茯苓素。甘草中的甘草次酸具有抗炎作用,甘草内的多种成分具有调节机体免疫力的作用,甘草多糖对细菌有较强的抑制作用。白芍中的有机酸、鞣质、生物碱、挥发油及苷类成分具有涩肠止泻、固冲止血、养血润燥、滋肝柔肝等作用。金银花中的马钱素、忍冬苷 A 及 Loniceroside A 表现出良好的抗炎活性,与阿司匹林类药物作用相当。五谷虫体内存在多种活性成分,抗菌谱较广,对革兰阳性菌和革兰阴性菌都有抑制作用,对细菌感染引起的炎症疗效显著。

参 考 文 献

[1] 卢金清,蔡君龙,戴艺,等.白扁豆的研究进展[J].湖北中医杂志,2013,35(12):77-79.

[2] 梁学清,李丹丹,黄忠威.茯苓药理作用研究进展[J].河南科技大学学报(医学版),2012,

30(2):154-156.

[3] 姜雪,孙森凤,王悦,等.甘草药理作用研究进展[J].化工时刊,2017,31(7):25-28.

[4] 王倩,李柳潼,马永犇,等.白芍与赤芍化学成分和药理作用比较研究及质量标志物的预测分析[J].中国新药杂志,2021,30(12):1093-1098.

[5] 陈继明,洪超群.金银花药理作用分析[J].亚太传统医药,2015,11(5):43-44.

二、茵陈术附汤

【来源】 清代程国彭《医学心悟·第二卷·发黄》。

【原文】 阴黄之证,身冷,脉沉细,乃太阴经中寒湿,身如熏黄,不若阳黄之明如橘子色也。当问其小便利与不利……小便自利,茵陈术附汤主之。

【组成】 茵陈一钱,白术二钱,附子五分,干姜五分,炙甘草一钱,肉桂三分。

【用法】 水煎服。

【功效】 温阳利湿,健脾和胃。

【主治】 阴黄。身目俱黄,黄色晦暗,脘腹痞胀,纳谷减少,神疲畏寒,口淡不渴,舌淡苔腻,脉濡缓。

【立方背景】 《诸病源候论》根据黄疸发病情况和不同症状,分为二十八候,《圣济总录》中将其又分为九疸、三十六黄。书中记述黄疸的危重证候"急黄",还首次提到了"阴黄"一证。《伤寒微旨论》除论述黄疸的"阳证"外,还详述了阴黄的辨证论治,指出:"伤寒病发黄者,古今皆为阳证治之……无治阴黄法。"清代程国彭创制茵陈术附汤,至今仍为治疗阴黄的代表方剂。

【配伍分析】 本方为治疗寒湿中阻、胆液溢于肌肤的阴黄病的代表方,治宜温阳利湿。方中茵陈味苦性微寒,具有清热利湿、疏肝利胆之功,为利胆退黄之要药;附子味辛而性大热,具有补火回阳、散寒除湿之功,为补火助阳散寒之要药。两者配伍,茵陈去性存用,专以疏利肝胆而退黄,同时导湿邪从下而去,附子上助心肺之阳、通调水道、中补脾阳、散寒祛湿,下温肾阳、化气行水,与茵陈共奏温阳祛湿退黄之功。白术、干姜运化中州,一方面增强脾气运化的功能;另一方面协助附子温阳散寒。肉桂味辛甘而性热,具有温阳补火、散寒温通的作用,加入肉桂不仅可助姜附温阳之功,亦可温通经脉,防止寒湿化滞。甘草调和诸药。诸药合用,共奏温中健脾、利湿退黄之功。全方理法方药合辙,使脾阳得健、寒湿得化、瘀黄得退、肝络得通、诸症得解。

【类方附录】

1. 茵陈四逆汤

出处:宋代韩祗和《伤寒微旨论·卷下》。

组成:茵陈、炮附子、干姜、炙甘草。

功效:温里助阳,利湿退黄。

主治:黄疸之脾肾阳虚,寒湿发黄证(阴黄)。症见黄色晦暗,皮肤冷,背恶寒,手足不温,身体沉重,神倦食少,口不渴或渴喜热饮,大便稀溏,舌淡苔白,脉紧细或沉细无力。

2. 茵陈理中汤

出处:元代吴恕《伤寒图歌活人指掌》。

组成:茵陈、干姜、白术、人参、甘草。

功效:补气温阳,利湿退黄。

主治:伤冷中寒,脉弱气虚,变为阴黄。

3. 附子温中丸

出处:金代李杲《医学发明·卷九》。

组成:附子、干姜、白术、肉桂、炙甘草、高良姜。

功效:顺气化痰,辟寒养正气。

主治:呕吐噎嗝,留饮肠鸣,湿冷泄注。

4. 附桂理中丸

出处:清代凌奂《饲鹤亭集方》。

组成:附子、肉桂、人参、白术、干姜、炙甘草。

功效:温阳利湿退黄。

主治:脾胃虚寒,痰饮内停,中焦失运,呕吐食少,腹痛便溏,脉来迟细。

【现代研究】 陈月桥等研究发现,采用茵陈术附汤加减治疗乙型肝炎相关性慢加急性肝衰竭阴阳黄证,能改善患者中医证候及肝功能。相关基础研究显示,茵陈术附汤对阴黄证、胆汁淤积模型动物具有保护作用,其机制与逆转胆汁酸紊乱、抑制炎症反应、抗肝细胞凋亡和促进胆红素代谢等有关。王倩等研究发现,茵陈术附汤对 α-萘异硫氰酸酯(ANIT)诱导的小鼠肝内胆汁淤积肝损伤有保护作用,其机制可能与其减少肝内胆汁酸淤积,抑制 TLR4/NF-κB 通路和炎症反应有关。张胥磊在对乙型肝炎后肝硬化合并腹腔积液的患者进行常规西医治疗的同时,加用茵陈术附汤合温胆汤加减方,临床结果显示此法可显著改善患者肝功能,减轻腹腔积液引起的症状,降低并发症的发生率。

参 考 文 献

[1] 陈月桥,吴凤兰,覃秀容,等.茵陈术附汤加减治疗乙型肝炎相关性慢加急性肝衰竭阴阳黄证的疗效观察[J].中医药导报,2021,27(6):91-94＋98.

[2] 王国凤,昝斌,马越鸣.茵陈术附汤药效学与药动学研究进展[J].上海中医药大学学报,2020,34(5):90-95.

[3] 王倩,苏慧宗,李玥,等.茵陈术附汤抑制 TLR4/NF-κB 通路对 α-萘异硫氰酸酯诱导肝内胆汁淤积症模型小鼠肝损伤的保护作用[J].中国临床药理学与治疗学,2020,25(6):601-609.

[4] 张胥磊.用茵陈术附汤合温胆汤加减方对乙型肝炎后肝硬化合并腹腔积液患者进行治疗的效果观察[J].当代医药论丛,2020,18(2):201-203.

三、茯苓渗湿汤

【来源】 明代汪机《医学原理·卷之十·黄疸门》。

【原文】 治湿热壅成黄疸,小便不利,不思饮食。法当健脾疏郁,清热疏湿。是以用白术、苍术健脾燥湿,青皮、橘红、枳实等疏郁滞,芩、连、山栀等清热,赤茯、猪苓、泽泻利小便以渗湿,茵陈散湿热以退黄。

【组成】 白术五钱,苍术、茵陈各三钱,青皮、黄芩各七分,橘红、黄连、赤茯各一钱,枳实八分,栀子五分,猪苓、泽泻各二钱。

【用法】 水三升,煎升半,温服。

【功效】 健脾疏肝,清热利湿。

【主治】 湿热壅成黄疸,小便不利,不思饮食。

【立方背景】 汪机晚年虑及以往诸医书"文理涣漫",研读者"非二十年之功弗能究竟其理",于是"朝究暮绎,废寝忘食,经历八春",撰就综合性医学著作《医学原理》一部,茯苓渗湿汤亦收录其中,用以"治湿热壅成黄疸,小便不利,不思饮食"。

【配伍分析】 本方主治湿从热化、湿热交蒸之证。方中苍术苦温燥湿,白术甘温健脾,两者均入脾、胃经,二药相伍,一散一补,补散兼施,功可健脾燥湿、益气和胃,能使中焦得健、纳运如常,水湿得以运化。青皮、枳实辛散苦降,破气化滞、散湿热壅结,配以理气燥湿之橘红,三药均出橘果,相须而用,合之木土并治,功擅疏解湿热郁滞,行气化痰通络。黄连、黄芩、黄柏及山栀,四药苦寒直折,三焦热毒清解并俱,即清黄疸之湿热,解黄疸之热毒。赤茯、猪苓、泽泻药味甘淡,令湿热以水道为出路。此外,赤茯兼以健脾益气而运化水湿,泽泻性寒兼以泄下焦湿热。茵陈味苦以燥湿,寒能清热,其性降泄,使肝胆湿热从小便而出,退黄之效极佳。诸药合用,可清泄热毒出三焦而不伤脾胃,共奏健脾疏郁、清热解毒、利湿退黄之功。

【类方附录】

1. 茵陈五苓散

出处:汉代张仲景《金匮要略·黄疸病脉证并治第十六》。

组成:茵陈、泽泻、猪苓、茯苓、白术、桂枝。

功效:清热、利水、退黄。

主治:湿热黄疸,湿重于热,身目俱黄,小便不利,头重身困,胸脘痞满,口淡不渴,或便溏腹胀,舌苔厚腻或淡黄,脉濡、稍数或缓。

2. 肘后三黄二术茵陈汤

出处:明代汪机《医学原理·卷之十·黄疸门》。

组成:黄芩、黄连、龙胆草、栀子、茵陈、猪苓、泽泻、苍术、白术、青皮。

功效:清湿热,疏壅滞。

主治:湿热郁成黄疸。

3. 除湿汤

出处:明代孙文胤《丹台玉案·卷三·黄疸门》。

组成:茯苓、泽泻、茵陈、猪苓、黄芩、黄连、知母、天花粉、白术、防己、陈皮、青皮、苍术。

功效:清热,退黄,祛湿。

主治:黄疸内热,呕吐而渴,欲饮冷水,身体面目俱黄,小便不利。

4. 茯苓渗湿汤

出处:明代虞抟《医学正传·卷二·湿证》。

组成:黄芩、黄连、栀子、防己、白术、苍术、陈皮、青皮、枳实、赤茯苓、泽泻、茵陈、猪苓。

功效:利尿祛湿,清热健脾。

主治:湿郁成黄疸,寒热呕吐而渴,身体面目俱黄,小便不利,不思饮食,莫能安卧。

【现代研究】 茯苓渗湿汤中陈皮、枳实皆有理气作用,陈皮的有效成分可明显抑制肠肌正常运动,从而促进小鼠胃排空;枳实中的橙皮苷、新橙皮苷等黄酮类成分具有促进胃排空和推进小肠的作用。黄芩、黄连中的小檗碱在"温服"条件下能最大程度发挥抗菌作用,尤其对金黄色葡萄球菌与大肠埃希菌的抑制作用明显。栀子苷是栀子中环烯醚萜类的主要生物活性成分,可发挥保肝利胆的作用。茵陈可诱导肝酶系统,增强肝脏对胆红素的摄取、结合、排泄能力,促进胆红素的清除,从而治疗黄疸。

参 考 文 献

[1] 赵祎姗,黄伟,王晓宇,等.陈皮和青皮对兔离体肠肌运动的影响[J].辽宁中医杂志,2011,38(7):1451-1452.

[2] 王贺玲,李岩,白苗,等.理气中药对鼠胃肠动力的影响[J].世界华人消化杂志,2004,12(5):1136-1138.

［3］ CHEN KH，WENG MS，LIN JK. Tangeretin suppresses JNK，IL-1β-induced cyclooxygenase（COX）-2 expression through inhibition of p38 MAPK and AKT activation in human lung carcinoma cells［J］. Biochem Pharmacol，2007，73（2）：215-227.

［4］ 陈维华.试论黄连的对药配伍应用［J］.中医药临床杂志，2005，17（5）：506-508.

［5］ 陈红,肖永庆,李丽,等.栀子化学成分研究［J］.中国中药杂志，2007，32（11）：1041-1043.

［6］ 魏克伦,杨于嘉,刘义.新生儿黄疸［M］.北京：人民卫生出版社,2011.

四、除湿汤

【来源】 明代孙文胤《丹台玉案·三卷·黄疸门》。

【原文】 除湿汤,治黄疸内热,呕吐而渴,欲饮冷水,身体面目俱黄,小便不利。

【组成】 茯苓、泽泻、茵陈、猪苓各八分,黄芩、黄连、知母、天花粉、白术各六分,防己、陈皮、青皮、苍术各三分。

【用法】 水煎,空心服。

【功效】 祛湿,清热,退黄。

【主治】 黄疸内热,呕吐而渴,欲饮冷水,身体面目俱黄,小便不利。

【立方背景】 《金匮要略·黄疸病脉证并治》指出"黄家所得,从湿得之""诸病黄家,但利其小便",即通过淡渗利湿,令湿热以水道为出路,以达退黄的目的。针对黄疸之内伤发热、呕吐而渴、欲饮冷水、身体面目俱黄、小便不利等症状,孙氏设立除湿汤一方,为此法代表方剂之一。

【配伍分析】 本方专为黄疸内热、湿热壅盛而设。方中茯苓、猪苓、泽泻三者甘淡渗泄,共同发挥渗水利湿之效,令湿热以水道为出路。此外,茯苓兼以健脾益气而运化水湿,泽泻性寒兼以清泄下焦湿热。苍术苦温燥湿、白术甘温健脾,两者相伍,补散兼施,使中焦得健、纳运如常,水湿得以运化。五药相合,可淡渗利湿、芳香化湿、健脾化湿。加味苦性寒之防己,苦以泄湿、寒能清热,且善走下行,可使壅结之湿热得以清化。青皮性猛,苦泄峻烈,辛散温通力强,可破湿热互结之滞,配以陈皮行脾胃之气,二药相合可行气而化湿。黄芩、黄连味苦性寒,善清上、中二焦之湿热,配以知母、天花粉清泄气分肺胃之实热、解湿热壅蒸之毒。再加茵陈清利脾、胃、肝、胆湿热,引热从小便而出,则黄疸自退。全方诸药合用,相辅相成,共奏祛湿、清热、退黄之功。

【类方附录】

1. 茯苓栀子茵陈汤

出处:元代罗天益《卫生宝鉴·卷十四·腹中积聚·谷疸治验》。

组成:茵陈、茯苓、栀子、炒苍术、白术、黄芩、黄连、麸炒枳实、猪苓、泽泻、陈皮、防己、青皮。

功效:清热燥湿,疏肝利胆。

主治:治谷疸,心下痞满,四肢困倦,身体麻木,身目俱黄,心神烦乱,恶心欲吐,口生恶味,饮食迟化,小便赤黑。

2. 茯苓渗湿汤

出处:明代虞抟《医学正传·卷二·湿证》。

组成:黄芩、黄连、栀子、防己、白术、苍术、陈皮、青皮、枳实、赤茯苓、泽泻、茵陈、猪苓。

功效:利尿祛湿,清热健脾。

主治:湿郁成黄疸,寒热呕吐而渴,身体面目俱黄,小便不利,不思饮食,莫能安卧。

3. 芩连四苓散

出处:明代张三锡《医学六要》。

组成:黄芩、黄连、泽泻、赤茯苓、苍术、陈皮、白术。

功效:清热、利尿、燥湿。

主治:火泻。

4. 茵陈五苓散

出处:汉代张仲景《金匮要略·黄疸病脉证并治第十五》。

组成:茵陈、猪苓、茯苓、白术、泽泻、桂枝。

功效:温阳化气,利湿退黄。

主治:湿热黄疸,湿重于热,小便不利。

【现代研究】　除湿汤中茯苓含有茯苓多糖,泽泻所含的三萜类成分,可发挥利尿、保肝等作用。对泌尿、消化、免疫系统疾病均有疗效。猪苓主要成分为甾体类,因能抑制肾小管的重吸收而有利尿活性。茵陈水溶性提取物有明显的抗病毒、利胆退黄作用。知母皂苷既能明显降低肥大细胞脱颗粒率,又可抑制组胺释放而抗炎。天花粉蛋白可通过抑制病毒DNA聚合酶或核酸内切酶活性而产生抗病毒作用,其中就包括肝炎病毒。

参 考 文 献

[1] 马艳春,范楚晨,冯天甜,等.茯苓的化学成分和药理作用研究进展[J].中医药学报,2021,49(12):108-111.

[2] 区淑蕴.泽泻防治泌尿系结石新药临床前研究[D].武汉:华中科技大学,2010.

[3] 赵宇辉,唐丹丹,陈丹倩,等.利尿药茯苓、茯苓皮、猪苓和泽泻的化学成分及其利尿作用机制研究进展[J].中国药理学与毒理学杂志,2014(4):594-599.

[4] 王安庆.茵陈的现代研究进展[J].光明中医,2014(10):2207-2208.

[5] 刘艳平.知母皂苷成分的药理活性及作用机制研究进展[J].药学实践杂志,2018,36(1):24-29.

[6] 丁建营,刘春娟,郭建军,等.天花粉化学成分的药理活性及其提取与检测方法研究进展[J].中国药房,2018,29(13):1859-1864.

五、黄疸汤

【来源】　清代方肇权《方氏脉症正宗·卷之一》。

【原文】　黄疸之病,人常以为轻患,不为介意,及致腹满烟熏,面目黧黑,后成黄肿之病矣。治宜除湿分利,微兼温中之法。拟类黄疸汤,拟类分利汤。

【组成】　茵陈二钱,吴茱萸八分,香附一钱,川芎一钱,苍术一钱,白术一钱,木通六分,猪苓八分。

【用法】　水煎服。

【功效】　温中利湿,健脾退黄。

【主治】　黄疸。

【立方背景】 方氏少业儒,以家贫中辍。后母患崩漏,众医治之五载弗效,乃自寻古今医典方书,经不辍研习,遂出而问世,行医江、浙、湘等地,经验颇丰,方氏认为黄疸治宜除湿分利、淡渗利湿、通利腑气,黄疸汤就是这时期的自拟方。

【配伍分析】 本方证系脾失健运、湿无以化、壅滞中焦、熏蒸肝胆所致。方中重用味苦辛性微寒之茵陈,其功专利湿退黄,阴黄、阳黄皆可使。方氏提出,古人多将黄疸病机笼统归于脾胃湿热致肝气不舒、胆汁外溢,而方氏经多年临证观察发现,黄疸之脾胃虚寒者亦不在少数,日久则寒湿内生,阻碍肝胆,故配吴茱萸温中亦利肝胃之湿。《滇南本草》载香附可"调血中之气,开郁,宽中";川芎味辛性温,亦可活血行气,两药共用以活肝中瘀阻之血,调肝中郁滞之气。白术、苍术同为脾、胃经之要药,均能燥湿健脾。然白术偏于补,守而不走,最善补脾;苍术偏于燥,走而不守,最善运脾,补脾则有益气之力,运脾则有燥湿之功。两者相配,一散一补,一胃一脾,白术得苍术,补脾之不足而泻湿浊之有余;苍术得白术,运脾湿、泻湿之有余而益脾之不足,燥湿与健脾互为促进。木通、猪苓祛湿兼利小便,使湿邪得以下行。诸药合用,肝胃共治,健脾疏肝,利湿退黄。

【类方附录】

1. 茵陈茱萸汤

出处:明代陶华《伤寒全生集》。

组成:吴茱萸、当归、附子、木通、干姜、茵陈、人参。

功效:温中散寒,祛湿退黄。

主治:阴黄,腹痛或脉伏不出。

2. 除湿胃苓汤

出处:明代陈实功《外科正宗·卷四·杂疮毒门·火丹第七十九》。

组成:防风、苍术、白术、赤茯苓、陈皮、厚朴、猪苓、栀子、木通、泽泻、滑石、甘草、肉桂。

功效:清热除湿,健脾利水。

主治:脾、肺二经湿热壅遏,致生火丹,作烂疼痛。缠腰火丹(俗名"蛇串疮")属湿者,色黄白,水疱大小不等,作烂流水,较干者多疼。

3. 当归拈痛汤

出处:金代张元素《医学启源·卷下》。

组成:羌活、甘草、茵陈、防风、苍术、当归身、知母、猪苓、泽泻、升麻、白术、黄芩、葛根、人参、苦参。

功效:利湿清热,疏风止痛。

主治:湿热相搏,外受风邪证。症见遍身肢节烦痛,或肩背沉重,或脚气肿痛,脚膝生疮,舌苔白腻微黄,脉弦数。

4. 越鞠丸

出处:元代朱震亨《丹溪心法·卷三·六郁五十二》。

组成:栀子、川芎、香附、苍术、神曲。

功效:行气解郁。

主治:六郁证。症见胸膈痞闷,脘腹胀痛,嗳腐吞酸,恶心呕吐,饮食不消。

【现代研究】 方中茵陈多用于肝胆疾病的治疗。有研究和报道称,茵陈水提物与茵陈挥发油在 $CCl_4/EtOH$ 致急性肝损伤动物模型中,可改善其 ALT、AST 等肝功能指标水平,增强肝脏抗损伤、抗氧化和清除乙醛的能力。吴茱萸中的多种成分对胃肠道均有调节作用,如吴茱萸碱有抑制大鼠胃排空和肠推进的作用,吴茱萸次碱可抑制小鼠胃肠蠕动,吴茱萸烯及吴茱萸苦素可增强肠胃的消化功能,吴茱萸挥发油可以抑制肠内异常发酵。苍术正丁醇提取液有广谱的抗溃疡作用,并能抑制胃蛋白酶活性及胃酸排除量。苍术水煎剂对由组胺引起的胃酸分泌过多和黏膜病变为主要因素的溃疡疗效显著。研究证实,麸炒白术能有效改善胃肠功能,尤其是白术多糖类组分配伍白术内酯类组分能有效改善大鼠的脾虚湿困症状。

参 考 文 献

[1] 黄丽平,许远航,邓敏贞,等.茵陈的化学成分、药理作用机制与临床应用研究进展[J].天

然产物研究与开发,2021,33(4):676-690.

[2] 赵平,许浚,张铁军,等."病-证-方-药"结合探析左金丸配伍的科学内涵[J].中国中药杂志,2011,36(23):3380-3385.

[3] 朴世浩,朴惠善,金德男,等.关苍术正丁醇萃取物的抗溃疡作用研究[J].中草药,1996(7):410-413.

[4] Kiso Y, Tohkin M, Hikino H. Antihepatotoxic principles of Atractylodes rhizomes[J]. J Nat Prod. 1983,46(5):651-4.

[5] 李尧.不同白术饮片对脾虚湿困证大鼠胃肠功能及肠道菌群的影响[D].济南:山东中医药大学,2019.

六、分利汤

【来源】 清代方肇权《方氏脉症正宗·卷之一》。

【原文】 风、湿、泄泻、郁、黄疸、霉症、便浊、历节风、脚气等均可使用本方。

【组成】 白术一钱,苍术八分,防己八分,滑石一钱,青皮八分,赤茯苓八分,木通六分,官桂八分。

【用法】 水煎服。

【功效】 健脾利湿。

【主治】 脾失健运,湿邪内生所致风、湿、泄泻、郁、黄疸、历节风、脚气等。

【立方背景】《素问·阴阳应象大论》云"湿盛则濡泄",指出湿邪壅盛、脾阳不振、运化水湿不利,即见"风、湿、泄泻、郁、黄疸"等证。分利法基于小肠分清别浊的生理功能,承前贤"治湿不利小便,非其治也"之说,健脾胃、利小便、实大便,令膀胱气化运行,借以分消肠道水湿,运化水湿功能如常,使湿邪无所停聚,方氏列"分利汤"是分利法治湿的代表方剂。

【配伍分析】 本方证乃脾失健运、湿邪内生所致。方中白术味苦甘性温,用以补脾益胃、燥湿和中,《医学启源》载其可"除湿益燥,和中益气,温中,去脾胃中湿";苍术味辛苦性温,有燥湿健脾、祛风散寒之功,可"除湿发汗,健胃安脾"。两药皆入脾、胃经,《本草崇原》云"凡欲补脾,则用白术,凡欲运脾,则用苍术,欲补运相兼,则相兼而用",苍、白二术相伍,一散一补,互为促进,使中焦得健,脾胃纳运如常,水湿得以运化,共奏补脾益气、运脾燥湿之功。再入防己、滑石、赤茯苓、木通祛湿利水消肿,使湿邪从小便下行。湿为阴邪,其性重浊黏腻,易致气机郁滞,气机不畅更加重水湿停积,故配青皮疏肝破气、消积化滞,再入辛甘大热之官桂,用其补元阳、暖脾胃、除积冷。全方寒热并用,收散并行,祛湿健脾两不相忘。

【类方附录】

1. 除湿蠲痹汤

出处:清代俞根初《重订通俗伤寒论·第八章伤寒兼证·第七节风湿伤寒》引林羲桐经验方。

组成:苍术、赤茯苓、生白术、泽泻、陈皮、桂枝、滑石。

功效:健脾祛湿,温经通络。

主治:着痹,麻木不仁。

2. 除湿胃苓汤

出处:明代陈实功《外科正宗·卷四杂疮毒门·火丹第七十九》。

组成:防风、苍术、白术、赤茯苓、陈皮、厚朴、猪苓、栀子、木通、泽泻、滑石、甘草、肉桂。

功效:清热除湿,健脾利水。

主治:脾、肺二经湿热壅遏,致生火丹,作烂疼痛。缠腰火丹(俗名"蛇串疮")属湿者,色黄白,水疱大小不等,作烂流水,较干者多疼。

3. 除湿汤

出处:明代孙文胤《丹台玉案·卷三·黄疸门》。

组成:茯苓、泽泻、茵陈、猪苓、黄芩、黄连、知母、天花粉、白术、防己、陈皮、青皮、苍术。

功效:清热,退黄,祛湿。

主治:黄疸内热,呕吐而渴,欲饮冷水,身体面目俱黄,小便不利。

4.加减胃苓汤

出处:明代万全《万氏秘传片玉心书·卷五·疟疾门》。

组成:陈皮、苍术、厚朴、甘草、猪苓、赤茯苓、泽泻、木通、白术、官桂、滑石、防己、五加皮、生姜皮。

功效:祛风除湿,健脾和胃。

主治:疟后汗出受风,遍身浮肿。

【现代研究】 分利汤中白术的主要活性成分白术多糖能够明显调整脾虚证大鼠肠道菌群,并有利于肠道菌群的平衡。苍术有保护肠道、促进肠蠕动的功效。有研究发现,其有效成分β-桉叶醇在胃肠运动功能正常或低下时,能促进胃肠运动;在脾虚泄泻或胃肠功能亢进时,则显示出明显的抑制作用。现代药理学研究表明,茯苓可以下调水通道蛋白2(AQP2)mRNA和蛋白表达,降低尿液中AQP2的排泄,同时下调血浆中精氨酸加压素水平和加压素2型受体mRNA的表达,从而改善慢性心力衰竭大鼠尿潴留和心功能。三叶木通正丁醇萃取物能显著增加大鼠尿量,同时增加其尿液中钠离子、钾离子、氯离子的排出,有效改善大鼠的水钠潴留。肉桂对胃肠道有温和的刺激作用,能增强消化功能,疏通消化道积气,缓解胃肠痉挛,可制成肉桂粉以治疗胃气胀、胃寒痛。

参 考 文 献

[1] 王瑞君.白术和四君子汤复方活性多糖的筛选、结构表征及体外胃肠代谢研究[D].上海:上海交通大学,2017.

[2] 王金华,薛宝云,梁爱华,等.苍术有效成分β-桉叶醇对小鼠小肠推进功能的影响[J].中国药学杂志,2002(4):28-30.

[3] WU ZL, REN H, LAI WY, et al. Sclederma of Poria cocos exerts its diuretic effect via suppression of renal aquaporin-2 expression in rats with chronic heart failure[J]. J Ethnopharmacol. 2014,155(1):563-571.

[4] 郭林新,马养民,李梦云,等.三叶木通利尿活性部位筛选及其化学成分[J].中国实验方剂学杂志,2017,23(3):66-70.

[5] 李艳,苗明三. 肉桂的化学、药理及应用特点[J]. 中医学报,2015,30(9):1335-1337.

七、茵陈栀子汤

【来源】 明代徐春甫《古今医统大全·卷之二十五瘟疫门·药方瘟疫发黄剂》引《明医杂著》方。

【原文】 时气发热,变为黄病,所谓瘟黄。宜泻湿利水。

【组成】 茵陈、炒栀子、炒黄芩、白术、白茯苓、白芍药、厚朴、葛根、木通各钱半,木香、人参各一钱。

【用法】 加生姜,水煎服。

【功效】 泻湿利水。

【主治】 瘟黄(时气发热,变为黄病)。

【立方背景】 古人云:"疫病疫黄杀人最急",可见当时古人已认识到瘟黄由传染而得,发病急骤,死亡率高。中医称之为"急黄""疫黄"等,对其病理过程也有"毒热攻窜,湿热互结,波及心肝,胀满躁扰,神昏而死"的记载,徐春甫引《明医杂著》的茵陈栀子汤为专攻"时气发热,变为黄病"之急黄的代表方剂。

【配伍分析】 本方证系时气之邪传入于里、化而为热、气化不利、水湿内停所致。方中茵陈苦泄下降,善清热利湿,为退黄之要药;配清热降火、通利三焦之栀子,助茵陈引湿热从小便而去。白术味苦甘性温,可补脾益气、燥湿和中;茯苓味甘性平,可利水渗湿、健脾和中,两者伍用,其健脾燥湿之功效更著。白芍配伍白术,一则益脾气助脾阳以运之,一则养肝血敛肝阴以藏之,两者合用,一阳一阴,刚柔相济,柔肝安脾之功更著。厚朴味苦辛而性温,性燥善散,能燥湿散满以运脾,行气导滞而除胀;黄芩清热燥湿,泻火散毒。二药配伍,一湿一寒,辛开苦降,既化湿又清热,湿除火降,则清气得升而浊气得降,气机得调而诸症自愈。《本草经解》言葛根"辛甘入胃,鼓动胃阳,阳健则脾阴亦起也;甘者土之冲味,平者金之和气,所以解诸毒也"。木通味苦性寒,通水道以利湿从小便而去。木香可助厚朴行气,以达"气化则湿化"的目的。

最后再加人参,与白术相须为用,相互促进,甘温之性缓中补脾养气,苦温之性燥湿温中健脾,共使脾胃之气得补,气机升降得顺,阴血津液得生。诸药合用,共奏泻湿利水之功。

【类方附录】

1. 泻肝利湿汤

出处:清代陈士铎《辨证录·卷七·五瘅门》。

组成:白芍、茯苓、白术、茵陈、炒栀子、木通、远志。

功效:清热利湿,益气养血。补肝气以生心,泻其火湿以逐热。

主治:心疸,烦渴引饮。

2. 白芍黄芩木通汤

出处:明代孙一奎《赤水玄珠·卷八·泄泻门》。

组成:白芍、黄芩、木通、白术、泽泻、茯苓。

功效:清热利尿,健脾止痛。

主治:水泻,小便短赤。

3. 人参散

出处:宋代刘昉《幼幼新书·卷二十七·吐哕霍乱·吐利第六》。

组成:人参、白茯苓、白术、葛根、陈皮、姜炙厚朴。

功效:止吐泻。

主治:小儿吐利,脾胃气虚。

4. 香连散

出处:宋代刘昉《幼幼新书·卷二十七·吐哕霍乱·霍乱吐利第四》引张涣方。

组成:木香、黄连、人参、姜厚朴。

功效:分清浊,定霍乱吐利。益气行气。

主治:小儿吐泻霍乱。

5. 茵陈地黄汤

出处:清代陈复正《幼幼集成·胎病论》。

组成:生地黄、赤芍、川芎、当归、天花粉、赤茯苓、猪苓、茵陈、泽泻。

功效:滋阴清热,利湿退黄。

主治:初诞小儿,面与浑身其黄如金,胎中受湿热也。

【现代研究】 曾学文评价茵陈栀子汤＋还原型谷胱甘肽治疗酒精性肝炎的疗效,将94例酒精性肝炎患者随机分为2组,观察组50例戒酒后服用茵陈栀子汤＋静脉点滴还原型谷胱甘肽,对照组44例单用还原型谷胱甘肽治疗,治疗2周后两组患者在肝功能指标方面比较有显著性差异($P<0.05$),3周后观察组临床症状改善也优于对照组($P<0.05$),说明茵陈栀子汤＋还原型谷胱甘肽治疗酒精性肝炎是一种安全有效的方法。李彤探讨茵陈栀子汤治疗新生儿母乳性黄疸疗效,治疗组经治疗6日后其总胆红素定量分别较其他两组明显下降,治疗组较其他两组血红蛋白含量明显增长,差异有显著意义,说明茵陈栀子汤＋维生素C在治疗母乳性黄疸的过程中有升高血红蛋白的作用。

参 考 文 献

[1] 曾学文.茵陈栀子汤治疗酒精性肝炎50例[J].现代中西医结合杂志,2010,19(15):1866-1867.

[2] 李彤,刘彩娟,王妮,等.茵陈栀子汤治疗新生儿母乳性黄疸疗效观察[J].航空航天医药,2005(1):25.

八、秘传褪金丸

【来源】 明代程玠《松厓医径·后集三十七卷黄疸》。

【原文】 秘传褪金丸:治黄肿绝妙之剂,须煎胃苓汤送下。

【组成】 苍术(米泔浸)、白术各二两半,炙甘草半两,姜厚朴一两,陈皮(去白)、神曲(炒黄色)、麦蘖(面炒)各一两半,针砂(醋炒红色)、香附(童便浸)各六两。

【用法】 上为细末,用面糊为丸,如梧桐子大,每服五六十丸,姜盐汤下。忌鱼腥、湿面、生冷水果等物。若有块,加三棱(醋煮)、莪术(醋煮),各一两半。

【功效】 利湿消肿,健脾消积。

【主治】 黄肿。

【立方背景】 黄肿病名最早出现于明代戴原礼《证治要诀》:"农民黄肿病,因饱作劳,脾气不舒",明代末孙文胤在《丹台玉案》中对黄肿的诊断鉴别作了详细论述:"有病黄肿者,不可误以为黄疸……黄肿之黄,则其色带白,面目如故。虽同出脾胃,而病形不同。"指出黄肿的鉴别关键是眼目不黄,病机关键为食积和虫积。与程氏同时期的著名明代医家万密斋认为,黄肿治宜胃苓丸加茵陈,程氏拟秘传褪金丸一方并煎胃苓汤送服,或从中有所借鉴。

【配伍分析】 本方证乃脾虚食积、水湿内停所致。方中苍术芳香燥湿,白术益气健脾,两者皆入脾、胃经,一散一补,共奏健脾燥湿、补中益气之功。加陈皮、香附二味理气之品,通调三焦气滞,使气行无阻而水湿得以运化。重用辛酸咸寒之针砂,取其健脾消积、助脾去湿之功,孙文胤在《丹台玉案》中言"黄肿……剂中又不可无针砂,有针砂则其功易奏",极言针砂之妙。神曲甘温辛散不烈,甘而不壅,温而不燥,一来消化郁积于脾胃的湿热;二来辅白术、甘草补气消积;三来与甘咸之麦蘖共行健脾开胃之能、达消食化滞之妙。厚朴可疏理气机,下气宽中,携神曲、麦蘖共治脾胃湿热积滞。炙甘草调和诸药。全方以健脾燥湿、消积平肝而达祛除黄肿的目的。

【类方附录】

1. 加味平胃散

出处:明代万全《万氏女科·卷三》。

组成:苍术、姜厚朴、陈皮、醋炒香附、人参、炙甘草、生姜、炒神曲。

功效:益气化湿,行气消食。

主治:产后伤食,腹胀,呕逆食臭,脉弦滑。

2. 钱氏异功散

出处:明代万全《保命歌括·卷十一·郁病》。

组成:人参、白术、白茯苓、陈皮、苍术、香附、川芎、神曲、炙甘草。

功效:健脾益气,祛湿消食,行气活血,补脾胃。

主治:诸郁。

3. 调元散

出处:明代张介宾《景岳全书·六十二长集·小儿则古方·小儿》。

组成:人参、白术、陈皮、厚朴、香附、炙甘草、藿香、生姜、大枣。

功效:健脾理气。

主治:小儿变蒸,脾弱不乳,吐乳多啼。

4. 平胃散

出处:宋代刘昉《幼幼新书》。

组成:苍术、厚朴、陈皮、炙甘草、香附、栀子、半夏。

功效:化痰燥湿行气。

主治:伤食,嗳气有腐食气。

【现代研究】 秘传褪金丸中米泔水制苍术对脾虚泄泻模型大鼠有止泻、抑制肠道炎症和损伤、减轻胃肠蠕动的作用,其健脾止泻机制与肠道微生态密切相关。白术煎剂能促进电解质尤其是钠的排出,但不影响垂体后叶激素的抗利尿作用,从而发挥利尿作用。陈皮中的橙皮苷和其他一些类黄酮在体外可抑制幽门螺杆菌,且对小鼠体内的金黄色葡萄球菌也有抑制作用。香附挥发油主要有单萜类和倍半萜,具有促胃肠动力的生物活性,同时对小肠平滑肌细胞也有较好的促增殖作用。

参 考 文 献

[1] 肖春萍,鞠艳娟,孙金,等.基于肠道微生态的米泔水制苍术健脾止泻药效及其机制研究[J].中药药理与临床,2023,39(2):64-71.

[2] 于艳,贾天柱,才谦.茅苍术及其麸炒品对胃溃疡大鼠抗炎作用的比较研究[J].中国中药杂志,2016,41(4):705-710.

[3] 白明学.白术的现代药理研究与临床新用[J].中国中医药现代远程教育,2008,6(6):609-610.

[4] BAE EA, HAN MJ, KIM DH. In vitro anti-Helicobacter pylori activity of some flavonoids

and their metabolites[J]. Plan Med,1999,65(5)：442-443.

[5] BAE EA,HAN MJ,LEE M,et al. In vitro inhibitory effect of some flavonoids on rotavirus infectivity[J]. Biol Pharm Bull,2000,23(9)：1122-1124.

[6] 张跃飞,李鑫,孟宪生,等.香附挥发油的生物活性及其 GC-MS 分析[J].中国实验方剂学杂志,2015,21(14):32-35.

九、秘传茵陈散

【来源】 明代程玠《松厓医径·后集三十七卷黄疸》。

【原文】 秘传茵陈散治黄疸通用。

【组成】 大田螺一个连壳,山栀子七个,韭菜根七个,茵陈(真者)一大撮。

【用法】 上共捣烂,以滚白酒大盏投之,搅匀,去渣顿服。

【功效】 清热利湿退黄。

【主治】 黄疸通用。

【立方背景】 程氏少时便受家学影响,医儒并进,并兼通诸家杂学,著有《松厓医径》《简明眼科学》《眼科秘方》等,《松厓医径》名声虽不及其眼科著作,但其学术内涵与临床实用价值广为认同,为程氏自以毕生得意之作。其内容广泛,法宗仲景《伤寒杂病论》之意,立方用法处处可见仲景遗风。秘传茵陈散出自该书后篇所列内、外、妇、儿及常见杂症,药简效专,别出心裁。

【配伍分析】 本方为治疗湿热黄疸之常用方。方中茵陈苦寒降泄,长于使湿热从小便而出,为治疗黄疸之要药;栀子苦寒降泄,轻清上行,功可清利三焦湿热,合茵陈使湿热从小便而去,共为君药。大田螺具有清热利水、除湿解毒之功,可助君药加强利湿退黄之功;韭菜根具有温中行气、通利大便的功效,既可助君药引湿热瘀滞由大便而去,又可防止茵陈、栀子、大田螺过寒之性损胃伐气,二药共为臣药。白酒气味芳香,能升能散,一方面可舒经活络、祛风散寒;一方面可发散升提、宣行药势,引导药物直达病所,为佐使药。诸药相合,共奏清热解毒、利湿退黄之功。

【类方附录】

1. 茵陈蒿汤
出处:汉代张仲景《伤寒论·卷五·辨阳明病脉证并治第八》。

组成:茵陈、栀子、大黄。

功效:清热,利湿,退黄。

主治:湿热黄疸。症见一身面目俱黄,黄色鲜明,发热,无汗或但头汗出,口渴欲饮,恶心呕吐,腹微满,小便短赤,大便不爽或秘结,舌红苔黄腻,脉沉数或滑数)。

2. 茵陈汤
出处:明代朱橚《普济方》。

组成:山茵陈、山栀子、秦艽、升麻。

功效:清热利湿。

主治:伤寒发汗有留热,身面皆黄,多热,食不减,小便赤。

3. 茵陈汤
出处:明代万全《幼科发挥·卷四》。

组成:茵陈、栀子、黄柏。

功效:清热利湿。

主治:黄疸。

4. 三物汤
出处:清代孙伟《良朋汇集经验神方》。

组成:茵陈蒿、栀子、黄连。

功效:清热,解毒,祛湿。

主治:黄疸,大便自利而黄。

5. 茵陈术附汤
出处:清代程国彭《医学心悟·卷二·伤寒兼症》。

组成:茵陈、白术、附子、干姜、炙甘草、肉桂。

功效:温阳利湿,健脾和胃。

主治:阴黄。身目俱黄,黄色晦暗,脘腹痞胀,纳谷减少,神疲畏寒,口淡不渴,舌淡苔腻,脉濡缓。

【现代研究】 秘传茵陈散中茵陈的水浸剂、醇提物、煎剂及挥发油能促进大鼠胆汁的分泌。韭菜根主要含有螺甾类化合物,其水提液对利血平诱发的大鼠胃黏膜损伤具有一定的保护作用。大田螺中的硫酸多糖在免疫调节和抗凝血等方面具有显著作用。游丽萍等发现在利湿退黄的基础上加用凉血散瘀的赤芍,对胆汁淤积性黄疸有良好的治疗效果。

参 考 文 献

[1] 王安庆.茵陈的现代研究进展[J].光明中医,2014(10):2207-2208.

[2] 马迎聪,俞静,王家鹏,等.韭菜根的化学成分研究[J].中国药学杂志,2016,51(12):972-975.

[3] 熊清平.田螺硫酸多糖的制备、表征及稳定动脉粥样硬化斑块作用研究[D].广东:广州中医药大学,2019.

[4] 游丽萍,屈莉红,王锦俊,等.重用茵陈、赤芍治疗重度药物性肝损伤致黄疸1例[J].中西医结合肝病杂志,2022,32(12):1146-1147.

第三章

痢 疾 治 方

一、开噤散

【来源】 清代程国彭《医学心悟·第三卷·痢疾》。

【原文】 若邪热秽气,塞于胃脘,呕逆不食者,开噤散启之。

开噤散:治呕逆食不入。书云:食不得入,是有火也,故用黄连。痢而不食,则气益虚,故加人参。虚人久痢,并用此法。

【组成】 人参、姜黄连各五分,石菖蒲七分,丹参三钱,石莲子、茯苓、陈皮各一钱五分,陈米一撮,冬瓜仁一钱五分,荷叶蒂二个。

【用法】 水煎服。

【功效】 泄热和胃,化湿开噤。

【主治】 呕逆食不入。噤口痢,下痢赤白,脘闷,呕恶,不食,口气秽臭,舌红苔黄腻,脉滑数。

【立方背景】 古人治痢,多用坠下之品,法非不善矣,但其效不显。程氏虑其不效,仔细揣摩,认为痢疾乃因"积热在中,或为外感风寒所闭,或为饮食生冷所遏",便制数方以治痢疾,开噤散即其中之一。

【配伍分析】 本方证乃邪热秽气、塞于胃脘、胃气上逆所致。方中人参大补元气,补脾生津;黄连清热燥湿,泻火解毒;茯苓利水渗湿,健脾宁心。正如程国彭所云:"食不得入,是有火也,故用黄连;痢而不食,则气益虚,故加人参。"黄连、人参、茯苓三药同用,使脾之健运得复、湿邪得除、火热得泄。石菖蒲芳香化湿,石莲子苦利湿热,荷叶蒂清化湿热,三药合用可清化湿热、泻热解毒。茯苓、陈皮、陈米可健脾利湿、燥湿化痰。丹参味苦性微寒,具有活血祛瘀、清心除烦之功。冬瓜仁甘寒疏利,善开壅滞。诸药合用,则湿热得除、脾之健运得复。全方降气止逆、化湿开噤,噤口痢之饮食不进、下痢呕吐诸症自除。

【类方附录】

1. 定志丸

出处:唐代王焘《外台秘要·卷十五》。

组成:石菖蒲、远志、茯苓、人参。

功效:益心强志,令人不忘。

主治:主心神虚怯,五脏不足,神思不安,甚则悲忧不乐,或善忘惊悸;或喜笑不休,语言无伦,朝轻暮重,或暮愈朝发。

2. 远志散

出处:宋代赵佶《圣济总录·卷一百八十六·补益门·补虚强力益志》。

组成:远志、黄连、白茯苓、石菖蒲、人参。

功效:补心气,强力益志。

主治:健忘。

3. 人参散

出处:宋代许叔微《普济本事方·卷十》。

组成:人参、冬瓜仁、天南星。

功效:健脾化痰。

主治:慢惊风,并伤寒咳嗽,或吐逆惊风,曾吐利再发者。

4. 和胃汤

出处:清代罗国纲《罗氏会约医镜·卷七·论霍乱》。

组成:陈皮、半夏、茯苓、甘草、苍术、乌药、香附、姜厚朴、紫苏梗。

功效:化湿和中,除秽止呕。

主治:霍乱初起,胀痛呕吐,邪壅于上者。

5. 胃爱丸

出处:明代陈实功《外科正宗·卷一痈疽门·杂忌须知第十三》。

组成:白术、山药、白茯苓、人参、白豆蔻、陈皮、紫苏、莲子肉、炙甘草。

功效:助脾气,开胃口。

主治:痈疽溃疡,脾胃虚弱,饮食诸味不喜,用过开胃进食之药而不效。

【现代研究】 开噤散中石菖蒲含有的挥发油、α-细辛醚可促进消化液分泌,抑制胃肠异常发酵。黄连中的小檗碱有利胆、抗溃疡、抗腹泻作用,能抑制胃液分泌,并使胃黏膜组织中对胃液分泌起重要作用的组胺游离、耗竭。方中石莲子的提取物具有较好的抑菌活性。现代药理学研究表明,方中陈皮有缓解胃肠平滑肌痉挛、抑制胃肠平滑肌和降低动物离体肠管紧张性及有对抗乙酰胆碱引起的肠平滑肌痉挛性收缩的作用,为陈皮具有止泻痢、除痛等作用提供了有力的实验依据。

参 考 文 献

[1] 胡锦官,顾健,王志旺. 石菖蒲及其有效成分对消化系统的作用[J]. 中药药理与临床, 1999,15(2):16-18.

[2] 舒华,向丽华. 黄连药理作用及临床应用[J]. 甘肃中医,2004,17(12):5-6.

[3] 周英,段震,李纯纯,等. 石莲子的体外抑菌活性研究[J]. 时珍国医国药,2008(4): 995-996.

[4] 王昌亚. 对陈皮药理作用的探讨[J]. 临床医药文献电子杂志,2020,7(15):135.

二、治痢散

【来源】 清代程国彭《医学心悟·第三卷·痢疾》。

【原文】 古人治痢,多用坠下之品,如槟榔、枳实、厚朴、大黄之属,所谓通因通用。法非不善矣,然而效者半,不效者半。其不效者,每至缠绵难愈,或呕逆不食,而成败证者,比比皆是。予为此证,仔细揣摩不舍置,忽见烛光,遂恍然有得,因思火性炎上者也,何以降下于肠间而为痢良由积热在中,或为外感风寒所闭,或为饮食生冷所遏,以致火气不得舒伸,逼迫于下,里急而后重也。医者不察,更用槟榔等药下坠之,则降者愈降,而痢愈甚矣。予因制治痢散,以治痢证初起之时。

【组成】 葛根、酒炒苦参、陈皮、陈松萝茶各一斤,酒炒赤芍、炒麦芽、炒山楂各十二两。

【用法】 上为细末。每服四钱,水煎,连末药服下,小儿减半。忌荤腥、面食、煎炒、闭气、发气诸物。本方加川连四两尤效。

【功效】 清热燥湿,理气消滞。

【主治】 赤白痢疾初起。

【立方背景】 程氏认为,痢疾之病因乃外感风寒或饮食生冷闭遏,蕴久积热在中,以致火热之邪不得舒伸,逼迫于大肠,里急而后重,遂创治痢散。此方乃治赤白痢疾初起之代表方剂。

【配伍分析】 本方为治疗湿热食阻之痢疾的常用方。方中葛根入阳明胃经以升阳举陷,生津止泻,鼓舞胃气,为君药。苦参清热燥湿,《神农本草经百种录》谓"苦参之气味浊,似去心腑小肠之火为多",陈松萝茶可利湿清热,收敛止泻,两者共为臣药,主清湿热。麦芽、山楂均入脾、胃经,具有消食化积之功,共为佐药。赤药可清热凉血、活血消肿,陈皮长于健脾燥湿、行气开胃,二药合用可调气行血,以达"行血则便脓自愈,调气则后重自除"之效,共为使药。纵观全方,无峻烈之剂,以轻药鼓舞胃气,理气行血,专治痢疾初起。

【类方附录】

1. 保和丸

出处:明代秦景明《症因脉治·卷四·泄泻论·内伤泄泻·食积泻》。

组成:莱菔子、山楂、神曲、麦芽、陈皮、甘草。

功效:消食止痢。

主治:食积痢。

2. 保和丸

出处:清代沈金鳌《杂病源流犀烛·卷十四·积聚癥瘕痃癖痞源流》。

组成:山楂、姜半夏、黄连、陈皮、神曲、麦芽。

功效:消积清热。

主治:食积、酒积。

3. 宽中透毒饮

出处:清代费启泰《救偏琐言·备用良方》。

组成:山楂、青皮、葛根、陈皮、前胡、莱菔子、麦芽、桔梗、蝉蜕、生姜。

功效:理气宽中,消食导滞。

主治:痘已发未发,而饮食内伤者。

4. 加味枳术汤

出处:清代程国彭《医学心悟·卷四·黄疸》。

组成:白术、枳实、陈皮、麦芽、山楂、茯苓、神曲、连翘、茵陈、荷叶、泽泻。

功效:健脾消食,利湿退黄。

主治:伤食停滞所致生谷疸,胸膈满闷,嗳腐吞酸,目珠及皮肤皆黄。

【现代研究】 孙凤岚分析治痢散治疗溃疡性结肠炎的疗效及其安全性,发现治疗组的中医证候缓解率为100.00%,治疗组的总有效率为90.00%,治疗组服用治痢散水煎剂之后的不良反应明显比观察组内服柳氮磺吡啶少,治疗组和观察组两组的中医证候缓解率、总有效率具有比较差异,均有统计学意义($P<0.05$)。向未等也发现治痢散治疗湿热型溃疡性结肠炎疗效明显优于内服柳氮磺吡啶,并且不良反应也少,值得临床推广。

参 考 文 献

[1] 孙凤岚. 治痢散治疗溃疡性结肠炎疗效分析[J]. 大家健康(学术版),2014,8(17):285.

[2] 向未,刘菊容,杨伟兴,等. 治痢散治疗溃疡性结肠炎疗效分析[J]. 实用中医药杂志,2012,28(9):734-735.

三、朴黄丸

【来源】 清代程国彭《医学心悟·第三卷·痢疾》引明代武之望《济阳纲目》方。

【原文】 朴黄丸:治痢疾初起,腹中实痛,不得手按。此有宿食也,宜下之。

【组成】 陈皮、姜汁炒厚朴各十二两,酒蒸大黄一斤四两,广木香四两。

【用法】 荷叶水叠为丸,如绿豆大。每服三钱,开水下。小儿一钱。

【功效】 破气导滞,泻下攻积。

【主治】 湿热搏结大肠,宿食停滞之痢疾。

【立方背景】 程氏总结自己行医三十年的心得,著《医学心悟》一书,其列痢疾一章,殊叙己见,以教后人。列痢疾诸方,并据伴随症状加减用药,朴黄丸为宿食所致之腹中胀痛,不可手按时佐用。

【配伍分析】 本方为治疗饮食停滞、湿热壅滞之痢疾的常用方。方以大黄为君药,不仅可以泻下攻积,祛除宿食积滞,同时也可针对胃肠中的湿热予以清热燥湿,针对下利脓血的证候活血化瘀止血,正如薛生白在《湿热病篇》中所言:"凡里结属火居多,火性传送至速,郁于大肠,窘迫欲便,而便仍不舒。故痢疾门中,每用黄芩清火,甚者用大黄逐热。"故程氏重用大黄以推陈致新,为君药。臣以陈皮、姜厚朴行气导滞,针对痢疾中的胃肠气滞而致的腹胀痛、里急后重的证候,其行气之功也助大黄泻下攻积,君臣配伍则有"调气则后重自除,行血则便脓自愈"之意。以广木香作为佐使药,"味辛而苦,下气宽中,为三焦气分要药"(《本草求真》),芳香醒脾,辅助陈皮、姜厚朴以行气止痛、健脾消食。诸药共奏破气导滞、泻下攻积之功。

【类方附录】

1. 小承气汤

出处:汉代张仲景《伤寒论·卷五·辨阳明病脉证并治第八》。

组成:大黄、枳实、厚朴。

功效:轻下热解。

主治:阳明腑实证。症见谵语,便秘,潮热,胸腹痞满,舌苔老黄,脉滑数;或痢疾初起,腹中胀痛,里急后重等。

2. 枳实导滞丸

出处:金代李杲《内外伤辨惑论·卷下·辨内伤饮食用药所宜所禁》。

组成:大黄、麦炒枳实、炒神曲、茯苓、酒炒黄芩、酒炒黄连、土炒白术、泽泻。

功效:消滞利湿,下滞通便。

主治:痢疾,脘腹痞闷,腹痛,大便窘迫,小便黄赤涩少,或大便不通,舌苔黄腻,脉沉有力。

3. 桔枳汤

出处:清代沈金鳌《杂病源流犀烛·卷四·呕吐哕源流》。

组成:桔梗、枳壳、陈皮、厚朴、木香。

功效:理气和胃止吐。

主治:暴吐。

4. 枳实大黄汤

出处:明代龚延贤《万病回春·卷五·腹痛》。

组成:枳实、大黄、槟榔、厚朴、木香、甘草。

功效:行气导滞。

主治:食积痛,并积热痛,大便不通。

【现代研究】 朴黄丸中陈皮有缓解胃肠平滑肌痉挛,降低动物离体肠管紧张性,对抗乙酰胆碱引起的肠平滑肌痉挛性收缩的作用。现代药理学研究分析,厚朴醇提物有明显对抗番泻叶性小鼠腹泻的作用,厚朴酚与和厚朴酚对大黄致腹泻小鼠小肠炭末推进、番泻叶致小鼠腹泻均有明显的抑制效应。在医学理论研究的过程中,有学者发现大黄内部有一种特殊的物质,这种物质的存在使大黄的泻下作用有很大提高,此物质被研究人员称为结合型蒽醌。此外,方中木香提取物及其倍半萜单体成分在抗菌、抗炎、镇痛、杀虫等方面具有明显的药理活性。

参 考 文 献

[1] 王昌亚.对陈皮药理作用的探讨[J].临床医药文献电子杂志,2020,7(15):135.

[2] 盛永成,王晶,张世洋,等.厚朴药理研究进展[J].成都中医药大学学报,2018,41(2):109-114.

［3］苏增华.大黄药理作用研究及思考［J］.养生保健指南,2016,(24):299-299.

［4］田其健,包旭宏,许宗仁,等.藏木香化学成分及药理作用研究进展［J］.中国民族医药杂志,2021,27(7):45-49.

四、清金解燥汤

【来源】 清代余国珮《婺源余先生医案·霍乱转痢》。

【原文】 霍乱吐泻,烦渴发热,脉数而沉。令服辟痧丸三钱,银花麦冬汤下,服后随即吐去。再令用北沙参麦冬汤,服辟痧丸三钱,遂得吐止。继之红白下痢日夜数十次,暑热化燥,仍用清金解燥汤法。

自制清金解燥汤,纯用滑利之品,燥必涩,则治之以滑。佐味微苦以理胜微辛,取其能润。肾恶燥,急食辛以润之,即此谓也。石膏同细辛配合,辛凉清燥妙品。瓜蒌、薤白体滑解燥,而流利气机最神。杏仁、桔梗宣利气壅,且皆体润而不助燥,非槟榔、枳壳、木香、山楂破耗之劣性。沙参、知母、芦根救液清燥。

【组成】 北沙参、石膏、知母、瓜蒌皮、细辛、薤白、杏仁、桔梗、芦根(原书未给出剂量)。

【用法】 服一剂,痛痢均减。再加梨皮、麦冬,去细辛,服一剂,痛痢遂止,食加而起于床矣,再除石膏加玉竹调理。

【功效】 清燥保阴,助液填虚。

【主治】 霍乱发痢而燥邪轻者。

【立方背景】 是年多有霍乱发痢,余氏认为是燥热所致。体虚液耗者患此,惟清燥救液万举万全,前后若能清燥保阴,自可获效。遂自制清金解燥汤,纯用滑利之品以治之。

【配伍分析】 本方证系素体阴虚、燥热伤津所致。余国珮言:"燥必涩,则治之以滑",故清金解燥汤纯用滑利之品。方中用石膏清热泻火、除烦止渴,长于清上中二焦之热,与辛散透邪之细辛配伍,散清并用,功可解表泻火,同时细辛升散之性可引石膏直达上焦,进而加强其清热解毒之功。薤白辛开苦降,善于温通行气;瓜蒌味甘性寒,功擅润肺理气,二药相合,薤白主宣通,瓜蒌主降浊,有通有降,共奏滋阴解燥、流利气机之功。杏仁味苦性微温,归肺、大肠经,是"肺与大肠相表里之要药",功可宣肃肺气、降气平喘;桔梗味辛苦甘,入肺经,《得配本草》言其"能载诸药上行"。两者有升有降,共奏宣利气壅之功,且皆体润而不助燥。沙参、知母、芦根滋阴泻热,救液清燥。全方以润为要,主以甘寒体润之品,于内增液滋阴、于外轻宣润燥,则脏腑津液亏损与外感燥邪均得以痊愈,从而痛止痢清。

【类方附录】

1. 茯苓汤

出处:宋代赵佶《圣济总录·卷六十三·呕吐门·呕吐》。

组成:茯苓、知母、白术、麸炒枳壳、人参、芦根、炙甘草、半夏。

功效:健脾益阴。

主治:脾胃虚弱,不思饮食,呕吐。

2. 石膏汤

出处:宋代王怀隐《太平圣惠方》。

组成:麦冬、石膏、芦根。

功效:养阴清热,清肺胃热,生津止渴。

主治:热极渴不止。

3. 甘桔汤

出处:元代许国祯《御药院方·卷九》。

组成:桔梗、麸炒苦杏仁、炙甘草。

功效:下一切气。

主治:胸中结气,咽喉不利。

4. 宁肺止嗽散

出处:清代阎纯玺《胎产心法·卷上·子嗽论》。

组成:麦冬、知母、桔梗、紫苏、杏仁、桑白皮、甘草。

功效:润肺止咳。

主治:孕妇风寒咳嗽。

5.知母甘桔汤

出处:明代秦景明《症因脉治·卷二·喘症论·外感喘逆·燥火喘逆》。

组成:知母、石膏、桔梗、甘草、地骨皮。

功效:清泻肺热,利咽化痰止咳。

主治:肺家受燥,咳嗽气逆,口渴身热,面赤唇焦,吐痰难出,二便赤涩,脉多数大,或见滑数。

【现代研究】 清金解燥汤中北沙参所含的豆甾醇、β-谷甾醇和槲皮素可抑制炎症因子和相关酶的过度表达,对小鼠结肠炎有显著的治疗作用。100%瓜蒌皮煎剂对痢疾杆菌有抑制作用。桔梗皂苷D可显著减轻脂多糖诱导的急性肺损伤大鼠肺组织的病理损害。苦杏仁苷可通过调控MAPK信号通路实现对过敏性哮喘小鼠炎症反应的治疗作用。

参 考 文 献

[1] 杨晓君,何洋,沈秦可,等.基于网络药理学探讨北沙参的抗炎机制[J].现代食品科技, 2021,37(5):31-37.

[2] 王姗姗.瓜蒌皮的药理作用及其临床应用[J].山西医药杂志(下半月版),2009,38(2): 67-68.

[3] 裴彩霞,王振兴,汪晓敏,等.桔梗皂苷D经NF-κB通路抑制炎症及氧化应激反应减轻脂多糖诱导的大鼠急性肺损伤[J].中国病理生理杂志,2022,38(4):672-679.

[4] 夏其乐,王涛,陆胜民,等.苦杏仁苷的分析、提取纯化及药理作用研究进展[J].食品科学, 2013,34(21):403-407.

五、养阴解毒清痢汤

【来源】 清代王勋《慈航集·卷四·小儿痘疹后痢疾论附方》。

【原文】 养阴解毒清痢汤:治小儿痘疹后,毒热未清之痢,神方。面赤手足温者是也。

【组成】 当归五钱,金银花二钱,甘草五分,炒枳壳一钱五分,陈皮一钱五分,酒炒白芍五钱,车前子三钱,煨广木香八分。

【用法】 煨广木香八分为引,水煎服。

【功效】 清热养阴,解毒止痢。

【主治】 小儿痘疹后,毒热未清之痢,面赤手足温。

【立方背景】 王氏总结前人经验,概小儿痘疹后患痢,有因痘疹之初过用大苦大寒之药,伤于脾胃而成者;亦有先飧泻而后变痢者,其痢黄白而无红;有因痘疹之毒未清而夹饮食杂乱者,痢红白俱有。治法必须辨明痘疹毒未清之痢,当养阴解毒清痢,养阴解毒清痢汤即为此所设。

【配伍分析】 本方证乃痘疹之毒未清所致。方中当归活血补血、润肠通便,金银花清热解毒,《本草纲目》言其可治"一切风湿气及诸肿毒"、水痢血痢,二药相合,共奏疏风散热、活血解毒之效,可治泻痢后重,为君药。枳壳理气宽中,行滞消积,长于理胸中之气滞;陈皮理气和胃,燥湿运脾,善于健运中州;木香行气止痛,温中健脾,长于理中焦气滞。三药协同为用,则脾胃湿邪除而气机条达。车前子味甘性微寒,具有清热利湿之功,善于利湿行水,使邪从下焦而解,加强君药通利的作用,以上四药共为臣药,助君药祛邪而不伤正。芍药味苦酸而性微寒,具有养血敛阴生津的作用,可防止君、臣药过于滑利,为佐药。甘草调和诸药,养胃生津。全方共奏清热养阴、解毒止痢之效。

【类方附录】

1. 葵根汤

出处:唐代孙思邈《备急千金要方·卷三妇人方中·淋渴第十六》。

组成:葵根、车前子、血余炭、大黄、冬瓜汁、通草、肉桂心、滑石、生姜。

功效:清热利水解毒。

主治:产后淋涩。

2. 茯苓汤

出处:宋代赵佶《圣济总录·卷二十七·伤寒门·伤寒兼食毒》。

组成:赤茯苓、陈皮、人参、白术、姜厚朴、木香、五味子、干姜。

功效:健脾化湿,益气和中。

主治:伤寒食毒,腹胀虚鸣,不能食。

3. 银花解毒汤

出处:清代高思敬《外科医镜》。

组成:金银花、鲜生地黄、当归、赤芍、天花粉、柴胡、黄芩、升麻、犀角、麦冬、知母、生甘草。

功效:清热解毒凉血。

主治:手指疔毒。

4. 连翘饮

出处:清代孟河《幼科直言·卷五》。

组成:连翘、生地黄、陈皮、炒白芍、甘草、当归、天花粉、黄芩、柴胡。

功效:清热解毒,凉血养阴。

主治:小儿伤寒表证解,里证作,身有微汗而作渴,鼻干目红,耳窍不通,兼手足心热。

5. 舒木汤

出处:清代陈士铎《辨证录·卷四·五郁门》。

组成:白芍、当归、川芎、荆芥、郁金、苍术、香附、车前子、猪苓、甘草、青皮、天花粉。

功效:疏肝解郁,平调寒热。

主治:木郁。畏寒畏热,似风非风,头痛颊疼,胃脘饱闷,甚则心胁相连腹胀,膈咽不通,吞酸吐食,见食则喜,食完作楚,甚则耳鸣如沸,昏眩欲仆,目不识人。

【现代研究】 养阴解毒清痢汤中金银花所含的绿原酸、挥发油和木犀草苷类成分为抗炎活性成分,其中绿原酸还具有广泛的抗菌作用。枳壳所含的香豆素类活性化合物,如伞形花内酯、异米拉素,具有镇痛消炎、抑菌杀毒的作用。车前子多糖对膜性肾病大鼠肾小球滤过功能有显著的改善作用,可明显减少大鼠蛋白尿。陈皮能理气健脾,其挥发油类成分能促进胃液分泌,有助于消化。白芍含有的PTGS2可将花生四烯酸转化为前列腺素H2,其上调与细胞黏附增加、表型变化、细胞凋亡和肿瘤血管生成有关,具有抗炎、抗氧化的作用。

参 考 文 献

[1] 马霞.金银花药理研究进展[J].医药前沿,2015,5(33):12-13.

[2] 江宝瑞,丁宏,王跃,等.枳壳的药理研究进展[J].云南中医中药杂志,2022,43(6):70-75.

[3] 刘颖斐,王秋红,赵宏,等.车前子多糖治疗大鼠膜性肾病的实验探讨[J].中国实验方剂学杂志,2016,22(22):103-107.

[4] 王昌亚.对陈皮药理作用的探讨[J].临床医药文献电子杂志,2020,7(15):135.

[5] 张生杰,庞文娟,王丽.基于网络药理学分析白芍药理作用机制[J].亚太传统医药,2020,16(9):162-167.

六、补气清痢汤

【来源】　清代王勋《慈航集·卷四·治痢诸方》。

【原文】　补气清痢汤:治气虚下陷,久痢不愈,腹有微痛,脱肛下坠,虚寒怕冷,中气不接,形象欲脱,宜补中益气加减如神。

【组成】　人参、枳壳、陈皮各一钱五分,黄芪三钱或五钱,白术、白芍、车前子各三钱,云茯苓、当归各二钱,甘草五分。

【用法】　以煨广木香一钱二分、老姜二钱、红枣五枚为引,水煎服。如痢中带红,加炮姜一钱五分;如恶心,加灶心土五钱;如痢不止,加铁莲子五钱,赤石脂二钱;如呃逆,换干姜一钱五分、神蒂五个。贫人无力服参,以上党参一两代之。

【功效】　补益气血,升阳止痢。

【主治】　气虚之痢。

【立方背景】　王勋熟研《黄帝内经》,治痢三十余年,从无一损。而与之同时代医家大多"不审虚实,概以苍、朴为治痢之要药,专认痢皆湿,不知阴虚痢热一燥而阴更伤,痢毒之热尽蓄于胃",亦不思"痢无止法",而尽用收涩。他遂将应验各方,分寒、热、虚、实对证施治,并提出"脾虚气弱之痢,当理脾调气清之",补气清痢汤便是这一法的代表方剂。

【配伍分析】　本方证系脾胃气虚、清阳下陷所致。方中重用黄芪为君药,其味甘性温,入脾、肺经,补中气,固表气,且升阳举陷。臣以人参,大补元气,甘草补脾和中。君臣相伍,如《医宗金鉴》谓"黄芪补表气,人参补里气,炙甘草补中气",可大补一身之气。白术补健脾气,助脾运化,以资气血生化之源;其气既虚,营血易亏,故用白芍、当归以补养营血,且"血为气之宅",可使所补之气有所依附,且白芍酸寒,敛阴柔肝,配以甘草、木香缓急止痛;陈皮、枳壳理气和胃,使诸药补而不滞,上述诸药共为佐药。车前子甘寒清热,性降滑利,既可导湿热之邪从小便走,又可渗湿止泻;云苓淡渗甘补,既能渗湿利水以祛痢邪,又可益脾补气以扶正,利水而不伤正气。二药共为佐使药,使湿热从水道排出,清湿热止下痢并俱。水煎时,加老姜、大枣温中散寒。诸药相合,以补益气血、升阳举陷为主,渗湿利水止泻为辅。

【类方附录】

1. 补中益气汤

出处:金代李杲《内外伤辨惑论·卷中·饮食劳倦论》。

组成:黄芪、炙甘草、人参、当归身、陈皮、升麻、柴胡、白术。

功效:补中益气,升阳举陷。

主治:脾胃气虚证,气虚下陷证,气虚发热证。

2. 升阳益胃汤

出处:金代李杲《内外伤辨惑论·卷中·肺之脾胃虚方》。

组成:黄芪、半夏、人参、炙甘草、独活、防风、白芍、羌活、陈皮、茯苓、柴胡、泽泻、白术、黄连。

功效:益气升阳,清热除湿。

主治:脾胃气虚,湿热内停证。症见怠惰嗜卧,四肢不收,肢体重痛,口苦舌干,饮食无味,食不消化,大便不调,小便赤涩。

3. 当归人参散

出处:金代刘完素《黄帝素问宣明论方·卷十一·妇人门·妇人总论》。

组成:当归、白术、黄芩、芍药、大黄、茯苓、陈皮、人参、黄芪、川芎、姜厚朴、肉桂、甘草、麸炒枳壳、生姜。

功效:补虚止痛,健脾开胃。

主治:产后虚损痿弱,难以运动,疼痛胸满,不思饮食。

4. 举元煎

出处:明代张景岳《景岳全书·卷五十一德集·新方八阵·补阵》。

组成:人参、黄芪、炙甘草、升麻、炒白术。

功效:益气升阳。

主治:气虚下陷,血崩血脱,亡阳垂危等证。

【现代研究】 补气清痢汤中人参的有效成分皂苷和多糖有增强免疫力、提高非特异性抵抗力、延缓衰老、抗肿瘤等作用。黄芪能显著增加血液中的白细胞总数,提高中性粒细胞及巨噬细胞的吞噬和杀菌能力。车前子中的苯乙醇苷类通过增加大鼠排尿量,以及尿中钠离子、钾离子和氯离子的含量而发挥利尿作用。白术多糖既对脾淋巴细胞有显著的调节作用,又有促进胃排空和小肠推进功能的作用。当归多糖是造血的主要活性物质之一,能明显增强细胞免疫功能。云茯苓发挥利尿作用的有效成分是茯苓多糖和三萜类成分。白芍的有效成分芍药苷和芍药内酯苷对小鼠疼痛模型具有镇痛作用。

参 考 文 献

[1] 张前进.人参的化学成分和药理活性[J].光明中医,2011,26(2):368-369.

[2] 钱韦丹.黄芪药理作用研究[J].医药前沿,2013(25):179-179.

[3] 耿放,孙虔,杨莉,等.车前子与车前草利尿作用研究[J].上海中医药杂志,2009,43(8):72-74.

[4] 陈华萍,吴万征.白术的研究进展[J].广东药学,2002,12(5):19-21.

[5] 杨铁虹,贾敏,梅其炳.当归多糖对细胞免疫功能的增进作用[J].细胞与分子免疫学杂志,2005,21(6):782-783,788.

[6] 马艳春,范楚晨,冯天甜,等.茯苓的化学成分和药理作用研究进展[J].中医药学报,2021,49(12):108-111.

[7] 吴丽,王丽丽,费文婷,等.芍药苷和芍药内酯苷对小鼠疼痛模型的镇痛作用及对β-EP、

PGE2 的影响[J]. 中华中医药杂志,2018,33(3):915-918.

七、和疟清痢饮

【来源】 清代王勋《慈航集·卷四·治痢诸方》。

【原文】 治痢,有初起恶寒发热,恶心呕吐,下痢腹痛,颇似疟疾,而并非疟也。此两感半表半里之症。凡痢逢初病恶心发热来势最重,大要留心,如误用燥热之药,即成噤口,宜慎之。

【组成】 紫苏一钱五分,当归八钱,广藿香三钱,枳壳二钱(炒),槟榔一钱五分,青皮一钱五分,车前子三钱,炙甘草三分。

【用法】 水煎服,加广木香一钱五分、煨老姜二钱为引。如恐寒未全清,加炒柴胡五分,再服一剂,无有不清者。寒热俱清,去紫苏、藿香加炒白芍八钱、炒莱菔子三钱,三四服痢全止矣。如红多,加酒炒川连七八分,再无有不应如桴鼓也。

【功效】 解表散寒,和解表里,祛湿止痢。

【主治】 痢疾初起,两感半表半里之症,似疟疾而并非疟者。

【立方背景】 王勋所处年代,关于痢疾论述的著作颇丰,但其每阅治痢诸方与论,大相悬远,有记载不可用苦寒,而方中又用黄连、黄柏、黄芩。有记载不可用辛热,而方中偏用丁香、肉桂、巴豆、干姜、附子等药,且又注明"此丸能治诸痢",即此一言,未分虚实,延误后人。当时医家,不能遍读群书,只知方能治诸痢,不问寒热,概而用之。遂王勋制治痢诸方,遵运气之道,和疟清痢饮便为其中之一。

【配伍分析】 本方为半表半里之初起痢疾常用方。王氏强调不可误用燥热之药,故全方以轻散解表、养血理气为主。方中重用当归为君药,功可养血活血、祛瘀生新、调畅气血。臣以藿香、车前子逐邪外出,藿香既能发表,又化湿和中止呕,《本草正义》言其:"芳香而不嫌其猛烈,温煦而不偏于燥热,能祛除阴霾湿邪,而助脾胃正气";车前子既可清利湿热,又能养阴益精,《医林纂要》言其:"专去肾之邪水,此则兼去脾之积湿……兼润心肾。又甘能补,故古人谓其强阴益精。"佐以紫苏解表散寒,行气宽中;槟榔行气利湿;枳壳下气导滞;青皮行气破滞,以调畅气血,除后重便脓。炙甘草为佐使药,功可益气缓急、调和诸药。以木香、煨姜为引,行气调中。诸药合用,共奏解表祛邪、祛湿止痢之功。

【类方附录】

1. 和疟汤

出处:清代陈士铎《辨证录·卷八·疟疾门》。

组成:柴胡、当归、白术、茯苓、半夏、甘草、生姜、白芍、山楂、青皮。

功效:扶正解表,和解少阳。

主治:少阳疟病,初发之时,往来寒热,口苦耳聋,胸胁胀闷作痛,或呕或不呕。

2. 截疟饮

出处:明代李中梓《医宗必读·卷七》。

组成:酒炙黄芪、人参、炒白术、茯苓、甘草、砂仁、草果、陈皮、五味子、乌梅、生姜、大枣。

功效:益气养阴,截疟除痰。

主治:虚人久疟不止。

3. 治痢散

出处:清代程国彭《医学心悟·卷三·痢疾》。

组成:葛根、炒苦参、陈皮、陈松萝茶、赤芍、炒麦芽、炒山楂。

功效:清热利湿,调气行血。

主治:痢疾初起不论赤白。

4. 治痢奇方

出处:清代王泰林《退思集类方歌注·黄芩汤类》。

组成:酒炒黄连、赤芍、木香、青皮、麸炒枳壳、槟榔、红花、桃仁。

功效:清热利湿,行气活血。

主治:噤口下痢,纯血秽腐,身热脉大,大孔如竹筒,诸般恶证。

【现代研究】 和疟清痢饮中藿香富含藿香油等成分,可显著抑菌。槟榔不仅具有抑制大肠杆菌、伤寒杆菌、痢疾杆菌的作用,还可促进胃肠消化液的分泌,提高胃肠平滑肌张力,改善腹胀、腹泻等症状。青皮挥发油对胃肠道有温和的刺激作用,能促进消化液分泌、排除肠内积气,主要表现为调整胃肠功能。枳壳不仅对胃肠道有调节作用,还能调节免疫力,促进脾细胞的增殖。紫苏叶中的挥发油及黄酮、酚酸、三萜类等化合物均有抗菌活性,尤其对大肠杆菌、金黄色葡萄球菌、铜绿假单胞菌等有明显的抑制作用。车前子具有利尿、调节免疫力等作用。

参 考 文 献

[1] YANG X,ZHANG X,YANG SP,et al. Preliminary antibacterial evaluation of the chemical compositions in Herba pogostemonis oil[J]. Pak J Pharm Sci,2013,26(6):1173-1179.

[2] 付伟,谢东,班春梅,等.四磨汤口服液联合莫沙比利治疗功能性消化不良并幽门螺杆菌感染的疗效观察[J].当代医学,2018,24(18):36-38.

[3] 姜静岩,苗桂玲.青皮的药理及临床应用[J].时珍国医国药,2003(6):374-375.

[4] 江宝瑞,丁宏,王跃,等.枳壳的药理研究进展[J].云南中医中药杂志,2022,43(6):70-75.

[5] 钟萍,汪镇朝,刘英孟,等.紫苏叶挥发油化学成分及其药理作用研究进展[J].中国实验方剂学杂志,2021,27(13):215-225.

[6] 李冲冲,龚苏晓,许浚,等.车前子化学成分与药理作用研究进展及质量标志物预测分析[J].中草药,2018,49(6):1233-1246.

八、润燥汤

【来源】 明代孙文胤《丹台玉案·卷之二·瘟疫》。

【原文】 若痢疾,人参败毒散,加陈仓米炒,倘燥太过,用润燥散。

【组成】 生地黄、山栀、升麻、柴胡、石膏、生姜(原书未给出剂量)。

【用法】 水煎服。自汗,加桂枝;无汗,加紫苏叶、干葛根;虚烦,加麦冬;渴,加天花粉;咳嗽,加苦杏仁。

【功效】 升阳解毒,清热滋阴。

【主治】 痢疾燥甚者。

【立方背景】 关于痢疾的论述,有湿热痢、疫毒痢、寒湿痢、阴虚痢、虚寒痢、休息痢、噤口痢,而对于痢疾偏燥的论述则少之又少,遂孙文胤特列痢疾燥甚之润燥汤一方,以补前贤叙之不足,给后世以启迪、参考。

【配伍分析】 本方为治疗燥热偏甚之痢疾常用方。方中柴胡具有疏散退热、疏肝解郁之功,其气味轻清,能于顽土中疏理滞气;升麻可发表透疹、清热解毒,李杲认为升麻"发散阳明风邪,升胃中清气,又引甘温之药上升,以补卫气之散而实其表,故元气不足者,用此于阴中升阳。又缓带脉之缩急"。二药相配,升提并兼清热,透邪而不伤阴。石膏为清解气分实热之要药,功擅清热泻火,除烦止渴;栀子味苦性寒,功擅泻火除烦,清热利湿,凉血解毒。石膏与栀子配伍,泻火利湿之力专。生地黄清热凉血,养阴生津,防止诸药过于燥烈,《得配本草》言其:"阴汁上充,则汗涌于肌表而经邪解;阴血下润,则秽泄于二便而腑邪出。"生姜顾护胃气,可防苦寒之药伤胃。诸药合用,共奏升阳解毒、清热滋阴之功。

【类方附录】

1. 栀子升麻汤

出处:宋代朱肱《类证活人书·卷十七》。

组成:栀子、升麻、生地黄、柴胡、石膏。

功效:清肌解热。

主治:治三月间至夏月发伤寒、温热病。虚烦潮热不止。

2. 龙胆散

出处:宋代王怀隐《太平圣惠方·卷十八·治热病发黄诸方》。

组成:龙胆草、升麻、麦冬、犀角、炙甘草、栀子。

功效:清热凉血滋阴。

主治:热病黄疸,热渴,额上汗出,手足热,小便赤涩。

3. 柴葛解肌汤

出处:明代陶华《伤寒六书·杀车槌法卷之三·秘用三十七方就注三十

七槌法》。

组成:柴胡、葛根、白芷、桔梗、羌活、黄芩、芍药、甘草。

功效:解肌清热。

主治:外感风寒,郁而化热证。症见恶寒渐轻,身热增盛,无汗头痛,目疼鼻干,心烦不眠,咽干耳聋,眼眶痛,舌苔薄黄,脉浮微洪。

4. 消斑青黛饮

出处:明代陶华《伤寒六书·杀车槌法卷之三·秘用三十七方就注三十七槌法》。

组成:青黛、栀子、黄连、犀角、知母、玄参、生地黄、石膏、柴胡、人参、甘草、生姜、大枣。

功效:凉血化斑,泻火解毒。

主治:温病或伤寒化热,身热不退,邪入营分,皮肤斑疹,色红而深,口渴烦躁,舌质红,苔干少液。

5. 清热泻脾散

出处:清代吴谦《医宗金鉴·卷五十一·初生门》。

组成:栀子、煅石膏、黄连、生地黄、黄芩、赤茯苓。

功效:清脾泄热。

主治:治小儿心脾蕴热,致患鹅口,白屑生满口舌,如鹅之口者。

【现代研究】 润燥汤中生地黄含有的梓醇具有抗肿瘤、抗炎的作用,地黄苷A具有滋阴的作用。栀子中的藏红花酸、藏红花苷等化合物可增加胆汁的分泌量,促进京尼平成分发挥抗胆碱能作用,经十二指肠给予可抑制胃液的分泌。升麻主要通过调控炎症因子的分泌而发挥抗炎的作用,也可通过减少DNA的合成来发挥抗病毒作用。石膏经胃酸作用,一部分变为可溶性钙盐,在小肠内被吸收入血,钙能抑制神经肌肉的兴奋而起镇痉作用,并能降低血管通透性,故石膏既能中和胃酸,又可防止脱水。生姜的活性成分有抗肿瘤、止呕、提高免疫力等作用。

参 考 文 献

[1] 刘朵,章丹丹,卞卡.地黄药理药化及配伍研究[J].时珍国医国药,2012,23(3):748-750.

[2] 梁煜,赵远红.升麻的功效及药理作用研究进展[J].河南中医,2021,41(3):474-477.

[3] 陈冠宁.栀子的药物成分及药理作用研究进展[J].特种经济动植物,2022,25(11):20-22,32.

[4] 亢志兰.略谈石膏之药理作用及其临床应用[J].光明中医,2006(5):16-17.

[5] 王欢欢,孔巧丽,郭琴,等.生姜的古代文献沿革分析及现代药理研究进展[J].中药新药与临床药理,2021,32(10):1582-1590.

九、宝灵散

【来源】 明代孙文胤《丹台玉案·卷之三·痢疾门》。

【原文】 宝灵散秘传,治一切痢疾,神效。

【组成】 当归二两(酒洗),黄连四两,炒白芍二两,土炒白术一两,山楂肉一两,石莲子一两,米泔水浸炒苍术一两,炒枳壳三钱,炒麦芽一两,炒神曲一两,煨肉豆蔻一两,木香一两。

【用法】 上制为末,每服大人二钱,小儿一钱,白痢姜汤下,赤痢白滚汤下,水泻米汤下。

【功效】 燥湿理中,清热止痢。

【主治】 痢疾。

【立方背景】 孙文胤总结痢疾一证的病因病机、症状表现及失治误治的后果,提出治痢应"伤血则调血,伤气则调气,伤脾则养脾;当寒而寒,当温而温,当燥而燥,当清而清",因病用药,故设宝灵散一方。

【配伍分析】 本方主治湿热痢疾。方中木香味辛苦性温,可行肠胃滞气而除里急后重,兼能芳香化湿;黄连味苦性寒,可燥湿清热、凉血解毒而止大便脓血。二药合用,苦辛通降,寒温并施,共奏调气行滞、厚肠止痢之效。枳壳下气宽中,降浊泄秽;白术益气健脾,升阳化湿。二药相伍,清升浊降,舒畅气机,同时"白术佐川连去湿火"(《得配本草》)。白芍养血敛阴,为血中阴药;

当归补血活血,为血中气药。两药相伍,养血行血,寓刘完素"行血则便脓自愈,调气则后重自除"之意。山楂偏消肉食,麦芽偏消面食,神曲偏消谷食,三药合用,可增强行气导滞、开胃化积之功。肉豆蔻温中行气、涩肠止泻,石莲子清热止泻、开胃进食,苍术燥湿力强,湿去则脾胃得以健运。全方共奏清热止泻、健脾和胃之效。

【类方附录】

1. 肥儿丸

出处:宋代太平惠民和剂局《太平惠民和剂局方·卷十·治小儿诸疾·宝庆新增方》。

组成:炒神曲、黄连、肉豆蔻、使君子、炒麦芽、槟榔、木香。

功效:健脾消食,清热驱虫。

主治:小儿疳积。症见消化不良,面黄体瘦,肚腹胀满,发热口臭,大便溏薄,舌苔黄腻,脉虚弱。亦治虫积腹痛。

2. 当归散

出处:宋代《小儿卫生总微方论·卷十一·诸痢方治·治热痢方》。

组成:当归、芍药、黄连、麸炒枳壳、甘草。

功效:养血行气,清热止痢。

主治:热痢下血。

3. 健脾丸

出处:明代王肯堂《证治准绳·类方·第五册·不能食》。

组成:炒白术、木香、酒炒黄连、甘草、白茯苓、人参、炒神曲、陈皮、砂仁、炒麦芽、山楂、山药、肉豆蔻。

功效:健脾和胃,消食止泻。

主治:脾虚食积证。食少难消,脘腹痞满,大便溏薄,倦怠乏力,苔腻微黄,脉虚弱。

4. 六神丸

出处:明代张介宾《景岳全书·卷五十七宇集·古方八阵·寒阵》。

组成:神曲、炒麦芽、茯苓、麸炒枳壳、煨木香、炒黄连。

功效:清热止泻,消食。

主治:食积兼热,赤白痢疾,或腹痛不食,或日久不愈。

5. 香连丸

出处:宋代赵佶《圣济总录·卷七十五·泄痢门·赤痢》。

组成:木香、黄连、甘草、肉豆蔻。

功效:清热燥湿,行气止痛。

主治:热痢。

【现代研究】 宝灵散中当归多糖不仅可以促进红系造血,还可对免疫系统起恢复和调节的作用。黄连醇提物及所含的小檗碱具有抗炎、抗菌的作用。现代药理学研究表明,白芍总苷能显著改善大鼠的炎性反应。枳壳不仅对胃肠道有调节作用,还具有免疫调节作用,促进脾细胞的增殖。肉豆蔻提取物对多种细菌和真菌有明显的抑制及杀灭作用。此外,方中还有山楂,山楂富含维生素 C、维生素 B_2、胡萝卜素及多种有机酸,能增加胃中消化酶的分泌,并能增强胃内酶的活性。此外,山楂所含的淀粉酶,可增强胰脂肪酶活性,达到消食开胃、增进食欲的作用。

参 考 文 献

[1] 刘医辉,杨世英,马伟林,等.当归药理作用的研究进展[J].中国当代医药,2014(22):192-193,196.

[2] 马国琴,刘东玲.黄连药理研究进展[J].甘肃农业,2019(10):97-99.

[3] 吴玲芳,王晓晴,陈香茗,等.白芍化学成分及药理作用研究进展[J].国际药学研究杂志,2020,47(3):175-187.

[4] 江宝瑞,丁宏,王跃,等.枳壳的药理研究进展[J].云南中医中药杂志,2022,43(6):70-75.

[5] 马存,冼少华,相雨,等.肉豆蔻药理作用研究进展[J].中国现代中药,2017,19(8):1200-1206.

[6] 封若雨,朱新宇,张苗苗.近五年山楂药理作用研究进展[J].中国中医基础医学杂志,2019,25(5):715-716.

十、导滞汤

【来源】 明代孙文胤《丹台玉案·卷之三·痢疾门》。

【原文】 导滞汤,治初痢浓血,赤白混杂,里急后重,日夜无度。

【组成】 酒炒黄芩、酒炒黄连、木香各二钱,当归、赤芍、槟榔、山楂各一钱五分,大黄三钱。

【用法】 水二盅,煎八分,热服。

【功效】 清热燥湿,调气行血。

【主治】 初痢脓血,赤白混杂,里急后重,日夜无度。

【立方背景】 孙文胤认为,痢疾初起,切不可骤用涩药,因"初痢一涩,积蓄不去多致死亡"。下痢亦不可服黄,下痢若服黄,即发膨胀;多服升麻则小便与积皆升至上焦。故其创导滞汤一方,治初痢脓血,以供后人参考。

【配伍分析】 本方系湿热壅滞肠中、气血失调所致。方中黄芩、黄连味苦性寒,功用清热燥湿、解毒止痢,可除湿热之因,清上中焦之热,正如刘完素所言:"盖治痢惟宜辛苦寒药,辛能发散,开通郁结,营能燥湿,寒能胜热,佼气宜平面已。"赤芍偏于养血活血,与补血活血之当归同用,取"行血则便脓自愈"之意,且两者又可防止湿热邪毒耗伤气血。木香、槟榔均可行胃肠之气滞,两者配伍,取"调气则后重自除"之意。山楂酸甘、微温,可行气活血、消食化积,一方面助当归、赤芍行血,另一方面可助木香、槟榔调气。大黄苦寒沉降,合黄芩、黄连增清热燥湿之力,合赤芍、当归彰活血行气之功,合消食化积之山楂泻下通腑,使湿热积滞从大便而去,取"通因通用"之法,此外,大黄又可"主治下痢亦白,里急腹痛"(《本草纲目》)。诸药合用,共奏清热燥湿、调气行血之效。

【类方附录】

1. 芍药汤

出处:金代刘完素《素问病机气宜保命集·卷中·泻痢论第十九》。

组成:芍药、当归、黄连、槟榔、木香、炙甘草、大黄、黄芩、肉桂。

功效:清热燥湿,调气和血。

主治:湿热痢疾。腹痛,便脓血,赤白相兼,里急后重,肛门灼热,小便短赤,舌苔黄腻,脉弦数。

2. 黄连木香汤

出处:现代许浚《东医宝鉴·内景篇·卷四》。

组成:炒白芍、白术、炒黄连、木香、砂仁、炒黄芩、陈皮、酒当归、甘草。

功效:行气和血,燥湿止痢。

主治:疟后痢疾。

3. 导气汤

出处:金代刘完素《素问病机气宜保命集·卷中·泻痢论第十九》。

组成:芍药、当归、大黄、黄芩、黄连、木香、槟榔。

功效:清热化湿,行气导滞。

主治:下痢脓血,里急后重,日夜无度。

4. 牛黄丸

出处:明代孙文胤《丹台玉案·卷五·秘结门》。

组成:酒炒黄连、木香、槟榔、大黄、当归、黑牵牛。

功效:止泻行气。

主治:一切闭结,并痢疾后重。

5. 当归黄芩芍药汤

出处:明代万全《万氏女科·卷二·胎前诸病下》。

组成:当归、黄芩、芍药、黄连、白术、枳壳、茯苓、陈皮、生地黄、甘草、木香、乌梅。

功效:清热和胎,行气养血,预防损胎。

主治:妊娠痢疾,虚坐努力者。

【现代研究】 导滞汤中黄芩提取物在体内、体外均可抑制金黄色葡萄球菌,在体内还可起到抗感染的作用。黄芩中的黄芩苷可抑制 T 淋巴细胞凋亡。现代药理学研究显示,黄连所含的小檗碱具有抗炎作用,且黄连醇提取物也有较强的抗炎功效。木香的各种溶剂提取物及木香挥发油均具有抗菌、抗炎、抗肿瘤、解除平滑肌痉挛、保护胃黏膜、止泻、调节胃肠运动、抗消化道溃疡等作用。当归多糖通过增加造血干细胞的增殖分化和改善造血微环境，可以增加红系造血调控因子的分泌，促进红系造血。赤芍提取物五没食子酰葡萄糖(PGG)是一种潜在的酸分泌抑制剂。

参 考 文 献

[1] 王津燕.中药黄芩药理作用的研究进展[J].内蒙古中医药,2020,39(2):167-168.

[2] 马国琴,刘东玲.黄连药理研究进展[J].甘肃农业,2019(10):97-99.

[3] 叶琦.试析中药材木香药理作用与质量控制的研究进展[J].科学养生,2021,24(2):288.

[4] 刘医辉,杨世英,马伟林,等.当归药理作用的研究进展[J].中国当代医药,2014(22):192-193,196.

十一、屡验方

【来源】 明代孙文胤《丹台玉案·卷之三·痢疾门》。

【原文】 治疟疾兼之于痢,脉气虚弱,身痛,以此活血养胃。

【组成】 人参五分,白术、苍术、滑石各一钱,白芍、陈皮、川芎、甘草、桃仁各八分。

【用法】 水煎,空心服。

【功效】 益气活血,健脾养胃。

【主治】 虚人感疟兼痢疾。

【立方背景】 孙文胤幼习儒,后得瘵疾,遂究心医学,久之精其术。研读《黄帝内经》及古医书,考古证今,历时20年,著成《丹台玉案》。书中记载病证多卷,依因、证、脉、治次序逐一论述,屡验方乃其中之一,用于"治疟疾兼之于痢,脉气虚弱,身痛,以此活血养胃"。

【配伍分析】 本方证乃素体脾胃虚弱、感受疟邪未解、邪陷阳明、湿热壅滞肠中所致。方中人参甘温而大补元气,生津益胃。白术甘温而能益气健脾,苦寒又可燥湿健脾,与人参同用,可补人一身之气;苍术味辛苦而性温,功擅燥湿健脾,一则燥湿以治标,一则健脾以治本。《玉楸药解》言:"白术守而不走,苍术走而不守,故白术善补,苍术善行",故苍术与白术相伍,一散一收,开敛并用,共奏健脾燥湿、益气补脾之功。白芍补养营血,与人参、白术相伍,气血双补,使气有所附,血有所行。滑石甘淡寒,可清热利尿,使湿热之邪从小便而出,《本草经疏》云:"滑石,滑以利诸窍,通壅滞,下垢赋。甘以和胃气,寒以散积热,甘寒滑利,以合共用,是为祛暑散热,利水除湿,消积滞,利下窍之要药"。陈皮理气健脾;川芎、桃仁行气活血;甘草既可益气和中,又能调和诸药。诸药相伍,益气健脾有制湿之能,调气行血通胃肠之滞。

【类方附录】

1. 痢圣散子

出处:宋代太平惠民和剂局《太平惠民和剂局方·卷六·治泻痢·吴直阁增诸家名方》。

组成:当归、干姜、黄柏、甘草、枳壳、罂粟子、罂粟壳。

功效:温中补虚,清热化湿。

主治:赤白休息等痢。

2. 补血化痢汤

出处:清代王勋《慈航集·卷四》。

组成:当归、酒炒白芍、甘草、炮姜炭、百草霜、炒枳壳、炒莱菔子、车前子。

功效:行气化湿,养血止痢。

主治:产后痢疾。

3. 草果养脾汤

出处:宋代魏岘《魏氏家藏方·卷五》。

组成:草果、白茯苓、砂仁、桔梗、炙甘草、炒生姜。

功效:健脾化痰,开胃进食。

主治:久服无疟痢疾。

4. 分利化滞汤

出处:清代孟河《幼科直言·卷四》。

组成:柴胡、薄荷、厚朴、陈皮、甘草、猪苓、枳壳、当归尾、红花、黄芩、木香、山楂肉。

功效:行气化湿,清热止痢。

主治:痢疾初起,体壮滞多者。

【现代研究】 屡验方中白术不仅具有免疫调节的作用,还具有促进肠道运动的作用。苍术中的苍术素具有抗炎、利尿作用,β-桉叶醇可通过抗胆碱作用或直接作用于胃肠道平滑肌,从而促进胃肠运动。滑石有抗菌作用,同时还具有利尿、消肿作用,使体内湿邪从小便而出。白芍中的有效成分白芍总苷和桃仁中的桃仁蛋白都具有抗炎作用,芍药苷和芍药内酯苷具有良好的镇痛作用。陈皮有缓解胃肠平滑肌痉挛、抑制胃肠平滑肌等药理作用,从而达到止痛、止泻等作用。有实验表明,川芎内的洋川芎内酯 A 和 Z-藁本内酯、新蛇床内酯,它们能够有效抑制炎性信号的转录,进而发挥抗炎的作用。

参 考 文 献

[1] 杜航,何文生,胡红兰,等.白术活性成分药理作用研究进展[J].江苏中医药,2022,54(5):76-80.

[2] 王金华,薛宝云,梁爱华,等.苍术有效成分 β-桉叶醇对小鼠小肠推进功能的影响[J].中国药学杂志,2002,(4):28-30.

[3] 屈原明,韩雪梅.王氏连朴饮加滑石、黄芩;茵达日-4 味汤味汤体外抗菌作用及体内解热的实验研究[J].中华中医药学刊,2013,31(8):1719-1724.

[4] 刘宁,赵进喜,贾海忠,等.茯苓泽泻,淡渗降浊;猪苓滑石,利水清热[J].环球中医药,2019,12(7):1043-1045.

[5] 陈琪,何祥玉,周曼佳,等.白芍的化学成分、药理作用和临床应用研究进展[J].临床医学研究与实践,2021,6(11):187-189.

[6] 王昌亚.对陈皮药理作用的探讨[J].临床医药文献电子杂志,2020,7(15):135.

[7] 马宁宁,范姗姗,李欣,等.川芎的抗炎物质筛选及其作用机制分析[J].中国实验方剂学杂志,2018,24(18):140-146.

[8] 张妍妍,韦建华,卢澄生,等.桃仁化学成分、药理作用及质量标志物的预测分析[J].中华中医药学刊,2022,40(1):234-241.

十二、调荣汤

【来源】　明代孙文胤《丹台玉案·卷之五·产后诸症》。

【原文】　治产后痢疾。

【组成】　白茯苓、当归、生地黄、山楂各一钱，赤芍、木通、香附、牡丹皮各六分，川芎、甘草各五分。

【用法】　乌梅五个，水煎服。

【功效】　凉血调荣，行气化滞。

【主治】　产后痢疾，属血热气滞者。

【立方背景】　产后泻痢甚者，死多生少，不甚犹可施治。故孙文胤设调荣汤一方专治产后痢疾，"以扶脾消食为主，而以血药佐之"。

【配伍分析】　本方证乃产后血热、气机郁结、壅滞大肠所致。孙文胤指出，产后痢疾"以扶脾消食为主，而以血药佐之"，故全方以消食化滞、健脾活血为主。生地黄味甘性寒，清热凉血以去实，养阴生津以补虚。当归味辛甘性，养血活血，协生地黄以补营血之虚。川芎辛温，行气活血。牡丹皮、赤芍凉血散瘀，二药既助生地黄清热凉血，又助当归、川芎养血活血，使养血不滞血，活血不伤阴，取四物汤之意。四物汤是补血之首方，功可补血和血，"凡涉于血证者皆可以用之"（《松厓医径》）。茯苓健脾渗湿，木通清利湿热，使湿邪得以出路，从小便而解，且木通、茯苓无损伤津液之弊，木通入大肠，亦可兼通大便。山楂健胃消食，以顾后天之本、气血生化之源，兼能散瘀，治泻痢腹痛。乌梅味酸涩性平，可涩肠止痢。甘草益气和中，合茯苓健脾以杜生湿之本，兼调和诸药。诸药合用，共奏凉血调荣、行气化滞之功。

【类方附录】

1. 调血汤

出处：清代刘清臣《医学集成·卷二·痢疾》。

组成：当归、白芍、枳壳、陈皮、黄连、大黄、藿香、甘草、车前子。

功效：调气行血，清热燥湿。

主治：痢疾，赤白相杂者。

2. 葛根治痢散

出处：清代陈念祖《医医偶录·卷一》。

组成：葛根、酒炒苦参、陈皮、赤芍、陈松萝茶、炒麦芽、山楂。

功效：清热燥湿止痢。

主治：痢疾初起，不论赤白者。

3. 芍药柏皮丸

出处：金代刘完素《医方精要宣明论·卷十》。

组成：芍药、黄柏、当归、黄连。

功效：清热燥湿，养血止痛。

主治：湿热痢疾，腹痛，里急后重。

4. 秦艽地黄汤

出处：明代薛己《校注妇人良方·卷三·妇人风寒臂痛方论第九》。

组成：秦艽、熟地黄、当归、川芎、芍药、牡丹皮、白术、茯苓、钩藤、柴胡、炙甘草。

功效：滋阴养血，凉血止痛。

主治：肝胆经风热血燥，肩臂疼痛，或筋脉引急，或时牵痛，其内症发热，或寒热晡热，月经不调，或肢体酸痛。

【现代研究】 调荣汤中生地黄具有抗炎、解热效应，地黄低聚糖可明显增强免疫抑制小鼠的体液免疫和细胞免疫功能。现代药理学研究表明，多糖类作为当归的重要化学成分之一，可以促进造血细胞生成。丹皮酚可抑制白细胞炎性趋向性和前列腺素 E2 合成，其虽不能直接杀死病毒和真菌，但可明显抑制茄病镰刀菌、禾谷丝核菌和烟草花叶病毒的增殖和复制。赤芍的乙醇提取物可产生扩血管效应。茯苓可利水渗湿，王耀登等发现茯苓素是茯苓利尿的主要有效成分，可以拮抗醛固酮受体活性。木通可促进电解质排泄，特别是 Na^+ 的排出，两药结合使湿邪得以出，从小便而解。

参 考 文 献

[1] 崔瑛,王君明,冯志毅,等.地黄对家兔阴虚热盛证型发热的解热作用[J].河南中医,2007,(1):31-34.

[2] 毛宇,徐芳,邹云,等.当归多糖对造血功能的影响及其机制的研究[J].食品研究与开发,2015,36(8):122-126.

[3] 杜凡,李惠芬,王宇歆,等.牡丹皮中丹皮酚、总苷、多糖单用及合用后的协同抑菌作用考查[J].天津药学,2008,(2):10-12.

[4] 吴桂莹,亓玉玲,郝宝燕,等.丹皮酚衍生物及其药理活性研究进展[J].中草药,2019,50(4):1001-1006.

[6] JIN SN, WEN JF, WANG TT, et al. Vasodilatory effects of ethanol extract of Radix Paeoniae Rubra and its mechanism of action in the rat aorta [J]. J Ethnopharmacol,2012,142(1):188-193.

[7] 王耀登,安靖,聂磊,等.不同产地茯苓饮片的多糖的含量比较研究[J].时珍国医国药,2013,24(2):321-322.

十三、通快饮

【来源】　明代孙文胤《丹台玉案·卷之三·痢疾门》。

【原文】　治小儿痢疾始发。治小儿之痢,又宜多以消积为主。

【组成】　山楂一钱,麦芽、苍术、莱菔子、枳实、木通各七分,大黄、槟榔各一钱二分。

【用法】　生姜三片,不拘时热服。

【功效】　健脾和胃,行气通滞。

【主治】　小儿痢疾始发。

【立方背景】　孙文胤驳前人"凡泻在脾,而痢在肾"的观点,认为"痢独非饮食之所伤",饮食停积,因湿热而化遂为稠浊胶固于肠胃之中,欲下不下,是以有里急后重之苦。孙氏更提出"下痢纯血"在大人则为难治,在小儿则为食积,而无所妨。治小儿之痢,多以消积为主,故设通快饮一方。

【配伍分析】　本方证系饮食停积、脾胃运化失司、化生湿热、壅滞肠中所致。孙文胤认为,痢疾乃"饮食停积,因湿热而化,遂为稠浊胶固于肠胃之中,欲下不下,是以有里急后重之苦",故"多以消积为主"。方中大黄味苦性寒,泻下通滞,荡涤湿热积滞,《本草纲目》言其"主治下痢亦白,里急腹痛"。枳实、槟榔下气导滞,以助大黄泻下之力,推荡胃肠积滞,使湿热积滞速下,得快通利。莱菔子降气消食,以通气滞,《本草纲目》言"莱菔子之功,长于利气……降则定痰喘咳嗽,调下痢后重,止内痛,皆是利气之效"。木通清利湿热,使湿邪从小便而解,与大黄同用,令邪从二便分消。山楂、麦芽健胃消食,兼能行气散瘀,治泻痢腹痛。苍术、生姜健脾除湿,既防苦寒渗利之药伤及中焦,又可健脾以除生湿之本。全方共奏健脾消积之功。

【类方附录】

1. 地榆黄连散

出处:方出宋代王怀隐《太平圣惠方·卷九十三·治小儿赤白痢诸方》,名见明代朱橚《普济方·卷三九七》。

组成:地榆、黄连、木香、当归。

功效:清热化湿,凉血止痢。

主治:小儿赤白痢,不欲饮食,四肢瘦弱。

2. 保和去滞丸

出处:明代万全《幼科发挥·卷三·脾所生病·痢疾》。

组成:陈皮、半夏曲、白茯苓、炒枳实、姜厚朴、槟榔、炒莱菔子、木香。

功效:健脾和胃,行气导滞。

主治:小儿痢疾有积,胃弱不可重下者。

3. 家传治痢保和丸

出处:明代万全《育婴秘诀·卷三·痢疾证治》。

组成:陈皮、半夏、白茯苓、炒枳壳、姜厚朴、姜黄连、山楂肉、炒莱菔子、炒神曲、炒麦芽、木香、槟榔、炙甘草。

功效:健脾和胃,行气消积。

主治:小儿痢疾,其积有未尽者,有久痢原未得下者,或脾虚不可下者。

4. 涩肠丸

出处:明代徐用诚《玉机微义·卷五十·灸癖积法·治泻痢之剂》。

组成:龙骨、海螵蛸、诃子。

功效:涩肠止痢。

主治:治小儿下痢赤白,后重频并。

【现代研究】 通快饮中山楂富含维生素 C、维生素 B_2、胡萝卜素和各种有机酸,可以增加胃消化酶的分泌,并能增强胃内酶的活性,以促进食物的消化。麦芽中含有 α 淀粉酶与 β 淀粉酶,可以起到助消化的作用。莱菔子有促胃肠动力作用,有实验表明莱菔子水煎剂可以增加胃体胃底纵肌、回肠平滑肌及家兔离体胃、十二指肠平滑肌的收缩力,改善胃肠功能。苍术、枳实能够促进胃肠功能,具有止泻、止痛等药理作用。木通的水提物对乙型链球菌、痢疾杆菌作用明显,对大肠杆菌、金黄色葡萄球菌有一定的抑菌作用。大黄素能使胃肠蠕动的频率增快;槟榔碱可以促进肠道蠕动、缩短胃半排空时间,两者合用可使湿邪从大便而去。

参 考 文 献

[1] 张祺嘉钰,赵佩媛,孙静,等. 山楂的化学成分及药理作用研究进展[J]. 西北药学杂志,2021,36(3):521-523.

[2] 方向梅,吕红叶. 麦芽的研究进展[J]. 中国伤残医学,2010,18(5):167-169.

[3] 赵振华,李媛,季冬青,等. 莱菔子化学成分与药理作用研究进展[J]. 食品与药品,2017,19(2):147-151.

[4] 张红,孙明江,王凌. 枳实的化学成分及药理作用研究进展[J]. 中药材,2009,32(11):1787-1790.

[5] 陈祥胜,祝香芝,刘艳菊,等. 焦苍术鞣质"固肠止泻"药理药效研究[J]. 中华中医药学刊,2021,39(12):92-96,280.

[6] 白梅荣,张冰,刘小青,等. 三叶五叶木通提取物药效及对药酶影响的比较研究[J]. 中华中医药学刊,2008(4):732-735.

[7] 潘玉霞. 大黄的药理作用及临床应用进展[J]. 中国城乡企业卫生,2021,36(6):20-22.

[8] 周明玺,郭亦晨,李珂,等. 槟榔活性成分及药理毒理作用研究进展[J]. 中成药,2022,44

（3）：878-883.

十四、加减黄芩芍药汤

【来源】 明代吴正伦《脉症治方·卷之二暑门·痢疾》。

【原文】 加减黄芩芍药汤，赤白痢疾。

【组成】 黄芩、枳壳、白术各一钱五分，厚朴、陈皮、木香各八分，槟榔、当归、黄连、苍术各一钱，炙甘草三分，白芍二钱。

【用法】 上作一服，生姜一片，大枣一枚，水二盅，煎一盅，食远服。腹痛，加砂仁、木香各五分；后重，加滑石一钱五分；赤痢，加川芎、桃仁各一钱，再加当归五分，初欲下之，加大黄五钱或三钱，量虚实用；白痢，加白茯苓（炒）、滑石各一钱，初欲下之，加大黄五钱，并量虚实增损；赤白相杂者，并加上二药，盖芎、归、桃仁以理血，滑石、茯苓、陈皮以理气；初欲下者，亦加大黄五钱；食积，加山楂、枳实各一钱五分；如白痢久，气虚胃弱，或下后未愈，减芩、连、芍药一半，去槟榔、枳壳、厚朴，加人参、黄芪、茯苓各一钱，砂仁、干姜各五分；赤痢久，血虚胃弱，或下后未愈，减芩、连、枳壳三之一，加川芎、熟地黄、阿胶各一钱；赤黑相杂，此湿胜也，或小便不利，及赤涩短少，加木通、泽泻、茯苓各一钱，山栀八分，以分利之；血痢，加川芎、生地黄、槐花、地榆各一钱，添当归五分。

【功效】 清热燥湿，健脾祛湿，调气和血。

【主治】 赤白痢疾。

【立方背景】 吴正伦从脉、症、治、方四个方面，条理明晰地言明了痢疾的证治。他认为，痢疾属湿热及食积，并根据刘完素《素问病机气宜保命集》中芍药汤一方，加减化裁而成加减黄芩芍药汤一方。

【配伍分析】 本方证乃脾气虚弱、运化失司、湿热壅滞肠中、气血失调所致。本方仿刘河间之法，方中黄芩、黄连味苦性寒，清热燥湿、泻火解毒，为治湿热泻痢之要药。苍术苦温燥湿、白术甘温健脾，与化湿之厚朴、理气之陈皮达燥湿运脾、行气和胃之效，可使"气虚下陷者升举之"。木香、槟榔味辛苦而性温,前者尤善通行胃肠、三焦气滞,为行气止痛之要药;后者破气坠积,能下肠胃有形之物耳,两药消痞满胀痛,除里急后重之功甚佳。配以辛散苦降之枳壳,可增强理气宽中、行滞消胀之功,体现"调气则后重自除"之意。再重用白芍,配伍当归,一方面补赤白痢疾伤血分之虚,濡养因湿热邪毒熏灼的肠络;另一方面养血和营、活血行血,使"便脓自愈"。甘草经蜜炙后性微温,可增强补益脾土之气的力量,同时调和诸药。全方共奏清热燥湿、健脾祛湿、调气和血之功。

【类方附录】

1. 黄芩汤

出处:汉代张仲景《伤寒论·卷四·辨太阳病脉证并治下第七》。

组成:黄芩、芍药、炙甘草、大枣。

功效:清热止痢,和中止痛。

主治:伤寒,太阳与少阳合病,身热口苦,腹痛下利,舌红苔黄,脉数。

2. 芍药汤

出处:金代刘完素《素问病机气宜保命集·卷中·泻痢论第十九》。

组成:芍药、当归、黄连、槟榔、木香、炙甘草、大黄、黄芩、肉桂。

功效:清热燥湿,调气和血。

主治:湿热痢疾。腹痛,便脓血,赤白相兼,里急后重,肛门灼热,小便短赤,舌苔黄腻,脉弦数。

3. 加味平胃散

出处:明代武之望《济阴纲目·卷二十二》。

组成:苍术、厚朴、陈皮、甘草、黄连、木香、槟榔。

功效:燥湿和胃,行气止泻。

主治:毒滞上攻,痢兼呕吐。

4. 导气汤

出处:明代董宿《奇效良方·卷十三·痢门·痢疾通治方》。

组成:木香、槟榔、黄连、大黄、黄芩、麸炒枳壳、芍药、当归。

功效：清热化湿，行气导滞。

主治：下痢脓血，里急后重，日夜无度。

【现代研究】 加减黄芩芍药汤中黄芩素可镇神经病理之痛，对大鼠的机械痛敏和热痛敏行为有缓解作用。枳壳挥发油以理气健脾为基础，可调节结肠癌小鼠肿瘤炎症微环境及免疫功能。白术多糖可改善机体 T 淋巴细胞亚群免疫功能，减轻肠道炎症反应和损伤，保护肠黏膜的免疫屏障。黄连-厚朴中的小檗碱与厚朴酚有强镇痛作用。苍术酮有抗肿瘤效应，通过抑制部分上皮细胞的表达来抑制肝癌细胞的迁移、侵袭和生长。白芍总苷中的多种糖苷类物质能够调节机体细胞免疫和体液免疫功能，增强巨噬细胞的吞噬作用。

参 考 文 献

[1] 刘晓华，房冰莹，韩曼，等. 黄芩素对大鼠神经病理痛的镇痛作用及其机制[J]. 吉林大学学报(医学版)，2022，48(3)：600-605.

[2] 罗曦，李帅男，包永睿，等. 枳壳挥发油对炎症相关结肠癌小鼠作用研究[J]. 药学研究，2021，40(7)：427-431，446.

[3] 江勇，朱大侠，刘礼剑. 白术多糖通过调控 TLR4/NF-κB 信号通路对重症急性胰腺炎大鼠肠黏膜免疫屏障的影响[J]. 中成药，2021，43(3)：624-629.

[4] 邱志兵，李卫民，高英，等. 黄连厚朴药对药理作用的研究[J]. 北方药学，2012，9(3)：48-49.

[5] 麦静愔，陈澍，柯碧莲，等. 苍术酮对肝癌荷瘤小鼠肿瘤生长、上皮-间充质转化和凋亡标志物表达的影响[J]. 中医药信息，2022，39(6)：28-32.

[6] 李惠，牛聪，张威，等. 白芍总苷联合环磷酰胺和醋酸泼尼松治疗老年狼疮性肾炎患者的效果[J]. 中国民康医学，2022，34(9)：93-95，99.

十五、加味香连丸

【来源】 明代吴正伦《脉症治方·卷之二暑门·痢疾》。

【原文】 加味香连丸：治赤白痢疾，里急后重，脓血稠黏者。

【组成】 黄连去芦毛净一斤(用吴茱萸半斤、烧酒半斤、湿透同黄连盒一时，炒干，去吴萸)，木香四两，肉果六两(用鸡蛋清炒透)，滑石六两(用牡丹皮三两同煮半日,去丹皮),当归二两(酒浸焙干),麸炒枳壳二两,炙甘草一两。

【用法】　上为末,每用粟米糊为丸,绿豆大,每服大人八十丸,小儿五十丸。赤,灯心乌梅汤下;白,生姜粟米汤下。

【功效】　清热祛湿,化滞止痛。

【主治】　赤白痢疾,里急后重,脓血稠黏者。

【立方背景】　吴正伦仿河间之法,认为痢疾之治"行血则便脓自愈,调气则后重自除",并多加阐发,认为气滞者宜调之、积滞者宜去之、脓血稠黏宜以重药竭之,并设代表方剂加味香连丸,其为唐代李绛《兵部手集方》中香连丸加味而来。

【配伍分析】　本方证系湿热壅滞肠中所致。湿热下注大肠,壅滞气机,肠中积滞不化,湿热与气血瘀滞相搏而成下痢脓血。故治宜清热行气活血。方中黄连味苦性寒,清热燥湿,解肠中热毒,以治湿热成痢之本,《本草衍义》载"黄连,今人多用治痢,盖执以苦燥之义"。又以木香温散胃中滞气;枳壳清降胃肠邪气。肉豆蔻性温,可止泻、涩肠、温中、行气,《药性类明》言"肉豆蔻,温中补脾,泄痢久不已则用之"。滑石性寒滑利,寒能清热,滑能利窍,为清热利水通淋常用之品。当归柔肝和血,又有行瘀之用,此即《保命集》所谓"行血则便脓自愈,调气则后重自除"之理,使气行血活,积滞得下,则里急后重自解。甘草味甘性平,可益胃和中、调和诸药。综合全方,共奏清热燥湿、调气行血、柔肝理脾、化滞止痢之功。

【类方附录】

1. 左金丸

出处:元代朱震亨《丹溪心法·卷一·火六》。

组成:黄连、吴茱萸。

功效:清泻肝火,降逆止呕。

主治:肝火犯胃证。症见胁肋疼痛,嘈杂吞酸,呕吐口苦,舌红苔黄,脉弦数。

2. 四神丸

出处:明代王肯堂《证治准绳·类方·第六册·泄泻》。

组成:煨肉豆蔻、盐炒补骨脂、醋制五味子、制吴茱萸、生姜、大枣。

功效:温肾暖脾,涩肠止泻。

主治:脾肾阳虚之五更泻。五更泄泻。不思饮食,食不消化,或久泻不愈,腹痛喜温,腰酸肢冷,神疲乏力,舌淡,苔薄白,脉沉迟无力。

3. 黄连茱萸汤

出处:明代朱橚《普济方》。

组成:黄连、吴茱萸、当归、石榴皮。

功效:辛开苦降,收涩止痢。

主治:主治积冷彻白痢下不断,变成赤黑血汁烂鱼脑,肠疼痛,枯瘦不能饮食。

4. 木香黄连散

出处:宋代赵佶《圣济总录·卷一百七十八·小儿门·小儿赤白痢》。

组成:木香、黄连、诃黎勒、肉豆蔻、炙甘草。

功效:清热解毒,止痢止痛。

主治:治小儿赤白痢,腹内疼痛,烦渴。

【现代研究】 苏景阳等研究发现,加味香连丸对急性放射性肠炎大鼠NF-κB 信号通路存在影响,能改善相关炎症指标,阻止炎症信号放大,对肠道黏膜可起到一定的保护作用。王忠军研究发现,香连丸配合耳压穴治疗胆汁反流性胃炎,可促进胃功能和蠕动度、消除胆汁蓄积、保护胃黏膜,有利于糜烂性炎症的消失。承小敏观察加味香连丸方对老年患者抗生素相关性腹泻的疗效,治疗组 32 例用加味香连丸为主方治疗,对照组 30 例用常规西药治疗,比较两组疗效,总有效率治疗组为 90.6%,对照组为 66.7%,两组比较,差异有统计学意义($P<0.05$)。

参 考 文 献

[1] 苏景阳,傅越,王梦蕾,等.加味香连丸对急性放射性肠炎大鼠 NF-κB 信号通路的影响
   [J].中国中医急症,2022,31(7):1153-1156.

[2] 王忠军.香连丸加味合耳压穴治疗胆汁反流性胃炎 40 例[J].时珍国医国药,

2005(11):1145.

[3] 承小敏.加味香连丸方治疗抗生素相关性腹泻32例[J].中医药导报,2010,16(9):41-42.

十六、大下汤

【来源】　清代方肇权《方氏脉症正宗·卷之一·拟类诸方》。

【原文】　大下汤大结,此外,痢、狂(实)、秘结(热秘)均可使用大下汤。

【组成】　生地黄二钱,当归一钱,黄连八分,枳壳八分,大黄三钱,芒硝一钱,麻仁一钱。

【用法】　水煎服。

【功效】　清热凉血,润燥通便。

【主治】　热邪所致肠胃枯涩,魄门秘结。

【立方背景】　方肇权博览本草之书,指出前人立方选药之谬,言"味数少者,功专力薄,庶可成方,有及十余味、二十味者,药性多而又杂,虽效于病,未知是孰益之功能",方氏谓"倘不中病者,药性必发,使病者有伤之脏腑气血当之而益伤也"。遂方氏拟类诸方以公于世,使未习岐黄者按书审病,抄方使用之效,仍俟明达者之加减以成方圆,大下汤便是专为大结而拟类。

【配伍分析】　本方证系胃肠燥热、津液不足所致。方氏认为,大便秘结,多由津液亏虚所致,而古人所用承气汤其性劫夺,难免更伤津血,大下汤主治热蕴于内所致的大便秘结。方中易大承气汤中枳实为枳壳,以缓和枳实峻猛的药性,行气消积,正如《本草求真》所言"实小性酸,下气较壳最迅,故书载有推墙倒壁之功,不以枳壳体大气散,而仅为利肺开胸宽肠之味耳"。重用大黄为主药,苦寒泻热,攻积通便,荡涤肠胃邪热积滞,专治"大结";芒硝味咸苦而性寒,泻热通便,润燥软坚,协大黄则峻下热结之力尤增;芒硝、大黄合用,既可苦寒泻下,又能软坚润燥,泻热推荡之力颇峻。加清热凉血、滋阴生津之生地黄,配黄连以助清热泻火,再入当归、麻仁补血活血,润燥滑肠。诸药合用,峻下热结而不伤阴液,使肠胃荣润,然后通和而愈也。

【类方附录】

1. 当归承气汤

出处：金代刘完素《素问病机气宜保命集·卷中·热论第十四》。

组成：当归、大黄、芒硝、甘草。

功效：清泻胃热，泻下滋阴。

主治：内有实热，致发阳厥、癫狂或溺血。

2. 清胃散

出处：金代李杲《脾胃论·卷下》。

组成：当归、黄连、升麻、生地黄、牡丹皮。

功效：清胃凉血。

主治：胃火牙痛。牙痛牵引头疼，面颊发热，其齿喜冷恶热，或牙宣出血，或牙龈红肿溃烂，或唇舌腮颊肿痛，口气热臭，口干舌燥，舌红苔黄，脉滑数。

3. 增液承气汤

出处：清代吴瑭《温病条辨·卷二·中焦篇》。

组成：玄参、大黄、芒硝、生地黄、麦冬。

功效：滋阴增液，泄热通便。

主治：阳明热结阴亏证。症见大便秘结，下之不通，脘腹胀满，口干唇燥，舌红苔黄，脉细数。

4. 朱砂安神丸

出处：金代李杲《内外伤辨惑论·卷中·饮食劳倦论》。

组成：朱砂、黄连、当归、炙甘草、生地黄。

功效：镇心安神，清热养血。

主治：心火亢盛，阴血不足证。症见心烦神乱，失眠多梦，惊悸怔忡，或胸中懊恼，舌尖红，脉细数。

【现代研究】 大下汤中生地黄能够减轻血热出血大鼠舌、肺、胃部出血损伤的相关症状，改善异常的血液流变学、凝血系统指标，具有凉血止血的功效。当归所含当归多糖可以缓解多种原因引起的贫血症状。黄连能抑制细胞增殖和细胞迁移,通过双向调节 STAT4 信号通路从而发挥抗炎作用。枳壳的主要活性成分为挥发油和黄酮类,有促进胃动力和加速肠蠕动的作用。现代药理学研究表明,未被吸收的大黄结合型蒽醌苷被细菌酶水解为游离型大黄酸蒽醌和大黄酸后,可促进结肠蠕动而产生泻下效应。火麻仁所含的脂肪油内服后,在肠道内通过分解可产生脂肪酸,进而刺激肠黏膜,促进分泌物分泌,加快肠蠕动,减少大肠的水分吸收,产生润肠通便的作用。

参 考 文 献

[1] 贾秀梅,张振凌,吴瑞环.鲜地黄及保鲜加工品对血热出血模型大鼠凉血止血药效比较[J].中国实验方剂学杂志,2014,20(6):127-132.

[2] 张梦雪,王小钦.铁稳态失调相关的炎症性贫血发病机制及诊断进展[J].诊断学理论与实践,2018,17(5):601-605.

[3] 陈宇.黄连抗炎作用机理及其与黄柏,附子,干姜的比较研究[D].杭州:浙江中医药大学,2018.

[4] 柏晓武,蒋以号,林森.枳壳胃肠动力学研究概况[J].江西化工,2013(2):65-66.

[5] 武新安.大黄泻下的大肠靶向给药之我见[J].中国中药杂志,2002(1):76-78.

[6] 张汉文,张文君,张国锋,等.基于中药配伍的火麻仁药理作用研究进展[J].中国医院药学杂志,2022,42(6):659-664.

十七、大清热汤

【来源】 清代方肇权《方式脉症正宗·卷之一·拟类诸方》。

【原文】 急惊、走马牙疳、口疮、燥、火、血、泄泻、痢、疟、肺痈、咽喉实火、热酒痰、热痛、酒热、狂(实)、五官科属于热证者、癃闭(热闭)、热淋、小便遗溺(实热)等均可使用本方。

【组成】 生地黄二钱,当归、栀子、滑石各一钱,牡丹皮、黄芩、黄连各八分,木通六分。

【用法】 水煎服。

【功效】 清热解毒,养血利湿。

【主治】 热证。

【立方背景】 方肇权认为,痢之为病,本于脾肾;初痢者要知于脾,久痢者合于肾。他提出痢疾是由热极成毒、助气奔腾、煎熬血液、肠胃干枯、阳旺阴亏引起的。此发为热痢,热痢多发于夏秋,其脉数。大清热汤主治热证,方氏亦拟此方以治热痢。

【配伍分析】 本方证系热毒煎熬、血少津亏所致。方中生地黄甘寒质润,养阴生津,辛散温通,可入营血分,既能清解营血分热盛而治本,又可润肠通便,使热毒从谷道而走,且凉血滋阴防止津液再伤;牡丹皮善清血而又活血,因而有凉血散瘀的功效,可使血流畅而不留瘀、血热清而不妄行。生地黄、牡丹皮二药相须为用,可清解营分血热。黄芩、黄连作为清热燥湿常用药对,与栀子共入三焦而大清其热。滑石性寒滑利,寒能清热,滑能利窍,一方面携木通利尿,引热毒下行而出,另一方面清热收湿,二药相合,分消肠胃之火从膀胱走,可利尿通淋,且配伍黄芩行气利水、清热解毒。当归甘温质润,补血而润养肠胃腑和经筋,其甘温又可防止其他药物寒凉太过伤正。诸药相合,共奏清热解毒、滋阴养血之功,使热邪表里分消、三焦分消、前后分消。

【类方附录】

1. 清胃散

出处:金代李杲《脾胃论·卷下》。

组成:当归、黄连、升麻、生地黄、牡丹皮。

功效:清胃凉血。

主治:胃火牙痛。牙痛牵引头疼,面颊发热,其齿喜冷恶热,或牙宣出血,或牙龈红肿溃烂,或唇舌腮颊肿痛,口气热臭,口干舌燥,舌红苔黄,脉滑数。

2. 洗心散

出处:明代徐春甫《古今医统大全·卷六十一·眼科·药方》。

组成:黄连、生地黄、菊花、当归、木通、栀子、甘草。

功效:清热凉血,疏风利尿。

主治:心经积热,目眦赤色痛泪。

3. 泻白散

出处:明代徐春甫《古今医统大全·卷六十一·眼科·药方》。

组成:黄芩、栀子、当归、生地黄、赤芍。

功效:清热凉血。

主治:风热翳膜血筋,一切肺热外障。

4. 柴胡清肝散

出处:明代王纶《明医杂著·卷六》。

组成:柴胡、黄芩、黄连、栀子、当归、川芎、生地黄、牡丹皮、升麻、甘草。

功效:清肝养血活血。

主治:肝气郁结,风热外侵,颈项结核,肿痛不消,或有寒热;肝热犯脾,口唇肿裂;妇人肝火内盛,月经先期而量多者。

【现代研究】 大清热汤中黄连的抗菌谱较广,对革兰阳性菌、革兰阴性菌及真菌均具有显著的抑制作用。黄芩中的小檗碱可延缓人体肠道排空时间,抑制细菌在黏膜和上皮细胞表面的黏附,还可通过抑制恶性疟原虫端粒酶的活性来治疗疟疾。地黄多糖可增强单核巨噬细胞的吞噬功能,且能在一定程度上缓解大鼠的热盛症状。当归多糖是造血的主要活性物质之一,在对抗小鼠造血干细胞衰老的作用中有明显的效果,还能明显增强细胞免疫功能。滑石主要含有水合硅酸镁,还含有氧化铝、氧化镍等,有吸附、收敛、利尿、抑菌的作用,内服能保护肠壁,有止泻的作用。

参 考 文 献

[1] 徐萍,顾治平. 黄连的药理作用研究进展[J]. 临床医药文献杂志,2017,4(27):5333.

[2] SRIWILAIJAREON N, PETMITR S, MUATIRANGURA A, et al. Stage specificity of plasmodium telomerase and its inhibition by berberine[J]. Parasitol Int,2002,51:99-103.

[3] 赵素容,卢充伟,袁丽珍,等. 地黄多糖对小鼠免疫功能的影响[J]. 军事医学科学院院刊,2006,30(3):217-219.

[4] 贾秀梅,张振凌,吴瑞环. 鲜地黄及保鲜加工品对血热出血模型大鼠凉血止血药效比较[J]. 中国实验方剂学杂志,2014,20(6):127-132.

[5] 杨铁虹,贾敏,梅其炳.当归多糖对细胞免疫功能的增进作用[J].细胞与分子免疫学杂志,2005,21(6):782-783,788.

[6] 张红梅,李红辉,唐石欢,等.当归多糖调控 SIRT1/FOXO1 通路抑制小鼠造血干细胞衰老[J].江西医药,2021,56(8):1108-1111.

[7] 唐德才,吴庆光.中药学[M].北京:人民卫生出版社,2019.

十八、香连和胃汤

【来源】 清代吴谦《医宗金鉴·四十二卷·痢疾死证》。

【原文】 痢疾攻后病势大减,宜调气血,用香连和胃汤,即黄芩、芍药、木香、黄连、甘草、陈皮、白术、缩砂、当归也。赤痢下血多虚者,当涩之,加炒椿跟白皮、炒地榆。白痢日久气虚者,加人参、茯苓、炒干姜以补之。不堪下者,内以人参、黄连、石莲子煎汤,徐徐服之,下咽即好。外以贴脐王瓜藤散,即王瓜藤、茎、叶经霜者,烧灰香油调,纳脐中,即有效也。

【组成】 黄芩、芍药、木香、黄连、甘草、陈皮、白术、缩砂、当归(未给出剂量)。

【用法】 水煎服。赤虚更加椿榆炒,白虚参苓共炒姜,噤口参连石莲子,贴脐王瓜藤散良。

【功效】 健脾和胃,行气养血。

【主治】 痢疾下后气血不调者。

【立方背景】 痢之为病,里急后重,下痢脓血,小便赤涩。吴谦认为,里急乃是腹痛积滞,后重是因下坠气滞,小便赤涩是湿热郁滞。他还认为,痢疾之病因为"外受风暑湿蒸之气,内伤生冷饮食过度",并提出白痢自大肠来,大肠与肺为表里,肺主气,故属伤气;赤痢自小肠来,小肠与心互为表里,心主血,故属伤血。因此,设香连和胃汤一方,用于痢疾下后调理气血。

【配伍分析】 本方证系痢疾下后,耗伤气血、气血不调所致。方中黄芩、黄连味苦性寒,苦以燥湿,苦寒能清热燥湿,苦以清泄,苦寒能泻火解毒。芍药养血和营、缓急止痛,配当归补血活血,可达"行血则便脓自愈"之效,且可兼顾湿热邪毒熏灼肠络、耗伤气血之虑。"诸湿肿满,皆属于脾",白术甘温苦燥,入脾经,善于健脾以燥化水湿。木香辛行苦泄温通,芳香气烈味厚,善于通行大肠气滞而除后重。陈皮味辛苦性温燥,理气与燥湿兼具,善治湿浊中阻之脾胃气滞证,同时可增强木香行气止痛之功。砂仁温脾止泻,辛散行气化湿,与白术相配可温中健脾,携木香、陈皮以行气调中,"气行则湿化"。甘草味甘入脾,一者增强白术、砂仁益气健脾之力;两者缓痢疾之急、止痢疾之痛;三者辅黄芩、黄连清热解毒,调和诸药。全方不离调和气血,助机能在痢疾攻后及时恢复。

【类方附录】

1. 当归芍药汤

出处:宋代太平惠民和剂局《太平惠民和剂局方》。

组成:白芍、当归、白茯苓、泽泻、白术、黄芩、甘草、黄连、木香、槟榔。

功效:清热止痢,养血行气。

主治:妊娠下痢赤白。

2. 黄连木香汤

出处:现代许浚《东医宝鉴·内景篇·卷四》。

组成:炒白芍、白术、炒黄连、木香、砂仁、炒黄芩、陈皮、酒当归、甘草。

功效:行气和血,燥湿止痢。

主治:疟后痢疾。

3. 香连平胃散

出处:明代秦景明《症因脉治·卷四·痢疾论·外感痢疾·疫痢》。

组成:黄连、木香、苍术、陈皮、厚朴、甘草。

功效:清热止痢,燥湿运脾。

主治:疫痢湿热,满闷不舒者,食积发热,腹痛作泻。

4. 安胎散

出处:清代李文炳《仙拈集·卷三》。

组成:白术、黄芩、续断、白芍、当归、砂仁、甘草。

功效:健脾养血安胎。

主治:胎动不安。

【现代研究】 香连和胃汤中当归含有的当归多糖对机体造血功能有明显的促进作用,其中阿魏酸具有保护血管内皮的功能。橘皮中的生物类黄酮成分有抗氧化、抗炎、抗肿瘤等作用。芍药苷具有抗炎、抗氧化、调节免疫功能、保护神经的作用。黄连素通过下调机体一氧化氮合酶的表达,可减少一氧化氮的产生,从而减轻过氧化损伤,保护肠道屏障。现代药理学研究表明,木香中发挥药效的物质为各种溶剂提取物及木香挥发油,具有抗菌、抗炎、保护胃黏膜、止泻、调节胃肠运动、抗消化道溃疡等作用。

参 考 文 献

[1] 刘医辉,杨世英,马伟林,等.当归药理作用的研究进展[J].中国当代医药,2014(22):192-193,196.

[2] CHEN XM, TAIT AR, KITTS DD. Flavonoid composition of orange peel and its association with antioxidant and anti-inflammatory activities [J]. Food Chemistry,2017,218:15-21.

[3] 王小龙,武爽,吴琦,等.芍药苷对酒精戒断大鼠焦虑样行为、炎症因子及肠道菌群的影响[J].食品工业科技,2022,43(10):378-387.

[4] 刘良浩,蒋志滨,于海洋,等.黄连素缓解肠易激综合征作用机制的研究进展[J].中国病理生理杂志,2022,38(5):944-948.

[5] 叶琦.试析中药材木香药理作用与质量控制的研究进展[J].科学养生,2021,24(2):288.

十九、加味四君子汤

【来源】 清代吴谦《医宗金鉴·五十八卷·痘中杂证》。

【原文】 凡痘疮未愈而患痢疾者,乃湿热郁于肠胃,致伤气血而然也。痘必滞黯无色,治当清热除湿,调理气血为主。白痢属气,加味四君子汤主之。赤痢属血,加味四物汤主之。赤白相兼者,合而用之。

【组成】 茯苓、白术、人参、陈皮、木香、甘草、黄连、黄芩(原书未给出剂量)。

【用法】 水煎服。

【功效】 清热除湿,调理气血。

【主治】 痘疮未愈而患痢疾者,偏于白痢。

【立方背景】 吴谦认为,痘疮未愈而患痢疾,主要是因为湿热郁于肠胃、损伤气血而致。治宜清热除湿,调理气血为主。因白痢属气,故用加味四君子汤。

古籍中关于加味四君子的论述颇多,如《三因极一病证方论》中记载加味四君子汤主治"五痔下血,面色萎黄,心忪,耳鸣,脚弱,气乏,口淡,食不知味";《兰室秘藏》用加味四君子治疗久疟,热多寒少;《世医得效方》中记载加味四君子用于治疗气虚泄泻,"久患痢疾,服药不多,而疾不愈";《证治准绳·幼科》用四君子汤治疗疮疹已出未出,大便秘涩,或时发渴。

【配伍分析】 本方证系痘疮未愈,复感痢疾,湿热郁于肠胃,耗伤脾气,气血失调所致。痘疮未愈又患痢疾,乃湿热郁于肠胃,脾胃之气大伤,脾胃为后天之本、气血生化之源,人参、白术、茯苓、甘草合用取四君子汤之意,具有益气补中、渗湿健脾之功,重在健补脾胃之气,兼司运化之职,可加强益气助运化之力,且渗利湿浊,共成益气健脾之功,使中气复而脾运健,化源足而气血充。黄芩、黄连两者味辛性寒,具有清热燥湿、泻火解毒之功,一方面可解痘疮之毒;另一方面可清中上焦之湿热。陈皮、木香味辛苦性温,《本草纲目》认为"陈皮治百病,总取其理气燥湿之功""木香乃三焦气分之药,能降诸气",二药相辅相成,可调一身之气,消积除滞,温畅肠腑气机,使得气行则血行。诸药相合,"调气则后重自除,行血则便脓自愈",使湿热自除而气血和调。

【类方附录】

1. 四君子汤

出处:宋代太平惠民和剂局《太平惠民和剂局方·卷三·治一切气·新添诸局经验秘方》。

组成:人参、白术、茯苓、炙甘草。

功效:益气健脾。

主治:脾胃气虚证。症见面色萎白,语声低微,气短乏力,食少便溏,舌淡苔白,脉虚缓。

2. 异功散

出处:宋代钱乙《小儿药证直诀·卷下》。

组成:人参、茯苓、白术、陈皮、炒甘草。

功效:益气健脾,行气化滞。

主治:脾胃气虚兼气滞证。症见食欲不振,大便溏薄,胸脘痞闷不舒,或呕吐、泄泻等。

3. 六君子汤

出处:明代虞抟《医学正传·卷三·呃逆》。

组成:人参、白术、茯苓、甘草、半夏、陈皮、生姜、大枣。

功效:益气健脾,燥湿化痰。

主治:脾胃气虚兼痰湿证。症见食少便溏,胸脘痞闷,呃逆等。

4. 香砂六君子汤

出处:清代罗美《古今名医方论·卷一》。

组成:人参、白术、茯苓、甘草、陈皮、半夏、砂仁、木香。

功效:益气化痰,行气温中。

主治:脾胃气虚,痰阻气滞证。症见呕吐痞闷,不思饮食,脘腹胀痛,消瘦倦怠,或气虚肿满等。

【现代研究】 张小亮等研究发现,加味四君子汤对特发性血小板减少性紫癜(ITP)小鼠具有提高血小板计数、上调血浆血小板生成素(TPO)、血小板膜糖蛋白 GPII b/III a 含量的干预作用。加味四君子汤对 ITP 小鼠的干预作用可能是通过调节 ITP 小鼠外周血 Th17/Treg 细胞平衡实现的。罗锦花等研究发现,加味四君子汤可通过调控 mTOR 信号通路相关基因表达,从而减轻严重烫伤兔回肠黏膜炎症反应。杨伟探讨加味四君子汤对直肠癌患者术后胃肠功能及 VEGF、aFGF、bFGF 水平的影响,直肠癌术后给予加味四君子汤可更有效地调节胃肠激素,促进患者术后胃肠功能恢复,有效阻止肿瘤恶性生物学行为,且安全有效。陈岩岩等研究发现,加味四君子汤可能通过稳定神经元细胞外基质(ECM)Fibulin-5 增加 ECM 对细胞的黏附作用,促进 p-Akt 蛋白的表达,从而抑制神经细胞凋亡,保护脑缺血损伤。

参 考 文 献

[1] 张小亮,马贤德,曲慧,等.加味四君子汤对免疫性血小板减少性紫癜小鼠 Th17/Treg 平衡调控作用的实验研究[J].中华中医药学刊,2021,39(11):13-19+261.

[2] 罗锦花,詹剑华,程兴,等.加味四君子汤对严重烫伤兔肠黏膜及 mTOR 信号通路相关基因表达的影响[J].江苏医药,2021,47(10):988-991+995.

[3] 杨伟.加味四君子汤对直肠癌患者术后胃肠功能及 VEGF、aFGF、bFGF 水平的影响[J].光明中医,2021,36(11):1751-1753.

[4] 陈岩岩,李花,刘旺华,等.加味四君子汤通过调控 Fibulin-5,p-Akt 表达抗脑缺血大鼠神经细胞失巢凋亡机制[J].中国实验方剂学杂志,2021,27(1):112-120.

二十、赤痢方

【来源】 清代吴迈《方症会要·卷二·痢疾》。

【原文】 仅有处方而无论述。

【组成】 生地黄、赤芍、黄柏、黄连、地榆、当归尾、牡丹皮、甘草(原书未给出剂量)。

【用法】 水煎服。痛加陈皮、槟榔各五分。

【功效】 清热解毒,凉血止痢。

【主治】 赤痢。

【立方背景】 吴迈遵戴氏所言,痢有赤白二色,无寒热之分,可通作湿热处治,但要分清新旧虚实与赤白带同治。赤痢乃热毒深陷血分、下迫大肠所致。赤痢方亦专为此而设,以教后人详究而善用。

【配伍分析】 本方证因热毒深陷血分、下迫大肠所致。热毒熏灼肠胃气血,化为脓血,故见下痢脓血,赤多白少;热毒阻滞气机,不通则痛,故见腹痛,里急后重;渴欲饮水,舌红苔黄,脉弦数为热毒内盛之象。方中生地黄凉血止血,清热生津。赤芍养血和营、缓急止痛,配以当归尾养血活血,有"行血则便脓自愈"之意,还可防止湿热之邪耗伤阴血。陈皮理气健脾,燥湿化痰;槟榔利水行气,消积导滞,两者共奏理气止痛、消积除滞之效。黄柏清热泻火,燥湿解毒,长于泻下焦湿热;黄连味苦性寒,清热解毒,燥湿厚肠,共奏燥湿止痢之效。地榆凉血止血,清热解毒。牡丹皮清热凉血,活血化瘀。甘草补脾益气,缓急止痛,调和诸药。诸药合用,湿去热清,气血调和,故下痢可愈。

【类方附录】

1. 清胃散

出处:金代李杲《脾胃论·卷下》。

组成:当归、黄连、升麻、生地黄、牡丹皮。

功效:清胃凉血。

主治:胃火牙痛。牙痛牵引头疼,面颊发热,其齿喜冷恶热,或牙宣出血,或牙龈红肿溃烂,或唇舌腮颊肿痛,口气热臭,口干舌燥,舌红苔黄,脉滑数。

2. 当归六黄汤

出处:金代李杲《兰室秘藏·卷下·自汗门·自汗论》。

组成:当归、黄芩、黄连、黄柏、黄芪、生地黄、熟地黄。

功效:清虚热,滋阴泻火,固表止汗。

主治:阴虚火旺所致的盗汗。发热盗汗,面赤心烦,口干唇燥,大便干结,小便黄赤,舌红苔黄,脉数。

3. 芍药汤

出处:金代刘完素《素问病机气宜保命集·卷中·泻痢论第十九》。

组成:芍药、当归、黄连、槟榔、木香、炙甘草、大黄、黄芩、肉桂。

功效:清热燥湿,调气和血。

主治:湿热痢疾。腹痛,便脓血,赤白相兼,里急后重,肛门灼热,小便短赤,舌苔黄腻,脉弦数。

4. 当归黄连汤

出处:宋代赵佶《圣济总录·卷七十八·泄痢门·下痢里急后重》。

组成：当归、黄连、赤茯苓、地榆、犀角屑、炙甘草、厚朴。

功效：清热解毒，止痢止痛。

主治：后重下痢，赤白滞下，腹内结痛。

【现代研究】 赤痢方中的干地黄，其 80% 乙醇提取物对大肠杆菌、金黄色葡萄球菌、枯草杆菌等有明显的抑菌作用。黄连素，即盐酸小檗碱，具有广谱抗菌作用，低浓度抑菌而高浓度杀菌，对葡萄球菌、链球菌、肺炎球菌、霍乱弧菌、炭疽杆菌及除宋内氏外的痢疾杆菌均有较强的抗菌作用。地榆提取物可通过干扰细菌细胞壁的合成及抑制细胞膜的形成而抑制伤寒杆菌和痢疾杆菌的生长。当归中的多糖能够增强人体特异性免疫功能，可有效提高单核巨噬细胞的吞噬功能。丹皮酚具有抗炎的作用，甘草的活性成分也具有广泛的抗炎作用。

参 考 文 献

[1] 陈金鹏,张克霞,刘毅,等.地黄化学成分和药理作用的研究进展[J].中草药,2021,52(6)：1772-1784.

[2] 连大祥.氟喹诺酮类药物联用黄连素治疗细菌性痢疾的疗效观察[J].吉林医学,2013,34(30)：6296.

[3] 张凯睿,刘增援,王利利,等.地榆提取物对多重耐药大肠埃希氏菌的抑菌活性及机制研究[J].动物医学进展,2021,42(10)：61-65.

[4] 马艳春,吴文轩,胡建辉,等.当归的化学成分及药理作用研究进展[J].中医药学报,2022,50(1)：111-114.

[5] 杨山景,李凌军.丹皮酚药理作用与应用研究进展[J].中药药理与临床,2022,38(5)：237-241.

[6] 李葆林,麻景梅,田宇柔,等.甘草中新发现化学成分和药理作用的研究进展[J].中草药,2021,52(8)：2438-2448.

二十一、治赤白痢通用恒验方

【来源】 清代吴迈《方症会要·卷二·痢疾》。

【原文】 仅有处方而无论述。

【组成】　黄连、黄芩、白芍、当归、陈皮、木香、枳壳、槟榔、山楂、神曲（原书未给出剂量）。

【用法】　三日内加硝、黄下之，虚者不可轻用，宜酌之。

【功效】　清肠化湿，调气和血。

【主治】　赤白痢。

【立方背景】　吴迈认为，痢疾之因，大抵以食积火热为多，其次暑湿，其次风寒，其次七情内伤。治赤白痢通用恒验方便是专为食积火热所致痢疾所设。

【配伍分析】　本方证由食积火热壅滞肠中、气血失调所致。方中重用酸苦微寒之白芍养血敛阴，柔肝调血，缓急以止泻痢腹痛，是治痢之要药。黄芩、黄连味苦性寒，清热燥湿，厚肠止利，善清上中焦之热，入大肠经，故善清肠中热毒，燥湿以止痢。山楂、神曲可健脾消食、化湿行滞，寓"通因通用"之意，同时山楂性温兼入肝经血分，能通行气血，有活血祛瘀止痛之功，以除肠中积滞瘀血。陈皮、木香、枳壳、槟榔可行气导滞、快气宽肠、消脘腹胀满，且能除里急后重。当归甘温质润，可养血和血、行气止痛，助芍药养血益阴。诸药合用，"调气则后重自除，行血则便脓自愈"，湿去热清，食积消去，气血调和，故下痢可愈。

【类方附录】

1. 芍药汤

出处：金代刘完素《素问病机气宜保命集·卷中·泻痢论第十九》。

组成：芍药、当归、黄连、槟榔、木香、炙甘草、大黄、黄芩、肉桂。

功效：清热燥湿，调气和血。

主治：湿热痢疾。腹痛，便脓血，赤白相兼，里急后重，肛门灼热，小便短赤，舌苔黄腻，脉弦数。

2. 黄芩汤

出处：汉代张仲景《伤寒论·卷四·辨太阳病脉证并治下第七》。

组成：黄芩、芍药、炙甘草、大枣。

功效：清热止痢,和中止痛。

主治：热泻热痢。症见身热,口苦,腹痛下利,舌红苔黄,脉数。

3. 内疏黄连汤

出处：金代刘完素《素问病机气宜保命集·卷下·疮疡论第二十六》。

组成：黄连、芍药、当归、槟榔、木香、黄芩、栀子、薄荷、桔梗、甘草、连翘。

功效：清热解毒,消肿散结。

主治：疮疡热毒炽盛,肿硬木闷,根盘深大,皮色不变,呕哕烦热,大便秘结,脉象沉实者。

【现代研究】 方中黄连的乙醇提取物及盐酸小檗碱都具有抗炎的作用。黄芩具有良好的增强机体免疫力的作用,黄芩苷也具有保护肠道上皮细胞损伤、改善肠道黏膜结构的作用。白芍、当归可通过干预免疫系统达到对多种疾病的治疗效果;陈皮对胃肠运动有双向调节作用,可以抑制胃肠运动。木香提取物可有效抑制胃肠平滑肌痉挛,并有止泻和镇痛等作用。现代药理学研究表明,枳壳对胃肠平滑肌呈双向调节,可以降低胃肠平滑肌张力,具有解痉作用。槟榔中的槟榔碱具有类 M 受体激动剂作用,能促进唾液分泌和胃肠蠕动,有助于消化。

参 考 文 献

[1] 马国琴,刘东玲. 黄连药理研究进展[J]. 甘肃农业,2019(10):97-99.

[2] 龚发萍,郑鸣. 黄芩的化学成分及药理作用[J]. 临床合理用药杂志,2021,14(34):176-178.

[3] 吴玲芳,王晓晴,陈香茗,等.白芍化学成分及药理作用研究进展[J]. 国际药学研究杂志,2020,47(3):175-187.

[4] 马艳春,吴文轩,胡建辉,等.当归的化学成分及药理作用研究进展[J]. 中医药学报,2022,50(1):111-114.

[5] 欧立娟,刘启德.陈皮药理作用研究进展[J]. 中国药房,2006(10):787-789.

[6] 郑加梅,尚明越,王嘉乐,等.木香的化学成分、药理作用、临床应用研究进展及质量标志物预测[J]. 中草药,2022,53(13):4198-4213.

[7] 崔亚玲.气滞胃痛颗粒中枳壳有效组分表征及药代动力学研究[D].沈阳:辽宁中医药大学,2013.

[8] 易攀,汤嫣然,周芳,等.槟榔的化学成分和药理活性研究进展[J].中草药,2019,50(10):2498-2504.

二十二、白痢方

【来源】 清代吴迈《方症会要·卷二·痢疾》。

【原文】 仅有处方无论述。

【组成】 苍术、白术、茯苓、神曲、甘草、黄芩、陈皮、枳壳（原书未给出剂量）。

【用法】 水煎服。痛加槟榔七分,木香三分。气行则痛止。

【功效】 温中燥湿,调气和血。

【主治】 白痢。

【立方背景】 吴迈言痢疾,论源《黄帝内经》、仲景、《脉经》及金元诸家。吴迈在河间、丹溪治痢的基础上对其治疗加以阐发。他提出痢疾治疗"须求其因而为之辨别区治",并列辨证加药数条。白痢方为痰湿中阻、脾胃不和所致白痢之代表方。

【配伍分析】 本方证乃痰湿中阻、脾胃不和所致。方中苍术辛温升散,能使肌表之风湿、寒湿从汗而出,其苦温之性又能燥湿健脾;白术味甘苦性温,甘温可补中益气,苦温可燥湿健脾,两者相须为用,一散一收,一胃一脾,入中焦可燥湿健脾,水湿得以运化则脾运有权,脾健则湿邪不能聚而为患。黄芩味苦性寒,具有清热燥湿、泻火解毒、厚肠止利之功。《本经逢原》谓黄芩"苦燥而坚肠胃",长于治疗湿热痢疾。神曲、茯苓渗湿健脾止泻,行气和胃,使湿去脾健、气和滞消。陈皮、枳壳皆具辛苦之性,有行气宽中、燥湿除痞之功,且陈皮性温,枳壳性微寒,两者相合,在一定程度上可克服温燥伤阴之弊端,增强行气、祛痰之功。甘草补中益气,调和诸药。诸药合用,共奏燥湿化痰、理气和中之功。

【类方附录】

1. 不换金正气散

出处:明代徐春甫《古今医统大全·卷七十六·瘴气门》。

组成:姜厚朴、苍术、陈皮、半夏、藿香叶、炙甘草、草果。

功效:和脾胃,止吐泻,温中,下痰饮。

主治:一切山岚瘴气,八般疟疾,四时伤寒,五种膈气,腹痛胀满,吞酸噫气,噎塞干呕,恶心;内受寒湿,外感风邪,头痛头眩,鼻塞;及一切霍乱时气,不服水土。

2. 苍术汤

出处:明代傅仁宇《审视瑶函·卷三运气原证·头痛》。

组成:苍术、白芍、枳壳、白茯苓、白芷、陈皮、川芎、炙半夏、升麻、炙甘草、生姜。

功效:祛风化湿,理气健脾。

主治:太阴经头风头痛,腹中胀痛,食欲不振者。

3. 完带汤

出处:清代傅山《傅青主女科·卷上·带下》。

组成:土炒白术、炒山药、人参、酒炒白芍、酒炒车前子、制苍术、甘草、陈皮、黑荆穗、柴胡。

功效:补脾疏肝,化湿止带。

主治:脾虚肝郁,湿浊下注之带下证。症见带下色白,清稀无臭,倦怠便溏,舌淡苔白,脉缓或濡弱。

5. 苍术丸

出处:清代沈金鳌《杂病源流犀烛·卷十八·伤食不能食源流》。

组成:苍术、神曲。

功效:温中补虚,健脾消食。

主治:腹中虚冷不能食,食辄不消,羸弱生病者。

【现代研究】 方中苍术的 50%甲醇提取物具有抗溃疡,抑制胃液分泌、胃酸排出,降低胃蛋白酶活性的作用。白术煎剂有明显的促进胃排空及小肠推进功能作用。六神曲煎液可增加患者粪便中有益菌群数量,进而使肠杆菌的生长受到抑制。甘草抗炎作用显著,其抗炎的特有性成分众多,配伍应用后能够有效提高方剂治疗炎症的效果。黄芩苷也具有减轻肠道上皮细胞损伤的作用,可改善肠道黏膜结构,缓解消化系统毒素及脂多糖等造成的损伤。陈皮提取物能抑制动物离体胃肠平滑肌运动。

参 考 文 献

[1] 张明发,沈雅琴,朱自平,等. 苍术药理研究[J]. 时珍国医国药,1999,10(1):1-3.

[2] 殷静先. 白术药理研究进展[J]. 时珍国医国药,2000,11(6):572.

[3] 庄彦华,杨春辉,杨旭东,等. 中药"神曲"对肠易激综合征患者肠道菌群的调节和临床疗效的研究[J]. 中国微生态学杂志,2005(1):42-44.

[4] 李泽宇,郝二伟,李卉,等. 甘草配伍应用的药理作用及机制分析[J]. 中国实验方剂学杂志,2022,28(14):270-282.

[5] 龚发萍,郑鸣. 黄芩的化学成分及药理作用[J]. 临床合理用药杂志,2021,14(34):176-178.

[6] 欧立娟,刘启德. 陈皮药理作用研究进展[J]. 中国药房,2006(10):787-789.

第四章
霍 乱 治 方

一、四味香薷饮

【来源】　清代程国彭《医学心悟·卷三·伤暑》。

【原文】　闭暑者,内伏暑气而外为风寒闭之也。其头痛身痛,发热恶寒者,风寒也;口渴烦心者,暑也。四味香薷饮加荆芥、秦艽主之。

四味香薷饮治风寒闭暑之证,头痛发热,烦心口渴,或呕吐泄泻,发为霍乱,或两足转筋。凡闭暑不能发越者,非香薷不可。香薷乃消暑之要药,而方书称为散剂,俗称为夏月之禁剂,夏既禁用,则当用于何时乎?此不经之说,致令良药受屈,殊可扼腕,故辩之。

【组成】　香薷、扁豆、姜汁炒厚朴各一钱五分、炙甘草五分。

【用法】　水煎服。若兼风寒,加荆芥、秦艽、蔓荆子;若兼霍乱吐泻,烦心口渴,加黄连;若两足转筋,加木瓜、茯苓,木瓜治转筋之神剂;若风暑相搏,而发搐搦者,加羌活、钩藤。

【功效】　祛暑解表,化湿和中。

【主治】　风寒闭暑证。头痛发热,烦心口渴,或呕吐泄泻,发为霍乱,或两足转筋。

【立方背景】　程国彭认为,时疫之证来路有两条、去路有三条、治法有五条。其中,去路三条即指:"从经络入者仍从经络出",宜分寒热、发散邪气,如辛温之香苏散、辛凉之普济消毒饮之类;"从口鼻入者仍从口鼻出",以芳香之类酌情加减,解表化湿,祛邪辟秽,如神术散、藿香正气散之类;"传入脏腑,毒气内归"者,可见潮热谵语、腹满胀痛,法当疏通肠胃,使邪气从下而解,下后余热未尽者当清之,以免留邪。霍乱从口鼻而入,在表有风寒,在里有暑湿,四味香薷饮即解表化湿、祛邪辟秽代表方之一。

【配伍分析】 本方所治之证乃夏秋之季,感受时行疫毒,疫毒随饮食而入,上犯脾胃,升降失司,清浊相干,暑热盛于气分,水湿阻于中焦而成。故当解表祛暑,化湿和中。程国彭称香薷"凡闭暑不能发越者,非香薷不可",为"消暑之要药"。故方中重用辛温芳香之香薷发汗解表、祛暑化湿,可入脾、肺气分发越阳气,为君药。正如《本草经疏》所载:"香薷,辛散温通,故能解寒郁之暑气,霍乱腹痛,吐下转筋,多由暑月过食生冷,外邪与内伤相并而作,辛温通气,则能和中解表,故主之也、散水肿者,除湿利水之功也";厚朴味苦辛性温,入脾、胃、肺、大肠经,具有行气除满,燥湿运脾之功,可增强君药香薷祛湿除满、醒脾开胃之功,为臣药;扁豆味甘淡性平,入脾、胃经,其甘温和缓,补脾和胃而不滞腻,消暑化湿而又不燥烈,寓匡正御邪之意,是健脾和中、化湿解暑之佳品,为佐药;甘草调和诸药为使。全方共奏祛暑解表、化湿和中之功,可使内伏暑气得清、外为风寒得解。

【类方附录】

1. 香薷汤

出处:宋代太平惠民合剂局《太平惠民和剂局方·卷二·治伤寒》。

组成:炒白扁豆、茯神、姜厚朴、香薷、炙甘草。

功效:宽中和气,调和营卫。

主治:治感受暑湿,饮食不节,脾胃不和,憎寒壮热,身体疼痛,胸膈满闷,霍乱呕吐。

2. 香薷饮

出处:清代徐大椿《医略六书》。

组成:香薷、厚朴、扁豆、茯苓、木香、藿香。

功效:和脾解暑,除满安胎。

主治:孕妇腹中卒痛,脉虚者。

3. 四味香薷饮

出处:清代汪昂《医方集解·清暑之剂》。

组成:香薷、姜厚朴、炒扁豆、姜黄连。

功效:清热解暑化湿。

主治:外感暑热,呕吐泄泻。

4. 新加香薷饮

出处:清代吴瑭《温病条辨·卷一·上焦篇》。

组成:香薷、金银花、鲜扁豆花、厚朴、连翘。

功效:祛暑解表,清热化湿。

主治:暑温夹湿,复感外寒证。症见发热头痛,恶寒无汗,口渴面赤,胸闷不舒,舌苔白腻,脉浮而数。

【现代研究】 四味香薷饮方中香薷可通过疏理胃肠气机、调节水液代谢和机体免疫力来提高中焦脾胃健运发挥治疗作用,从而具有化湿和中的功效。厚朴所含的和厚朴酚是钙离子通道阻滞剂,能抑制胃肠道平滑肌收缩,也能促进胃动素和胃泌素分泌,增强胃肠道内 Cajal 间质细胞内质网上的三磷酸肌醇受体和兰尼碱受体的表达和受体活性。当各种病理因子引起胃肠运动亢进时,表现为对抗亢进。加之厚朴酚及和厚朴酚的抗氧化和抗炎作用能保护肠黏膜,从而可以对抗各种肠炎和泻药所致的腹泻。

参 考 文 献

[1] 孙冬月,高慧. 香薷挥发油对湿困脾胃证模型大鼠的作用[J]. 中成药,2017,39(12): 2441-2448.

[2] 陈钰玲,王淑萍,王磊,等.胃肠安丸中主要成分厚朴酚及和厚朴酚的药代动力学研究[J]. 中国中药杂志,2016,41(9):1732-1738.

[3] 张晓娟,左冬冬,胡妮娜,等.厚朴的化学成分及药理作用研究进展[J].中医药信息,2023, 40(2):85-89.

二、银花麦冬汤

【来源】 清代余国珮《婺源余先生医案·霍乱转筋》。

【原文】 霍乱转筋，脉沉似伏，舌青肢冷，热深厥深，有亡阴脱泄之势，危笃之候。姑与救液，先服辟痧丸三钱，银花麦冬汤下。

【组成】 北沙参、银花、六一散、白芥子、知母、肥玉竹、麦冬、姜木通、细辛、芦根（原书未给出剂量）。

【用法】 水煎服。

【功效】 滋水清热，救液存阴。

【主治】 霍乱转筋。

【立方背景】 余国珮提出"万病之源无非燥湿为本"，以燥湿统辖虚实、寒热之变，立法选方根据病证的润燥，湿者燥之，燥者润之，并依据寒热虚实之偏定温凉补泻之法，创造了一套独具特色的以燥湿为纲的辨证论治思想。《婺源余先生医案》开篇自序有言"由湿化热，热能耗液，而又化燥，燥极又能化风……往往燥极生风"，故立清润并用之银花麦冬汤。

【配伍分析】 本方证乃津液暴失、经脉失养所致。霍乱大吐大泻，津液暴失，耗伤气血，或湿热痞结，气机不得宣通，津液不得布散，导致筋脉失养，而为转筋。方中金银花味苦甘性平微寒，入肺、胃经，质轻芳香，功可清热透邪，主治热毒血痢，消痈散毒；麦冬味甘微苦，归心、肺、胃经，功可养阴生津，润肺止咳，二药相伍，清热养阴，共为君药。芦根味甘性寒，能清肺胃气分之热，并生津止渴；知母清热泻火，滋阴润燥，助君药清泻肺火，如《得配本草》所言："知母得麦冬泻肺火"；北沙参味甘性苦，入肺、胃经，质坚性寒；玉竹味甘性平，入肺、胃经，两者均有滋阴润燥之功，可助君药加强养阴生津、润肺止渴的作用，四药共为臣药，可加强泻肺经之火、益五脏之阴的功效。六一散系由滑石与甘草按6∶1剂量组成，二药力宏功专，被王纶《明医杂著》赞为"治暑之法，清心利小便最好"；木通味苦性寒，泄降之力强，祛上焦湿热之力捷效，佐入二药，清上利下，使邪有出路。芦根、白芥子、细辛辛散温通，辛烈走窜，可引诸药上行。全方共奏滋水清热、救液存阴之功。

【类方附录】

1. 细辛散

出处:宋代王怀隐《太平圣惠方·卷三十三·治坠睛诸方》。

组成:细辛、赤茯苓、黄芩、麦冬、木通、黄连、川大黄、玉竹、甘草。

功效:清热滋阴利尿。

主治:坠睛眼,风热牵瞳仁向下。

2. 茯苓汤

出处:方出宋代王怀隐《太平圣惠方·卷五十三·治热渴诸方》,名见明代朱橚《普济方·卷一七九》。

组成:赤茯苓、芦根、黄芩、知母、天花粉、瞿麦穗、麦冬、炙甘草、木通。

功效:滋阴清热,生津利尿。

主治:心脾热,渴不止,小便难。

3. 木通散

出处:宋代王怀隐《太平圣惠方·卷十一·治伤寒干呕诸方》。

组成:木通、芦根、陈皮、人参、葛根、麦冬。

功效:益气理气,生津利尿。

主治:伤寒,干呕烦闷,小便不利。

【现代研究】 本方北沙参、玉竹、麦冬取沙参麦冬汤之意。现代药理学研究显示,沙参麦冬汤具有抗炎、提高机体免疫力、抗氧化、抗病毒等药理作用,广泛运用于临床各类疾病的治疗。北沙参具有解热镇痛、镇咳祛痰、增强免疫力等作用。有学者研究发现,北沙参醇提物对由伤寒疫苗引起的家兔发热有解热作用;玉竹具有抗氧化、调节免疫力、抗病毒及抑菌等作用。现代药理学研究表明,玉竹有抗流感病毒的作用,其有效成分蒽醌类化合物、甾体糖苷和肉桂酸衍生物对甲型流感病毒有显著的体外抑制作用;麦冬具有抗炎、增强免疫力等作用,在治疗中可起到扶正的作用。金银花具有广谱抗菌、抗病毒、增强免疫力、解热、抗炎等多种药理作用。有学者利用北沙参、金银花药对治疗非典型性肺炎,取两者清热润肺、表里兼顾之功,可取得良好的疗效。本方细辛是疫病常用药,具有解热、抗炎、抗病毒、止咳平喘等多种作用,至今仍广泛用于治疗感冒、新型冠状病毒感染、头痛、湿疹等病证。六一散的现代运用较广泛,除了运用于暑湿疾病的治疗中,还可用于带状疱疹、乙型脑炎、小儿暑泻等疾病的治疗。白芥子具有镇咳祛痰平喘、抗炎镇痛等作用,在肺系疾病的治疗中显示出良好的效果。以知母为主药的知石清解注射液对流行性出血热病毒、副流感病毒有明显的抑制作用,说明知母可能具有抗病毒的作用。

参 考 文 献

[1] 高尚,李巾,黄费炳,等.沙参麦冬汤的药理作用和临床应用研究进展[J].中医药导报,2020,26(2):115-118,123.

[2] 孙艳菲,张学顺.北沙参药理作用及临床应用研究进展[J].辽宁中医药大学学报,2015,17(3):191-193.

[3] 刘佳蕊,崔天怡,吕彬,等.玉竹的有效成分、药理活性及资源开发研究进展[J].食品与药品,2023,25(1):96-103.

[4] 常思潮,常惟智.麦冬的药理作用及复方临床应用研究进展[J].光明中医,2023,38(12):2443-2446.

[5] 张前熙.金银花的药理作用及应用研究进展[J].山东化工,2023,52(3):121-122,126.

[6] 翟艳会,王新苗,张伟,等.北沙参的临床应用及其用量探究[J].长春中医药大学学报,2022,38(11):1201-1204.

[7] 刘美嫱,王连嵋,孟晶,等.细辛的化学成分、药理及毒理研究进展[J].中国实验方剂学杂志,2023,29(10):224-234.

[8] 张保国,丛悦,刘庆芳.六一散现代临床运用[J].中成药,2010,32(3):467-470.

[9] 孙银芳.中药白芥子最新研究进展[J].新中医,2015,47(10):209-211.

[10] 白世庆,刘艳红.知母的药理研究与临床应用[J].中国现代药物应用,2007(4):66-67.

三、甘雨汤

【来源】 清代余国珮《婺源余先生医案·霍乱转筋》。

【原文】 液之耗极者,仍当大剂救阴保肺,甘雨汤亦可用。此病不外金水两败,惟育阴留阳法,无不获效。曾治同乡洪姓者,身冷脉伏,音哑形脱,腹痛,用前法吐泻均止,但腹痛,脉厥不回,声音不出。先曾吐血咳嗽,肺肾大亏,肠燥挛急作痛,即忘阴化燥也。仍用甘雨法,先去龟鳖甲,加沙参、解斛,后复加用之,至五六日方痊愈。

【组成】 生地五钱,龟板四钱,条参六钱,鳖甲四钱,麦冬三钱,知母三钱,枸杞三钱,玉竹三钱,梨汁,蔗浆。

【用法】 水煎服。

【功效】 救阴保肺,育阴留阳。

【主治】 霍乱转筋,身冷脉伏,音哑形脱,腹痛等证。

【立方背景】 霍乱转筋,世医多从寒湿论治,常用藿香正气散、理中丸、四逆汤等方。余国珮提出"燥湿为纲"辨证说,实则重于燥邪致病,治外感"伏邪宁多用救阴",治内伤持"欲作常明灯,须识添油法"之论,重养阴润燥之治,力倡"养阴护阴",外感内伤,临床各科多以体软滑润、多汁多油之品治之,创立甘雨汤。

【配伍分析】 本病证由温热化燥、化风,阴液不充所致。津液既伤,畅枯则缩而痛,筋失液养,转筋拘挛,拟大剂救阴之剂。余国珮指出"今之霍乱症,救液为第一良法也",故全方以滋阴救液为主。方中生地黄甘寒质润,滋阴增液,配以知母清热,且上益肺阴,下滋肾水,两者相合则退热滋阴、凉血生津之力尤强。北沙参、麦冬、玉竹三药相配,相须为用,甘寒相济,可增强滋养肺阴、生津止渴之功,而养肺阴又可达清金制木、金水相生之效。龟板、鳖甲咸平,均为血肉有情之品,二药相伍,阴阳相合,交通任督,合用可增液濡筋,滋补肝肾。枸杞味甘性平,有滋补肾阴、补肾填精之功,佐以梨皮、蔗浆甘凉之品滋润养阴,降火除热,可急补阴液。本方为霍乱转筋所设,诸药合用上可清热润肺,下能滋养肾水,急补津液,育阴留阳,救阴保肺;津液得救,筋脉则润,转筋亦缓。

【类方附录】

1. 益胃汤

出处:清代吴瑭《温病条辨·卷二·中焦篇》。

组成:北沙参、麦冬、冰糖、生地黄、玉竹。

功效:益胃生津,滋阴胃阴。

主治:胃阴损伤证。症见饥不欲食,口干咽燥,大便干结,舌红少津,脉细数。

2. 生津地黄汤

出处:明代万表编、万邦孚补辑《万氏家抄方·卷六》。

组成:天花粉、生地黄、知母、麦冬、甘草。

功效:滋阴生津。

主治:痘疹,内实作热,大便坚实而渴者。

3. 清肺饮

出处:清代赵濂《内外验方秘传》。

组成:生地黄、天冬、麦冬、贝母、百合、条参、玉竹、白芍、阿胶。

功效:滋肺润肺补肺。

主治:胸前骨凸,将成鸡胸。

4. 一贯煎

出处:清代魏之琇《续名医类案·卷十八·胁痛》。

组成:北沙参、麦冬、当归身、生地黄、枸杞子、川楝子。

功效:滋阴疏肝。

主治:肝肾阴虚、肝气郁滞证。症见胸脘胁痛,吞酸吐苦,咽干口燥,舌红少津,脉细弱或虚弦。亦治疝气瘕聚。

【现代研究】 鲜地黄主要成分为梓醇,具有保护神经、缓泻、抗炎等作用。研究发现,知母煎剂在琼脂平板上有抗病原微生物的作用,对痢疾杆菌、霍乱弧菌具有抑制作用。玉竹黄酮、玉竹多糖、玉竹皂苷对细菌和植物病原真菌有显著的抑制作用。从玉竹中分离的高异黄酮具有强抑菌效果,抑菌率可达 100%。梓醇可以提高正常老鼠对葡萄糖的利用率,也能显著刺激 STZ 糖尿病老鼠的肝糖原合成。给阴虚的大鼠服用龟甲水煎液,结果显示 3H-TdR 掺入淋巴细胞转化的 cpm 值和血清中 IgG 含量均得以提高,使降低了的体液免疫功能和细胞免疫功能得到较好恢复。北沙参水提取物对红细胞溶血有较强的抑制作用,正丁醇提取物对脂质过氧化有较强的抑制作用。实验表明,北沙参水提取物和有机提取物均具有较强的抗氧化作用。麦冬通过抑制 MCP-1 的产生而抑制 2 型 T 细胞(TH2)细胞因子反应,同时延缓肺纤维化的进程。枸杞多糖是枸杞发挥免疫调节作用的主要活性成分。生知母、盐知母水煎液均能显著降低大鼠的体温。玉竹甾体皂苷类成分能促进小鼠脾细胞体外增殖的活性,玉竹醇提物低毒且安全,能够增强免疫功能抑制炎症反应。

参 考 文 献

[1] 肖遵香,程华尧,齐国田,等.新鲜中药功效研究及临床应用体会[J].亚太传统医药,2016,12(17):57-58.

[2] 苏萌,谭福雄,吕洁,等.基于网络药理学、分子对接及实验验证研究知母-黄柏药对抗炎的物质基础[J].天然产物研究与开发,2022,34(4):687-698.

[3] 孟庆龙,崔文玉,刘雅婧,等.玉竹的化学成分及药理作用研究进展[J].上海中医药杂志,2020,54(9):93-98.

[4] 蒋凤荣,张旭,范俊,等.麦冬药理作用研究进展[J].中医药学刊,2006,24(2):236-237.

[5] 李龙.枸杞药理作用和应用研究[J].糖尿病天地,2018,15(7):27-28.

[6] 白浩东,张子东,苏慧琳,等.炮制对知母化学成分及药理作用影响的研究进展[J].中国药房,2021,32(17):2159-2163.

[7] 赖隽晖,李秀霞.药用植物玉竹药理作用研究进展[J].黑龙江农业科学,2021(2):132-135.

四、正气汤

【来源】 明代孙文胤《丹台玉案·卷之四·霍乱门》。

【原文】 正气汤。治霍乱泄泻不住。

【组成】 陈皮、紫苏叶、泽泻、山楂、苍术各一钱,藿香、姜汁炒厚朴、半夏(姜矾制)各一钱五分,甘草三分。

【用法】 老姜五片,煎服。

【功效】 和胃理中,燥湿止泻。

【主治】 霍乱泄泻不住。

【立方背景】 孙文胤重视霍乱发病迅速的特点,其在《丹台玉案》中有述"霍乱之证,急于风雨",强调霍乱急性发作期来势急骤,变化迅速有"挥霍缭乱"之势,此乃正气不足,湿浊与疫疠之气深入,清浊相干,乱于脾胃。孙文胤创正气汤理气和中以扶助正气治本,祛湿止泻治标。

【配伍分析】 本方证乃湿邪阻于气机、停滞脾胃所致,治宜理气化湿为主。方中陈皮理气燥湿;苍术燥湿醒脾;厚朴行气化湿,三者伍用,有行气燥湿、醒脾开胃之功。配泽泻利水泄湿,以治霍乱之水谷不分、泄泻不止;再配合辛温和中之苏叶,既能解表散寒,又可理气和胃,行气宽中。《药品化义》指出苏叶"为发生之物……专解肌发表,疗伤风伤寒,及疟疾初起,外感霍乱,湿热脚气,凡属表证,放邪气出路之要药也"。藿香味辛性微温,加强温中快气,醒脾化浊之效。半夏味辛苦性温,善于和胃降逆,化痰止呕,且半夏得陈皮之助,则气顺而痰自消;陈皮得半夏之助,则痰除则气自下,理气和胃之功更著,二药配伍,使脾气运而痰自化,气机畅则痞自除,胃和降则呕自止,以治霍乱之呕吐不止。山楂味酸甘性微温,具有行气消积、活血化浊之功。更以温中散寒、降逆止呕的老姜三片、水煎送服。诸药共用,共奏解表理中、燥湿止泻止呕之功。

【类方附录】

1. 不换金正气散

出处:宋代太平惠民和剂局《太平惠民和剂局方·卷二·治伤寒·吴直阁增诸家名方》。

组成:姜厚朴、藿香、甘草、半夏、苍术、陈皮、生姜、大枣。

功效:解表散寒,化湿和中。

主治:四时伤寒,瘴疫时气,头疼壮热,腰背拘急,寒热往来,咳嗽痰涎,霍乱吐泻,下痢赤白等症。

2. 柴胡汤

出处:宋代赵佶《圣济总录·卷三十九·霍乱门·霍乱逆满》。

组成:柴胡、厚朴、白茯苓、陈皮、人参、诃黎勒、桔梗、紫苏、炙甘草。

功效:燥湿健脾,益气宽中。

主治:霍乱逆满,两胁下妨闷,呕不下食。

3. 二陈平胃散

出处:明代秦景明《症因脉治·卷二·咳嗽总论·内伤咳嗽·食积咳嗽》。

组成:制半夏、茯苓、陈皮、甘草、制苍术、厚朴。

功效:消积宽中,化痰止咳。

主治:食积咳嗽,五更为甚,胸脘满闷,脉沉滑。及偏渗小便不利,泄泻不止,水谷不分,腹中漉漉有声,胃有痰饮者。

4. 胜湿汤

出处:清代沈金鳌《杂病源流犀烛·卷七·诸汗源流》。

组成:苍术、厚朴、半夏、藿香、陈皮、甘草、生姜、大枣。

功效:祛湿燥脾。

主治:湿邪。肢体沉重、困倦乏力。湿浊内阻肠胃,则见纳谷不香、脘闷不舒、小便不利、大便溏泄等症。

【现代研究】 藿香醇具有抗炎、抗胃溃疡等作用,其抗炎作用与下调炎症介质的 mRNA 表达、抑制促炎细胞因子产生及减少细胞外调节蛋白激酶介导的 NF-κB 活化等有关。苍术多糖的肠免疫调节生物活性、抗炎作用等,可用于缓解脘腹胀满及脾虚引起的泄泻。黄连主要成分是小檗碱、黄连碱。现代药理学研究发现,黄连素可以调节肠道菌群失调,增加拟杆菌相对丰度,显著抑制粪肠球菌的生长,促进益生菌和双歧杆菌的生长,并降低致病菌的相对丰度。石香薷精油中的萜烯类物质可能具有较强的抗菌抗氧化能力,对金黄色葡萄球菌、大肠杆菌、枯草芽孢杆菌、肠炎沙门菌等肠道致病菌均具有良好的抑制作用。

参 考 文 献

[1] 张伟,张娟娟,郭庆丰,等.广藿香醇药理作用研究进展[J].中国实验方剂学杂志,2020,26(3):213-221.

[2] QIAO Y,SUN J,XIA S,et al. Effects of resveratrol on gut microbiota and fat storage in a mouse model with high-fat-induced obesity[J]. Food & function,2014,5(6): 1241-1249.

[3] 曾威,罗艳,黄可儿,等.广陈皮抗高脂血症的血清代谢组学研究[J].中药新药与临床药理,2020,31(1):72-79.

[4] 常丽坤,张文晋,曹也,等.苍术多糖提取分离、结构解析及生物活性研究进展[J].中国中药杂志,2021,46(9):2133-2141.

[5] 王泽鹏,张法荣.基于网络药理学的苏叶黄连汤治疗慢性肾衰竭机制研究[J].山东中医药大学学报,2021,45(2):209-216.

[6] 刘梦婷,罗飞亚,曾建国.石香薷精油成分分析及其抗菌抗氧化活性[J].中成药,2020,42(11):3091-3095.

五、溉济汤

【来源】　明代孙文胤《丹台玉案·四卷·霍乱门》。

【原文】　溉济汤,治霍乱,虚烦不得眠。

【组成】　人参一钱,甘草三分,竹茹、麦门冬、半夏、粳米各二钱。

【用法】　生姜五片,煎服。

【功效】　调和中气,气阴双补,清热除烦。

【主治】　霍乱,虚烦不得眠。

【立方背景】　时医治疗霍乱多单从暑热或寒湿论治,而忽略暑气耗伤阴气、吐泻亏损气津的病机,正如王肯堂《证治准绳》云:"霍乱之后,阳气已脱,或遗尿而不知,或气少而不语,或膏汗如珠,或大躁欲人水,或四肢不收,皆不可治也。"他指出,霍乱吐泻后的亡阳、气脱、阴竭等情况,预后均不良,故创本方用于治疗霍乱之后气阴两虚证。

【配伍分析】 本方证系吐泻过甚、气阴两伤、阴不守阳所致。方中竹茹甘寒清润,入肺、胃、胆经,除虚烦,降逆止呕,为君药,《本经逢原》言"竹茹专清胃府之热,为虚烦烦渴、胃虚呕逆之要药"。人参益气生津,善大补元气而兼益脾肾;麦冬功擅养阴生津,润肺清心,两者合用,气阴双补,共奏养阴益气、清心益胃之功,共为臣药。君臣相合,清补并行。半夏体滑能润,功可降逆和胃止呕,其性虽温,但与同量之麦冬相伍,去温燥之性而存降逆之用,且亦使人参、麦冬补而不滞;粳米、甘草养胃和中,与半夏相合,可防竹茹微寒伤胃,与人参相伍可益脾养胃,共为佐药。甘草调和诸药,兼为使药。全方有清有补,行气和胃,降逆除烦。诸药合用,使中气调而阴阳和畅、水火升降,则虚烦自除。

【类方附录】

1. 麦门冬汤

出处:汉代张仲景《金匮要略·卷上·肺痿肺痈咳嗽上气病脉证治第七》。

组成:麦冬、半夏、人参、甘草、粳米、大枣。

功效:清养肺胃,降逆下气。

主治:①虚热肺痿。咳唾涎沫,短气喘促,咽干口燥,舌红少苔,脉虚数。②胃阴不足证。气逆呕吐,口渴咽干,舌红少苔,脉虚数。

2. 竹叶汤

出处:唐代孙思邈《备急千金要方》。

组成:竹叶、人参、甘草、半夏、石膏、麦冬、生姜。

功效:益气滋阴,清热生津。

主治:伤寒发汗后,表里虚烦,不可攻者。

3. 溉济汤

出处:宋代王硕《易简方》。

组成:半夏、麦冬、甘草、人参、竹叶、熟附片。

功效:益气滋阴,降逆温中。

主治:下利发热者。霍乱后虚烦不得眠。

4. 竹叶石膏汤

出处:汉代张仲景《伤寒论·卷七·辨阴阳易差后劳复病脉证并治第十四》。

组成:竹叶、石膏、人参、麦冬、半夏、甘草、粳米。

功效:清热生津,益气和胃。

主治:伤寒、温病、暑病余热未清,气津两伤证。症见身热多汗,心胸烦热,气逆欲呕,口干喜饮,气短神疲,或虚烦不寐,舌红苔少,脉虚数。

5. 温胆汤

出处:宋代陈言《三因极一病证方论·卷八·肝胆经虚实寒热证治》。

组成:半夏、竹茹、枳实、陈皮、茯苓、炙甘草、生姜、大枣。

功效:理气化痰,和胃利胆。

主治:主治胆郁痰扰证,胆怯易惊,头眩心悸,心烦不眠,夜多异梦;或呕恶呃逆,眩晕,癫痫,苔白腻,脉弦滑。

【现代研究】 人参的有效成分皂苷和多糖有增强免疫功能、提高非特异性免疫功能的作用。麦冬发挥镇静、抗炎、增强免疫功能作用的有效成分是甾体皂苷类和多糖类。半夏生物碱对豚鼠回肠的收缩张力有明显的抑制作用,对小鼠和大鼠的炎症反应均有一定的抑制作用。甘草中的三萜皂苷类化合物是其特异性标志成分,尤以甘草酸含量较高,通过诱导宿主细胞产生干扰素来增强免疫功能。

参 考 文 献

[1] 张前进.人参的化学成分和药理活性[J].光明中医,2011,26(2):368-369.

[2] 范明明,张嘉裕,张湘龙,等.麦冬的化学成分和药理作用研究进展[J].中医药信息,2020,37(4):130-134.

[3] 史晶晶,苗明三,时惭.半夏外用的抗炎镇痛作用[J].河南中医,2011,31(9):991-993.

[4] 王波,王丽,刘晓峰,等.中药甘草成分和药理作用及其现代临床应用的研究进展[J].中国医药,2022,17(2):316-320.

六、吴正伦治霍乱转筋方

【来源】　明代吴正伦《脉症治方·卷之一寒门·伤寒》。

【原文】　柴藿汤,治春末夏秋伤寒……霍乱转筋,两脚冷,汗出,上吐下泻,日间感热,夜间感冷,邪气正气,两不分也,加木瓜、扁豆、砂仁各八分,干姜五分,泽泻、青皮各七分。

【组成】　柴胡一钱五分,黄芩、藿香、半夏、白术、苍术各一钱,陈皮、人参、白茯苓、厚朴、川芎、白芷、枳壳、木瓜、扁豆、砂仁各八分,桔梗、泽泻、青皮各七分,干姜五分,甘草三分。

【用法】　上作一服,生姜三片,大枣一枚,水二盅,煎一盅,食远服。

【功效】　疏肝理气,健脾利湿。

【主治】　霍乱转筋,两脚冷,汗出,上吐下泻,日间感热,夜间感冷,邪气正气,两不分者。

【立方背景】　吴正伦在其学术源流上,师承于浙东医家陆声野,以丹溪学派一脉学术为宗,虽宗滋阴派,但吴正伦在临证上强调辨证论治,对时医滥用苦寒、百姓畏用桂附参芪不当风气有所纠正,该方是对霍乱病湿邪伤阳的论治之方。

【配伍分析】　本方证因湿邪伤及阳气所致。霍乱病总不离“湿”,春末夏初,湿气微复之时,不慎感湿,湿邪为阴邪,渐伤人体生发之阳气,阻气机而碍脾胃。方中苍术味辛香苦性温,为燥湿运脾要药,使湿去则脾运有权,脾健则湿邪得化。厚朴辛温而散,长于行气除满,脾气行则湿化,且其味苦性燥而能燥湿,与苍术有相须之妙。砂仁、青皮、陈皮与枳壳辛行温通,理气和胃,燥湿醒脾,协苍术、厚朴燥湿行气之力益彰。甘草味甘性平,入脾经,既可益气补中而实脾,令“脾强则有制湿之能”,合诸药泄中有补,使祛邪而不伤正,又能调和诸药。藿香辛温芳香,外散风寒,内化湿滞,辟秽和中,为治霍乱吐泻之要药。半夏、陈皮、干姜理气燥湿,和胃降逆以止呕。白术、茯苓健脾助运,除湿和中以止泻,助藿香内化湿浊以止吐泻。桔梗既益解表,又助化湿。黄芩与柴胡相伍,一散一清,恰入少阳,少阳气机疏利则肝体肝用皆得以发挥,筋脉得以濡养、条达。人参、甘草益气补脾,一者取其扶正以祛邪,一者取其益气以御邪内传,俾正气旺盛,则邪无内向之机。再加川芎养血柔肝而祛风;纳白芷,取其解表祛风、燥湿化浊之功。木瓜舒筋活络,和胃化湿;扁豆生用,清暑化湿;最后入泽泻,导湿邪从水道而去。全方共奏疏肝理气、健脾利湿之效。

【类方附录】

1. 藿香正气散

出处:宋代太平惠民和剂局《太平惠民和剂局方·卷二·治伤寒·续添诸局经验秘方》。

组成:大腹皮、白芷、紫苏、茯苓、半夏曲、白术、陈皮、姜汁厚朴、桔梗、藿香、炙甘草、生姜、大枣。

功效:解表化湿,理气和中。

主治:外感风寒,内伤湿滞证。霍乱吐泻,恶寒发热,头痛,胸胁满闷,脘腹疼痛,舌苔白腻,脉浮或濡缓。以及山岚瘴疟等。

2. 平胃散

出处:宋代周应《简要济众方》。

组成:炒苍术、姜厚朴、陈皮、炙甘草。

功效:燥湿运脾,行气和胃。

主治:湿滞脾胃证。脘腹胀满,不思饮食,口淡无味,恶心呕吐,嗳气吞酸,肢体沉重,怠惰嗜卧,常多自利,舌苔白腻而厚,脉缓。

3. 六和汤

出处:宋代太平惠民和剂局《太平惠民和剂局方·卷二·治伤寒·续添诸局经验秘方》。

组成:砂仁、半夏、苦杏仁、人参、赤茯苓、藿香叶、姜汁炒白扁豆、香薷、姜厚朴、木瓜、炙甘草、生姜、大枣。

功效:解表散寒,化湿和中。

　　主治:心脾不调,气不升降,霍乱转筋,呕吐泄泻,寒热交作,痰喘咳嗽,胸膈痞满,头目昏痛,肢体浮肿,嗜卧倦怠,小便赤涩,并伤寒阴阳不分,冒暑伏热烦闷,或成痢疾,中酒烦渴畏食。

4. 木香调气散

　　出处:明代龚廷贤《万病回春·卷二·郁证》。

　　组成:木香、乌药、香附、麸炒枳壳、青皮、陈皮、姜厚朴、川芎、苍术、砂仁、桂枝、甘草、生姜。

　　功效:行气解郁。

　　主治:气郁,胸满胁痛,脉沉涩;肝气郁结。腹胁胀满,刺痛不舒,脉沉;息积病。

　　【现代研究】 方中柴胡的有效成分皂苷 A 具有一定的抗炎、解毒作用。广藿香醇具有降脂作用,是临床常用的治湿良剂。茯苓中的多糖和三萜类成分可有效发挥利尿、提高免疫功能、抗炎等作用。白芷挥发油有优良的抗炎镇痛活性,与白芷香豆素联用时可增加疗效。砂仁挥发油的主要化学成分乙酸龙脑酯可发挥镇痛作用。白术内酯Ⅰ可改善自身免疫性肝损伤小鼠的肝功能,抑制肝组织氧化及炎症损伤。黄芩素和汉黄芩素均能降低细胞糖酵解和线粒体能量代谢水平,具有抗炎作用。

参 考 文 献

[1] 李华,徐鹏,赵艳,等.柴胡皂苷 A 通过抑制内质网应激信号通路减轻乌头碱中毒大鼠脑组织细胞凋亡的机制分析[J].安徽医药,2022,26(7):1301-1305.

[2] 唐东晖,钟映芹,林重,等.广藿香醇对脂肪酸诱导原代小鼠肝细胞脂质积蓄的作用及机制研究[J].广东药科大学学报,2022,38(1):75-82.

[3] 马艳春,范楚晨,冯天甜,等.茯苓的化学成分和药理作用研究进展[J].中医药学报,2021,49(12):108-111.

[4] 汤建,赵康琦,张腾腾,等.白芷挥发油抗炎镇痛活性成分的虚拟筛选[J].中医药信息,2021,38(2):35-39.

[5] 李生茂,叶强,敖慧.砂仁挥发油 GC-MS 指纹图谱与其镇痛作用的关系[J].中成药,2016,

38(2):346-350.

[6] 刘鹏,胡阳黔,曹扶胜,等.白术内酯Ⅰ对自身免疫性肝损伤小鼠 JAK/STAT 信号通路的调节作用研究[J].现代中西医结合杂志,2021,30(27):2975-2980,2986.

[7] 许珂嘉,张子蒙,付传奎,等.黄芩素和汉黄芩素抑制肝癌细胞能量代谢的作用机制差异研究[J].中国药房,2022,33(11):1300-1305.

七、流气汤

【来源】 清代方肇权《方氏脉症正宗·卷之一·拟类诸方》。

【原文】 如实气者,因其人体旺气壮,或忿怒而气郁,或忧愁而不舒,或负力而挫朒,或志屈而不能伸达,郁久成火,火则偏能助气分煎熬真阴,病则烦躁不宁,或血随火上而吐衄,或胸膈筑筑然而胀满,或狂怒以惊人。其脉必数而有力,治宜养血、清热、分利之法。

如气中者,其人本气分不舒,或因一时之羞恼,则阻滞流行之气不能快畅,合度于脏腑三焦之分,致肝性抑郁而难泄,心神昏闭而不伸。夫咽喉者,气之门户也,既诸气之阻滞,则门户闭塞,致使神志昏冒,痰涎壅盛,则一时闷绝,极类中风。但风中身温,脉见迟牢;气中身冷,脉见沉弱。拟类流气汤。

如滞气者,按人身中气血相依而行,一昼夜合行五十度而周,斯为平和无恙。或六淫之侵,七情之犯,致使气血有太过、不及之流行。若气旺过行则为孤气独行,若正气不足则为滞气不通。病则胁肋痛而胃疼,或腹痛而肠鸣,或首肿而肢浮,或肢肿而疮疡。太过者,其脉数,治宜养血清热。不及者,其脉迟,治宜温中散寒。诚如郁结者疏之,虚弱者补之,实者破之。或有气病中之外者,皆不越乎虚、实、冷、滞四者乎哉!拟类理气汤拟类流气汤……以上实气。

【组成】 香附二钱,青皮八分,川芎八分,柴胡八分,厚朴一钱,乌药八分,官桂八分,枳壳一钱。

【用法】 水煎服。

【功效】 理气消滞,理脾分利。

【主治】 气滞者。

【立方背景】　流气汤为气病所设,方肇权力主气病用气药,如凡例中说:"观中古之人,各立汤散,各成一家者,内有气病而用血药,有血病而用气药,或凉症中兼凉味,热症中兼热味,皆气血未明,寒热未分耳。如人身中之病,寒斯寒而热斯热,孰谓寒热相兼则水火可并合? 盖水旺则火熄,火旺则水耗,岂能相兼乎?"所以在组方时,他坚持气病以气药治之。流气汤集中了香附、青皮、川芎、厚朴、乌药等诸多理气药,专用于气滞证。

【配伍分析】　本方证系湿邪阻滞气机所致。霍乱不外乎湿邪为患,而湿邪最易阻滞气机,气滞则痛,故腹痛。脾气不调则水湿不运,进一步加重湿困之象,可见吐泻交作。方中香附理气宽中,《本草求真》:"香附,专属开郁散气……苦而不甚,故解郁居多,且性和于木香,故可加减出入,以为行气通剂,否则宜此而不宜彼耳。"青皮沉降下行,行散降泄,有降逆止呕之功,二药相合,相须为用,有行气解郁之功。乌药入气海,能疏滞逆之气以降浊;川芎入血海,能行血中之气以升阳。二药相合,一上一下,滞气消则经络通,清阳得位。桂枝温阳行气,加柴胡、厚朴、枳壳三药以助行气,柴胡顺肝性解肝郁,木舒则土不壅。诸药合用,共奏理气消滞、理脾分利之功。

【类方附录】

1. 木香调气散

出处:明代龚廷贤《万病回春·卷二·郁证》。

组成:木香、乌药、香附、麸炒枳壳、青皮、陈皮、姜厚朴、川芎、苍术、砂仁、桂枝、甘草、生姜。

功效:行气解郁。

主治:气郁,胸满胁痛,脉沉涩;肝气郁结。腹胁胀满,刺痛不舒,脉沉;息积病。

2. 木香顺气散

出处:明代龚廷贤《万病回春·卷二·中风》。

组成:木香、砂仁、乌药、香附、青皮、陈皮、姜半夏、姜厚朴、麸炒枳壳、官桂、干姜、甘草。

功效:行气解郁。

主治:中气晕倒。怒气伤肝,胁刺痛者,是刺风痛也。

3. 柴胡疏肝散

出处:明代叶文龄《医学统旨》。

组成:柴胡、陈皮(醋炒)、川芎、芍药、麸炒枳壳、炙甘草、香附。

功效:疏肝解郁,行气止痛。

主治:肝气郁滞证。胁肋疼痛,胸闷喜太息,情志抑郁或易怒,或嗳气,脘腹胀满,脉弦。

4. 理气平肝散

出处:明代孙一奎《赤水玄珠·卷十四·痉门·劳风》。

组成:乌药、香附、青皮、枳壳、芍药、川芎、柴胡、木香、甘草、生姜。

功效:疏肝理气。

主治:七情所伤发痉。

【现代研究】 香附的醇提物具有较好的抑菌、抗炎、镇痛作用,不仅对金黄色葡萄球菌、大肠杆菌等革兰阳性菌的抑制效果强烈,对革兰阴性菌也有广泛的抑制作用。核桃青皮石油醚相中的抗烟草花叶病毒活性成分对烟草花叶病毒(TMV)具有较好的钝化、抗初侵染和抑制复制增殖的作用。厚朴不同极性溶剂提取液均表现出对大肠杆菌、金黄色葡萄球菌、枯草杆菌、沙门菌有一定的抑菌活性。乌药的水提取物、醇提取物均有明显的抗炎、镇痛作用。

参 考 文 献

[1] 张晶,刘莉,徐慧荣,等. 香附化学成分及药理作用研究新进展[J]. 化学工程师,2021(3): 55-57,7.

[2] 刘帅坤,殷田田,王会丹,等. 核桃青皮的化学成分及药理作用研究[J]. 科学咨询,2019 (42):114-116.

[3] 孙晓卉,张量. 柴胡药理作用的研究进展[J]. 中国医药导报,2017,14(10):52-55.

[4] 盛永成,王晶,张世洋,等. 厚朴药理研究进展[J]. 成都中医药大学学报,2018,41(2):

109-114.

[5] 王姝越.乌药药理作用研究进展[J].饮食保健,2018,5(11):297-298.

八、小清热汤

【来源】　清代方肇权《方氏脉症正宗·卷之一》。

【原文】　急惊:拟类大清热汤,拟类小清热汤。

走马牙疳、口疳:拟类大清热汤,拟类小清热汤。

(疟)一日:拟类小清热汤。

干霍:拟类大清热汤,拟类小清热汤。

热酒痰:拟类大清热汤,拟类小清热汤。

此外,原文还记载燥、火、血、痢、寒包热、腹痛热痛、胁肋痛、酒热、隔噎食不入、五官病属火者、癃闭、热淋、小便遗溺、垢、胎热、五疳等均可使用小清热汤。

【组成】　当归八分,白芍八分,木通六分,猪苓八分,柴胡八分,瓜蒌八分,干葛六分,栀子六分。

【用法】　水煎服。

【功效】　清邪实火。

【主治】　实火。

【立方背景】　方肇权认为,干霍乱乃中焦气虚,邪恶污秽之气卒中人体,阻于中焦引起胸腹骤胀痛,上不得吐,下不得泻,邪气郁于脾土,不得发越,致内热火扰所致。故在此背景下,用小清热汤以清郁里之火。

【配伍分析】　本方证系邪气郁脾、不得发越、内热火扰所致。本病基本病机乃火郁,方中使用大量血药,取热伤津血、血虚生热之意,即清热之方主以补血,因热邪入内常亦"煎熬血液而助气",血不足则生热,致使内外皆热,故方氏认为,实热"宜大养荣血,兼以清凉"。方中当归味甘辛性温,功可补血活血,《日华子本草》载其可"治一切风,一切血,补一切劳,破恶血,养新血及主癥癖"。白芍味苦酸性微寒,用以养血调经,《别录》云白芍"通顺血脉,缓中,散恶血,逐贼血",酸甘合用以助新血化生。其余药物多为寒凉之品,木通辛凉,猪苓甘淡,栀子苦寒,三药合用以泻火行水、通利小便,可清下焦之火。柴胡疏散退热,和解表里热邪,干葛解肌退热,生津止渴,两者主升,功擅清上焦之热。再配以甘苦寒之瓜蒌可清热止渴。全方清热养血并举,使"枯槁之躯若大旱之得甘霖",热邪深重亦可得解。

【类方附录】

1. 丹栀逍遥散

出处:明代薛己《内科摘要》。

组成:牡丹皮、炒栀子、柴胡、当归、白芍、炒白术、茯苓、炙甘草、薄荷、生姜。

功效:养血健脾,疏肝清热。

主治:肝郁血虚内热证。症见烦躁易怒,或自汗盗汗,或头痛目涩,或颊赤口干,或月经不调、少腹胀痛,或小便涩痛,舌红苔薄黄,脉弦虚数。

2. 逍遥散

出处:宋代太平惠民和剂局《太平惠民和剂局方·卷九·治妇人诸疾》。

组成:柴胡、当归、白芍、白术、茯苓、炙甘草。

功效:疏肝解郁,养血健脾。

主治:肝郁血虚脾弱证。两胁作痛,头痛目眩,口燥咽干,神疲食少,或往来寒热,或月经不调,乳房胀痛,脉弦而虚。

3. 龙胆泻肝汤

出处:清代汪昂《医方集解·泻火治剂》。

组成:酒炒龙胆草、炒黄芩、酒炒栀子、木通、柴胡、泽泻、酒炒当归、车前子、生甘草、酒炒生地黄。

功效:清泻肝胆实火,清利肝经湿热。

主治:①肝胆实火上炎证。症见头痛目赤,胁痛,口苦,耳聋,耳肿,舌红苔黄,脉弦数有力。②肝经湿热下注证。阴肿,阴痒,筋萎,阴汗,小便淋浊,或妇女带下黄臭,舌红苔黄腻,脉弦数有力。

4. 逍遥蒌贝丸

出处:现代李曰庆等《中医外科学》。

组成：柴胡、当归、白芍、茯苓、白术、瓜蒌、贝母、半夏、南星、生牡蛎、山慈姑。

功效：疏肝理气，化痰散结。

主治：乳癖、瘰疬、乳癌初起。

【现代研究】 方中当归所含当归多糖可以重建造血衰竭小鼠的造血功能，且可以在移植后维持长期造血。现代药理学研究表明，木通具有抗炎、抗肿瘤、抗血栓、利尿等多种作用。猪苓提取液对枯草芽孢杆菌、大肠杆菌、金黄色葡萄球菌等有一定的抑制作用，且抑制作用随浓度增大而增强。柴胡可通过所含柴胡皂苷 a 和柴胡皂苷 d 抑制脂多糖活性，减少与炎症相关的前列腺素 E2 和一氧化氮的分泌。有研究显示，瓜蒌皮水煎液能促进免疫抑制小鼠 T 淋巴细胞转化，提高巨噬细胞的活性及其吞噬肌红细胞的能力。研究发现，葛根提取物能够明显降低大鼠的血脂水平，减轻脂质过氧化程度，提高机体的抗氧化能力。栀子含有栀子苷，可调节炎症疾病相关的免疫细胞的功能和活化，恢复促炎/抗炎细胞因子间的动态平衡，改善异常信号通路及信号通路之间的相互干扰。

参 考 文 献

[1] 胡晶,冯敏,杨慧,等.当归多糖动员的造血干/祖细胞移植重建小鼠造血功能的研究[J].第三军医大学学报,2007(23):2236-2239.

[2] 刘岩庭,侯雄军,谢月,等.木通属植物化学成分及药理作用研究进展[J].江西中医学院学报,2012,24(4):87-93.

[3] YE S, XIAO YZ. Purification, initial characterization and immune activities of polysaccharides from the fungus, Polyporus umbellatus[J]. Food Science and Human Wellness,2014,3(2):73-78.

[4] 辛国,赵昕彤,黄晓巍.柴胡化学成分及药理作用研究进展[J].吉林中医药,2018,38(10):1196-1198.

[5] 张霄翔,王艳苹,王玉凤,等.瓜蒌皮对环磷酰胺致免疫功能低下小鼠免疫功能的影响[J].中国药房,2009,20(9):648-650.

[6] 王萌萌,梅振东,张淼,等.葛根提取物对高脂血症大鼠血脂及抗氧化能力的影响[J].食品

工业科技,2015,36(11):369-372.

[7] 卜妍红,陆婷,吴虹,等.栀子化学成分及药理作用研究进展[J].安徽中医药大学学报,2020,39(6):89-93.

九、人参散

【来源】 明代孙一奎《赤水玄珠·十六卷·霍乱门》。

【原文】 人参散。霍乱体痛,四肢逆冷,服理中四顺不效者。

【组成】 人参、白芍、炒当归、高良姜各一两,附子、陈皮、桂心、白术各三钱。

【用法】 每五钱,加红枣三枚,水煎服。

【功效】 散寒止痛,益气补血,回阳救逆。

【主治】 霍乱体痛,四肢逆冷,服理中四顺不效者。

【立方背景】 孙一奎认为,"霍乱者,挥霍撩乱,其势急暴,有似鬼祟,实非邪也。乃内有所伤,外有所感,阴阳乖隔而成",其中干霍乱者,不得吐利,壅闭正气,关格阴阳,故孙一奎用大量温阳之品驱郁闭之寒邪,回阳救逆。

【配伍分析】 本方证乃阴寒之邪伤及阳气所致。霍乱阴寒之邪痼结于里,寒性收引拘急,且易伤阳气,可见体痛肢冷,故用大量温阳之品扶助阳气,驱散寒邪。方中人参大补元气而固脾胃后天,附子辛而大热,补元阳而温中,二药相合,益气健中,回阳救逆,为君药,《本草经读》载:"附子,味辛气温,火性迅发,无所不到,故为回阳救逆第一品药。"白术甘温益气,健脾燥湿,助君药补中益气;桂心味甘辛性热,引火归元,补火助阳,助君药温肾壮阳,使阳生阴长而气血得复,两者共为臣药。佐以高良姜散寒止痛,与君臣药相伍有补有散,防止补而壅滞;当归、白芍具有活血补血之功,濡养筋脉,缓其拘急不畅所致疼痛;陈皮健脾理气,使气机得畅、气血有源,为佐使药。再加红枣补中益气,安中养脾。全方共奏散寒止痛、益气补血、回阳救逆之功,兼以调理元气、强壮精神。

【类方附录】

1. 厚朴散

出处:宋代王怀隐《太平圣惠方·卷七十八·治产后霍乱诸方》。

组成:厚朴、陈皮、人参、肉豆蔻、肉桂心、红豆蔻、白术、干姜、炙甘草。

功效:温胃散寒,通脉止呕。

主治:产后霍乱,吐泻不止。

2. 黄芪当归汤

出处:明代武之望《济阴纲目·卷十四》。

组成:黄芪、当归身、当归尾、芍药、白术、人参、陈皮、炙甘草。

功效:益气健脾,养血活血。

主治:妇人产后,膀胱损伤,小便不禁,面微浮肿,午后微热。

3. 加味补中益气汤

出处:清代傅山《傅青主女科·产后篇·下卷》。

组成:人参、白术、当归、黄芪、白芍、陈皮、甘草、生姜、大枣。

功效:益气健脾,养血理气。

主治:产后伤冷,恶露凝块,日久不散,虚证百出;或身热骨蒸,食少羸瘦;或五心烦热,月水不行,其块在两胁,动则雷鸣,嘈杂,发热似疟,时作时止。

4. 附子散

出处:清代阎纯玺《胎产心法·卷下·霍乱论》。

组成:人参、炒白术、当归、陈皮、丁香、干姜、附子。

功效:温中健脾养血。

主治:产后无块痛,霍乱吐泻,手足厥冷。

5. 人参养荣汤

出处:宋代太平惠民和剂局《太平惠民和剂局方·卷五·淳新添方》。

组成:黄芪、当归、肉桂、炙甘草、陈皮、白术、人参、芍药、熟地黄、五味子、茯苓、远志、生姜、大枣。

功效:益气补血,养血安神。

主治:脾肺气虚,营血不足,倦怠无力,食少气短,惊悸健忘,夜寐不安,咽干唇燥,毛发脱落,或疮疡溃后久不收敛,舌淡胖,脉虚弱。

【现代研究】 人参皂苷是人参中的主要活性成分,具有抗氧化、抗肿瘤、提高免疫功能和调控神经系统功能等作用。相关研究发现,白芍的化学成分主要包括单萜及其苷类、三萜类、黄酮类、鞣质等物质,具有抗炎、镇痛、抗菌、抗氧化等作用。苯酞类化合物是当归中的重要活性成分,具有镇痛、抗肿瘤、神经保护等广泛的生物活性。附子的毒效作用是多成分、多靶点、多环节协同作用的结果,其抗心力衰竭的作用正是其心脏毒性产生的原因。

参 考 文 献

[1] 万茜淋,吴新民,刘淑莹,等.人参皂苷参与调控神经系统功能的研究进展[J].中药药理与临床,2020,36(6):230-235.

[2] 张生杰,庞文娟,王丽.基于网络药理学分析白芍药理作用机制[J].亚太传统医药,2020,16(9):162-167.

[3] 张来宾,吕洁丽,陈红丽,等.当归中苯酞类成分及其药理作用研究进展[J].中国中药杂志,2016,41(2):167-176.

[4] 彭伟,王琳,傅超美,等.基于网络药理学的附子抗心力衰竭作用和心脏毒性的毒效二重性研究[J].中医杂志,2021,62(6):523-529.

十、新定黄连香薷饮

【来源】 清代许豫和《怡堂散记·上卷论暑月吐泻初起须用黄连香薷饮七条》。

【原文】 长夏暑湿当令,脾土受病,暴感时行之气,多有发热吐泻者。吐泻里证也,发热汗出表证也,口渴心烦,表里俱病,黄连香薷饮为对症之药,一服可平,再服可愈……初病正气未伤,可服黄连香薷饮,故一服而效;及待胃气既伤而始用,是用于不可用之时也。

暑伤脾胃,解暑为急。故用香薷从外一升,黄连从里一降,药之担力,二味为主,剂之偶者也;厚朴、麦芽以平胃气,扁豆、木瓜以和脾气,二陈和胃以行痰,水湿伤脾之症,何患不除? 临症虽有加减,亦宜斟酌,不可轻易变乱,万万!

黄连香薷是暑热之药,风湿非所宜也。

【组成】 香薷、黄连、厚朴、麦芽、生扁豆、木瓜、陈皮、半夏、茯苓、甘草。

【用法】 水煎服。

【功效】 祛暑解表,调和脾胃。

【主治】 暑伤脾胃,暑月吐泻。

【立方背景】 长夏季节暑湿当令,暑多夹湿,暑湿交蒸,脾土易于受病,若再感暴感时行之气,多发以高热不退、上吐下泻为主症的外感暑湿病。诚如清代新安医家汪昂所言"暑必兼湿,治暑必兼利湿。"许豫和继承前人之言,仿温病大家吴鞠通新加香薷饮,创制新定黄连香薷饮以祛暑湿、调脾胃。

【配伍分析】 本方证乃夏月感受寒湿、伤及脾胃所致。方中香薷辛散温通,一入肺经,既能宣肺气,通畅水道,携暑热从小便而出,又可发汗散解暑热;二入中焦化湿和中祛暑,为君药。臣以黄连苦降,尤善清中焦脾胃湿热毒邪,君臣相合,一从外升邪,一从里降邪。佐以辛香苦温之厚朴,苦燥中焦之湿,辛而行脾胃之气,疏理气机;麦芽甘能健脾益气,性平和胃调中,两药相伍共平胃气。生扁豆味甘性微温,有健脾化湿消暑之功,与香薷、厚朴配伍散寒解表,化湿和中,表里双解,又与木瓜共和脾气。半夏、陈皮、茯苓、甘草相伍,取二陈汤之意,可燥湿化痰、健脾和胃。且陈皮、半夏助厚朴行降中气止吐,茯苓助香薷导水湿热毒从尿道排出而止泻。甘草调和诸药,为佐使药。全方以清解脾胃之暑、调和中焦为主,从而祛除水湿,吐泻即止。

【类方附录】

1. 黄连香薷饮

出处:明代秦昌遇《幼科金针·卷上》。

组成:香薷、藿香、厚朴、白扁豆、黄连、白术、茯苓、猪苓、木通、甘草。

功效:解暑止渴,利尿止泻。

主治:小儿中暑,吐少出多,泻则洞泄,心烦作渴,唇干,小便赤涩者。

2. 清暑十全汤

出处:明代孙文胤《丹台玉案·卷二·中暑门》。

组成:香薷、木瓜、紫苏叶、厚朴、人参、甘草、白茯苓、白术、白扁豆、半夏、白芍。

功效:清暑益气,健脾化湿。

主治:伤暑。头目昏重,潮热烦闷,多渴呕吐,身体倦怠,并一切伏暑、暑疟。

3. 黄连香薷饮

出处:清代罗国纲《罗氏会约医镜·卷十二·论暑证》。

组成:黄连、香薷、炒白扁豆、茯苓、姜厚朴、甘草。

功效:解表祛暑,清热除湿。

主治:阳暑中热,口干舌燥,小便赤短,身热目赤,脉洪体壮,一切实证。

4. 加味二陈汤

出处:清代夏禹铸《幼科铁镜·卷六·诸汤方》。

组成:陈皮、半夏、白茯苓、甘草、厚朴、香薷、黄连、山楂、麦芽、神曲、木通、泽泻。

功效:燥湿止呕,消食利尿。

主治:夹暑伤寒吐泻。

【现代研究】 方中香薷发挥抗炎、抗病毒、解热、镇痛、增强免疫功能的有效成分是以百里香酚为代表的挥发油。黄连中的小檗碱可抑制 H^+-K^+-ATP 酶活性来保护胃黏膜,减弱小鼠肠上皮紧密连接损伤,并下调肌球蛋白轻链激酶通路,进而改善小鼠内毒素血症。厚朴酚与和厚朴酚可通过控制钙激活的钾离子通道的开放和闭合、基因表达及影响受体操控型钙离子通道等途径来抑制上皮细胞的钙离子转运过程,进而达到抗腹泻的目的。麦芽中的纤维成分可有效调节肠道菌群数量,其煎剂能促进胃酸、胃蛋白酶的分泌而促进消化。二陈汤镇咳祛痰的作用机制是其粉剂和提取物均能抑制氨水的致咳作用,增加小鼠呼吸道酚红的排泄。

参 考 文 献

[1] 丁晨旭,纪兰菊.香薷化学成分及药理作用研究进展[J].上海中医药杂志,2005(5):63-65.

[2] 田金凤.玄参和黄连的化学成分分离及其生物活性研究[D].重庆:西南大学,2013.

[3] 周瑞,项昌培,张晶晶,等.黄连化学成分及小檗碱药理作用研究进展[J].中国中药杂志,2020,45(19):4561-4573.

[4] 张志博.厚朴酚与和厚朴酚对肠道钙离子转运的影响及其抗腹泻机制探讨[D].长沙:湖南农业大学,2013.

[5] 杨延超.大麦芽活性多糖的分离及结构解析[D].无锡:江南大学,2012.

[6] 梁中琴,陈星织,王晓霞,等.二陈汤粗粉与二陈汤提取物镇咳祛痰作用比较[J].苏州医学院学报,2000,20(9):802-803.

十一、治霍乱方

【来源】　明代方广《丹溪心法附余·卷之五·寒门·霍乱十七》。

【原文】　原文仅有此方,无论述。

【组成】　苍术、厚朴、陈皮、葛根各一钱半,滑石三钱,白术二钱,木通一钱,炙甘草五分。

【用法】　上锉,入姜煎汤,下保和丸四五十丸。

【功效】　清热燥湿,利水止泻。

【主治】　霍乱。

【立方背景】　朱丹溪汲取了汉宋时期治疗霍乱的经验,将病因归结为内积外感、火风湿三邪。其在《丹溪心法》中指出:"此非鬼神,皆属饮食。"饮食不节(洁)或大渴而大饮,损伤脾胃,脾胃不和,和降失司,致胃肠道功能紊乱。"阳不升、阴不降,乖隔而成",浊阴不降,食物代谢后的糟粕和水液代谢的废水逆而上行,则呕吐;清阳不升,饮食精微和自然之气下陷,故下利。此外,朱丹溪重视寒热证、干霍乱及霍乱转筋的辨证。该方针对湿霍乱而设,虽其呕吐腹泻不止,挥霍无度,但总体预后较好。

【配伍分析】 本方证因暑日感湿热乖戾之邪,损伤脾胃,分离上下,促成霍乱。其病位主要在中焦脾胃。方中苍术辛香苦温,辛温可发散暑湿而从汗出,苦温能燥湿健脾,使湿去则脾运有权,脾健则湿邪得化;白术味甘苦性温,甘温补中益气,苦温燥湿健脾,既能补脾益气,又可健脾渗湿,与苍术有相须之妙;厚朴辛温而散,长于行气除满,气行则湿化,且其味苦性燥而能燥湿。三药有散有补,开敛并用,共奏健脾燥湿、补脾益气之功。陈皮辛行温通,理气和胃,燥湿醒脾,助苍术、白术、厚朴燥湿行气之力。甘草甘平入脾,既可益气补中而实脾,令"脾强则有制湿之能"(《医方考》)。葛根味甘辛性凉,外解肌表之邪,内清阳明之热,升发脾胃清阳,止泻升津。滑石味甘淡性寒,善清解表热,通利水道;木通通利经脉而利下焦湿热邪,二药合用,使湿热从小便而去。诸药合用,使表解里和,霍乱吐泻而止。

【类方附录】

1. 六一散(益元散)

出处:金代刘完素《黄帝素问宣明论方·卷十·痢门·泄痢总论》。

组成:滑石、甘草。

功效:清暑利湿。

主治:暑湿证。症见身热烦渴,小便不利,或泄泻。

2. 平胃散

出处:宋代周应《简要济众方》。

组成:炒苍术、姜厚朴、陈皮、炙甘草。

功效:燥湿运脾,行气和胃。

主治:湿滞脾胃证。脘腹胀满,不思饮食,口淡无味,恶心呕吐,嗳气吞酸,肢体沉重,怠惰嗜卧,常多自利,舌苔白腻而厚,脉缓。

3. 胃苓散

出处:元代朱震亨《丹溪心法·卷四·脾胃八十》。

组成:甘草、苍术、陈皮、白术、茯苓、官桂、泽泻、猪苓、厚朴、生姜、大枣。

功效:祛湿和胃,利水止泻。

主治：脾虚湿盛，致成黄疸，或大便泄泻，小便清涩，不烦不渴。

4. 厚朴汤

出处：宋代赵佶《圣济总录·卷三十八·霍乱门·霍乱心腹胀》。

组成：姜厚朴、麸炒枳壳。

功效：下气散满。

主治：霍乱，吐利腹胀。

【现代研究】 方中苍术挥发油具有明显的抗炎作用，其机制与抑制组织中的 PGE2 生成有关。厚朴具有抗炎的功效，其抗炎机制可能与其降低炎症介质的生成有关，通过下调丝裂原活化蛋白激酶（MAPK）等信号通路炎症因子水平、抑制溶酶体酶的释放、抑制 IL-17/IL-23 炎症轴等发挥抗炎活性。白术指标性化合物白术内酯类成分和白术多糖的抗炎活性显著，能够调控 NF-κB、MAPK、ERK1/2 和 p38 等多条信号通路共同发挥抗炎作用。LIN 等发现川陈皮素具有抗病毒作用，陈皮素通过引起 IL-1 的基因表达、MMP-1（基质金属蛋白酶 1）前体与 MMP-3（基质金属蛋白酶 3）前体等物质的向下调节而起到抗炎、抗感染作用。葛根可以通过降低炎症因子的产生、减少炎症介质的表达、抑制炎症趋化因子的作用等方式对炎症相关疾病产生抗炎作用。滑石粉对伤寒杆菌、副伤寒甲杆菌及脑膜炎球菌均有轻度的抑制作用。木通具有一定的杀菌能力，对金黄色葡萄球菌、大肠杆菌、绿脓假单胞菌、变形杆菌等均具有抑制作用。

参 考 文 献

[1] 李宇馨，李瑞海.苍术挥发油抗炎活性研究[J].辽宁中医药大学学报，2013，15(2)：71-72.

[2] 谭珍媛，邓家刚，张彤，等.中药厚朴现代药理研究进展[J].中国实验方剂学杂志，2020，26(22)：228-234.

[3] 张维霞，苏萍，赵爱军.白术的炮制方法及其药理作用研究进展[J].中医药导报，2022，28(5)：110-115.

[4] LIN N, SATO T, TAKAYAMA Y, et al. Novel anti-inflammatory actions of nobiletin, a citrus polymethoxy flavonoid, on human synovial fibroblasts and mouse macrophages[J].

Biochem Pharmacol,2003,65(12):2065-2071.

[5] 曹盼,张樱山,魏学明,等. 葛根素药理作用研究新进展[J]. 中成药,2021,43(8):2130-2134.

[6] 乌兰其其格,白玉华. 川木通的研究进展[J]. 中国民族医药杂志,2015,21(1):30-32.

十二、二香散

【来源】 明代方广《丹溪心法附余·卷之一·伤寒四》。

【原文】 治暑湿相搏,霍乱转筋,烦渴闷乱……此即藿香正气散、黄连香薷饮相合也。

【组成】 藿香二两,半夏、陈皮、桔梗、白术、大腹皮、茯苓、厚朴、紫苏、白芷各一两,甘草二两半,黄连二两,香薷一斤,扁豆半斤。

【用法】 每服用水一盏半,生姜三片,葱白二根煎,食后热服。

【功效】 祛暑化湿,理气和中。

【主治】 霍乱转筋,烦渴闷乱。

【立方背景】 朱丹溪认为"风胜则动,故转筋也",霍乱吐利过甚,耗损阴液,无以滋养筋脉,内生风邪,风邪内扰,而风性主动,故转筋、肌肉抽搐。此乃暑湿博于中焦而湿困于里所致吐泻日久或过甚,故将藿香正气散与黄连香薷饮合用,外散暑热,内化湿滞,热除湿化则吐泻止,津液复。

【配伍分析】 本方证乃暑热在表、湿滞脾胃、吐泻过甚、筋脉失养所致,尤以夏月常见。方用为藿香正气散、黄连香薷饮相合。方中香薷味辛性微温,芳香质轻,辛温发散,入脾清暑而定吐利,为夏月祛暑解表要药;藿香辛温芳香,外散风寒,内化湿滞,辟秽和中,为治霍乱吐泻之要药。配合黄连清热燥湿,厚肠止利,外解热毒。半夏、陈皮理气燥湿,和胃降逆以止呕;白术、茯苓健脾助运,除湿和中以止泻;白扁豆甘淡性平,健脾和中,渗湿消暑。五药共助香薷、藿香内化湿浊而止吐泻。紫苏、白芷辛温发散,紫苏尚可醒脾宽中、行气止呕,白芷兼能燥湿化浊。大腹皮、厚朴行气化湿,内调津气,畅中行滞,且寓气行则湿化之意。桔梗宣肺利膈,既益解表,又助化湿,同时又可引药上行,透邪外出。甘草解毒和中且调和药性。诸药相合,祛暑解表、化湿和中,有表里双解之功。

【类方附录】

1. 黄连香薷饮

出处:元代朱震亨《丹溪心法·卷一·中暑三》。

组成:香薷、黄连、厚朴。

功效:清热祛暑化湿。

主治:治冒暑,腹痛水泻,恶心。

2. 藿香正气散

出处:宋代太平惠民和剂局《太平惠民和剂局方·卷二·治伤寒·续添诸局经验秘方》。

组成:大腹皮、白芷、紫苏、茯苓、半夏曲、白术、陈皮、姜厚朴、桔梗、藿香、炙甘草、生姜、大枣。

功效:解表化湿,理气和中。

主治:外感风寒,内伤湿滞证。霍乱吐泻,恶寒发热,头痛,胸胁满闷,脘腹疼痛,舌苔白腻,脉浮或濡缓。以及山岚瘴疟等。

3. 香薷散

出处:宋代太平惠民和剂局《太平惠民和剂局方·卷二·治伤寒》。

组成:香薷、炒白扁豆、姜厚朴。

功效:祛暑解表,化湿和中。

主治:夏月乘凉饮冷,外感于寒,内伤于湿。恶寒发热,头重头疼,无汗四肢倦怠,胸闷泛恶,腹痛吐泻,舌苔白腻,脉浮。

4. 六和汤

出处:宋代太平惠民和剂局《太平惠民和剂局方·卷二·治伤寒·续添诸局经验秘方》。

组成:砂仁、半夏、苦杏仁、人参、赤茯苓、藿香叶、姜汁炒白扁豆、香薷、姜厚朴、木瓜、炙甘草、生姜、大枣。

功效:解表散寒,化湿和中。

主治:心脾不调,气不升降,霍乱转筋,呕吐泄泻,寒热交作,痰喘咳嗽,胸膈痞满,头目昏痛,肢体浮肿,嗜卧倦怠,小便赤涩,并伤寒阴阳不分,冒暑伏热烦闷,或成痢疾,中酒烦渴畏食。

【现代研究】 本方以藿香正气散为基础化裁而成。有研究显示,藿香正气水对金黄色葡萄球菌、藤黄八叠球菌、副伤寒杆菌、白色念珠菌等均有较强的抑制作用。藿香具有抗病原微生物的作用,对蜡样芽孢杆菌、芽孢杆菌、金黄色葡萄球菌等均有抑制作用。此外,藿香正气散还具有抗病毒的作用,如方中藿香所含的黄酮类化合物具有抗病毒生长繁殖的作用,陈皮苷能预防感冒病毒的感染,甘草甜素可抑制 HIV 病毒增殖。研究还显示,黄连具有广谱的抗菌活性,对革兰阳性菌(如金黄色葡萄球菌、肺炎双球菌等)、革兰阴性菌(如大肠杆菌、伤寒杆菌、霍乱弧菌等)和真菌均能起到明显的抑制作用,且与一般的抗生素相比,不容易产生耐药性。现代药理学研究表明,香薷有发汗解热、抑菌、抗病毒、提高免疫功能等功效,其成分香薷油具有广谱抗菌作用,可抑制表皮葡萄球菌、志贺菌属等多种细菌。扁豆对机体防御机能降低有促其恢复的作用,对痢疾杆菌、ColumbiaSK 病毒等也有抑制作用。

参 考 文 献

[1] 凡杭,聂安政,包莉,等.藿香化学成分与药理作用研究进展[J].中国野生植物资源,2021,40(11):45-53.

[2] 张雄飞.藿香正气散的药理及临床研究进展[J].当代医学(学术版),2008(5):137-139.

[3] 付琳,付强,李冀,等.黄连化学成分及药理作用研究进展[J].中医药学报,2021,49(2):87-92.

[4] 姚奕,许浚,黄广欣,等.香薷的研究进展及其质量标志物预测分析[J].中草药,2020,51(10):2661-2670.

[5] 郑家龙.扁豆的药理作用与临床应用[J].时珍国药研究,1997(4):45-46.

十三、三因白术散

【来源】 明代方广《丹溪心法附余·卷之五·寒门·霍乱十七》。

【原文】 治中暑,呕吐晕眩,及大病后调理失宜,劳复如初,及脾胃虚损,面色痿黄,饮食不美,口吐酸水,滑泄腹鸣,饮食所伤,霍乱吐泻,并宜服之。

【组成】 白芷、炙甘草、青皮(去白)、白茯苓、桔梗、山药、香附各三两,干姜半两,白术、陈皮各一两。

【用法】 每服水一盏,生姜三片,枣一枚,木瓜一片,紫苏叶三二片,煎,食前服。若吐泻,加白梅煎;若喘,加桑白皮、杏仁;若伤寒劳复,加薄荷;若膈气,加木通,入麝香少许;若中暑呕逆,加香薷,霍乱加藿香;若产后泄泻,加荆芥;若气厥,入盐煎服。

【功效】 健脾益气,清暑祛湿。

【主治】 霍乱吐泻。

【立方背景】 本方为暑湿困脾霍乱所设,呕吐常由暑热犯胃、脾胃不调所致,下泻多因湿邪困脾而致运化失司。究其病因乃暑湿两端,故选用《三因》卷四中白术散论治,原方用于治疗中暑,呕吐晕眩及大病后调理失宜,劳复如初,及脾胃虚损,面色痿黄,饮食不美,口吐酸水,滑泄腹鸣,饮食所伤。其病机无外乎外感、内伤所致脾失健运、湿困脾阳。

【配伍分析】 本方证乃暑日进食生冷之物或吹冷风,寒邪外感,损伤脾胃,居于中焦分离上下,阴阳乖隔,而为暑湿困脾霍乱。方中茯苓味甘性平,甘味入脾,为健脾渗湿之良药,用于脾虚湿盛诸证;白术甘温而苦燥,具有健脾燥湿、益气固表之功,二药相配,一温健一渗湿,使水湿除而脾气健,健脾气以运水湿。山药味甘性平,质润液浓,不热不燥,具补气益阴之能,与白术合用一阴一阳,气阴双补,共奏补中健脾之功。白芷辛散温通,善通九窍,可祛风胜湿。桔梗入肺经,疏风解表,升提气血,开宣以豁痰利湿。香附味辛微苦而性平,入肝、胃经,长于疏肝理气,《太平惠民和剂局方》中香苏散中香附与陈皮、甘草为伍,治疗外感风寒,内有气滞之证效果极佳。本方加陈皮、青皮补中寓通,理气宽肠。炙甘草与干姜辛甘化阳,可温脾肺、祛寒湿、益中气,且甘草可调和诸药。诸药合用,共奏解表祛湿、健脾益气之功。

【类方附录】

1. 四君子汤

出处:宋代太平惠民和剂局《太平惠民和剂局方·卷三·治一切气·新添诸局经验秘方》。

组成:人参、白术、茯苓、炙甘草。

功效:益气健脾。

主治:脾胃气虚证。症见面色萎白,语声低微,气短乏力,食少便溏,舌淡苔白,脉虚缓。

2. 白术散

出处:宋代太平惠民和剂局《太平惠民和剂局方·卷二·治伤寒·续添诸局经验秘方》。

组成:山药、桔梗、茯苓、甘草、白芷、陈皮、青皮、香附、白术、干姜。

功效:健脾益气祛湿。

主治:外感风寒,憎寒壮热,鼻塞脑闷,涕唾稠黏,痰嗽壅滞;或风湿外侵,憎寒发热,骨节疼痛;五劳七伤,气虚头眩,精神恍惚,睡卧不宁,肢体倦怠,潮热盗汗,脾胃虚损,面色萎黄,饮食不美,口吐酸水,脏腑滑泄,腹内虚鸣,反胃吐逆,心腹绞痛。

3. 香砂六君子汤

出处:清代罗美《古今名医方论·卷一》。

组成:人参、白术、茯苓、甘草、陈皮、半夏、砂仁、木香。

功效:益气化痰,行气温中。

主治:脾胃气虚,痰阻气滞证。症见呕吐痞闷,不思饮食,脘腹胀痛,消瘦倦怠,或气虚肿满等。

4. 茯苓汤

出处:清代吴澄《不居集·上集·卷十九·遗精白浊例方》。

组成:茯苓、炒白术。

功效:健脾安神,利水渗湿。

主治:欲火甚梦遗。

【现代研究】 方中白芷具有抗菌的作用,对大肠埃希菌、痢疾杆菌、伤寒杆菌、铜绿假单胞菌、革兰阳性菌及人型结核杆菌等细菌均有不同程度的抑制作用。茯苓多糖是茯苓中的主要活性物质,能够抑制炎症介质基因的表达和炎症因子的释放,提高抗炎因子的水平,发挥抗炎作用。山药具有抗炎、免疫调节的作用,HAO 等探讨分析山药水溶性多糖(WYPs)在小鼠模型体内免疫调节的潜力。结果表明,WYPs 能够明显提高小鼠模型的免疫状态。干姜含有的姜辣素和二苯基庚烷类成分也具有抗炎作用。

参 考 文 献

[1] 周淑敏.白芷香豆素的提取及其抑菌活性研究[J].食品工业,2014,35(3):141-144.

[2] 程玥,丁泽贤,张越,等.茯苓多糖及其衍生物的化学结构与药理作用研究进展[J].中国中药杂志,2020,45(18):4332-4340.

[3] HAO LX,ZHAO XH. Immunomodulatory potentials of the water-soluble yam (Dioscorea opposita Thunb) polysaccharides for the normal and cyclophosphamide-suppressed mice [J]. Food and Agricultural Immunology, 2016,27(5):667-677.

[4] 徐桐,丛竹凤,贺梦媛,等.干姜的研究进展及质量标志物分析[J].山东中医杂志,2022,41(5):569-575.

第五章

疟 疾 治 方

一、止疟丹

【来源】 清代程国彭《医学心悟·第三卷·疟疾》。

【原文】 止疟丹,治疟证二三发后,以此止之,应手取效。疟证初起,香苏散散之……二三发后,止疟丹截之……然而寒热往来,总在少阳、久而不愈、总不离乎脾胃,盖胃虚亦恶寒,脾虚亦发热也。疏理少阳,扶助脾胃,治疟无余蕴矣。

【组成】 常山(火酒炒)、草果仁(去壳)、半夏曲(姜汁炒)、香附(米酒炒)、青皮(去瓤醋炒)各四两。

【用法】 真六神曲十二两为末,用米饮煮糊为丸,如弹子大,朱砂为衣。轻者一丸,重者二丸,红枣五六枚,煎汤化下,清晨面东空腹服。

【功效】 消积截疟,理气和胃。

【主治】 疟证二三发后。

【立方背景】 历来医者大多见疟截疟,很少考虑截疟之品合乎病情,而程国彭熟研《黄帝内经》中"阴阳相搏而疟作矣",将疟疾治疗分为初期、发作期、缓解期,分别给予患者加减小柴胡汤和香苏散、止疟丹、六君子汤加柴胡,其临证心鉴告诫后人:疟疾当分期治疗,不可见疟止疟,以免加重病情。

【配伍分析】 本方证乃邪犯少阳、久而不愈、损伤脾胃所致。方中常山味苦辛性寒,长于劫痰截疟,为君药。关于常山的使用,李时珍《本草纲目》有言"常山、蜀漆有劫痰截疟之功,须在发散表邪及提出阳分之后。用之得宜,神效立见;用失其法,真气必伤",故程国彭发明止疟丹的使用时机在疟证二三发后。草果味辛性温,入脾、胃经,为臣药,具有温中燥湿、祛邪截疟之功,与常山配伍,寒热相济,既加强了常山截疟之功,又可扶助脾胃升举阳气、奋力抗邪。佐以辛苦而温之半夏燥湿化痰,和胃降逆。李时珍曾言香附为"足厥阴肝经、手少阳三焦气分主药,而兼通十二经气分",故其疏理少阳、宽中理气;青皮较陈皮性烈,行气消积化滞之力强。二药相用,行气散满,疏肝和胃,气血同调,同为佐使药。再配以六神曲、米饮健脾和胃,消食调中。诸药合用,共奏消积截疟、理气和胃之功。

【类方附录】

1. 常山草果饮

出处:明代秦景明《症因脉治·卷四·疟疾总论·内伤疟疾·食积疟》。

组成:常山、草果、半夏、陈皮、厚朴、苍术、甘草。

功效:消积化痰,理气截疟。

主治:食痰之疟。

2. 绝疟饮

出处:清代郑元良《郑氏家传女科万金方·卷五》。

组成:常山、槟榔、草果、枳壳、青皮、苍术、厚朴、陈皮、甘草、半夏、酒、乌梅。

功效:截疟。

主治:疟疾。

3. 常山七宝饮

出处:明代龚延贤《万病回春·卷三·疟疾》。

组成:常山、草果、槟榔、青皮、姜汁炒厚朴、知母、苍术、鳖甲、乌梅、甘草。

功效:截疟。

主治:疟疾。

4. 七宝饮

出处:宋代太平惠民和剂局《太平惠民和剂局方》。

组成:姜厚朴、陈皮、炙甘草、草果、常山、槟榔、青皮。

功效:燥湿劫痰。

主治:治一切疟疾,无问寒热多少先后,连日间日;及不服水土,山岚瘴气,寒热如疟等。

【现代研究】 方中常山的药理成分常山碱具有良好的抗恶性疟原虫和抗伯氏疟原虫效果。草果能够截疟是因为其挥发油成分具有促进胃泌素分泌的作用,从而提供胃黏膜营养物质,提高胃黏膜防御水平。半夏水煎醇沉液能减少胃液分泌抑制胃蛋白酶活性,从而发挥燥湿健脾的作用,且半夏能激活迷走神经传出活动而具有镇吐的作用,于此方中可减轻常山的涌吐作用。六神曲中含有丰富的消化酶,其发酵过程中因特种微生物或微生物群分解、发酵基质产生淀粉酶、蛋白酶等,进而达到健胃消食的作用。

参 考 文 献

[1] 郭志廷,刘晓璐,梁剑平,等.常山碱及其衍生物药理学活性研究进展[J].中兽医医药杂志,2013,32(2):17-19.

[2] 金宝宇,杨斌,王存萍,等.基于网络药理学及实验验证探究草果挥发油改善急性胃炎的作用机制[J].西南民族大学学报(自然科学版),2022,48(6):643-652.

[3] 尹磊,朱月健,李冬梅,等.六神曲炮制及现代研究进展[J].亚太传统医药,2021,17(1):186-189.

二、加减小柴胡汤

【来源】 清代程国彭《医学心悟·第三卷·疟疾》。

【原文】 加减小柴胡汤,治疟证之通剂,须按加减法主之。疟证初起,香苏散散之,随用加减小柴胡汤和之。

【组成】 柴胡、秦艽、赤芍各一钱,甘草五分,陈皮一钱五分,生姜一片,桑枝二钱。

【用法】 水煎服。热多者,加黄芩一钱;寒多者,加黑姜五分;口渴甚者,加知母一钱,贝母一钱五分;呕恶,加半夏、茯苓各一钱,砂仁七分,生姜二片;

汗少者,加荆芥一钱,川芎五分;汗多者,去秦艽,减柴胡一半,加人参一钱,白术一钱五分;饮食停滞,胸膈饱闷,加麦芽、神曲、山楂、厚朴各一钱;如体虚气弱,加人参、黄芪、白术各二钱,当归、茯苓各一钱;久病成疟母,加白术一钱,木香、枳实各五分,鳖甲二钱。

【功效】 疏理少阳,扶助脾胃。

【主治】 疟证。

【立方背景】 程国彭聪颖博学,一生诊务繁忙,但对医著的研读不敢稍懈,他结合临床体会,提出了著名的"汗、吐、下、和、温、清、补、消"八大治法,加减小柴胡汤为其运用"和法"治疗疟疾的基础代表方剂,屡试不爽。

【配伍分析】 本方证系伤寒邪犯少阳所致。疟疾多发于少阳,小柴胡汤乃治疟的通剂,常据证候加减主之。方中柴胡味苦辛性微寒,入肝胆经,是治少阳半表半里之要药,可透泄少阳之邪,并能疏泄气机之郁滞,使少阳之邪得以疏散,为君药。秦艽、桑枝共为臣药,一方面循行少阳胆经,清利内蕴肝胆的湿热毒邪,助柴胡调达少阳枢机;一方面达四肢经络,通利关节,祛疟证之周身酸痛。配以清热凉血之赤芍,既助君药清解疟毒壅盛,又可活血散瘀而助臣药止痛。疟发乃正邪相争所致,故见寒热往来、气机不畅之呕吐,佐辛散温通之生姜,既能外散发表祛寒,又能温胃降逆止呕;纳辛苦气香之陈皮,行脾胃之气以疏畅气机,健脾胃之气以扶助正气,二药相伍,可增强和胃降逆止呕之功。甘草味甘入脾,培补后天生化之源,俾正气抗邪之力益彰,且能调和诸药,用为佐使药。诸药相合,可调和阴阳、疏理少阳气机、扶助脾胃而抗疟疾之邪也。

【类方附录】

1. 秦艽汤

出处:明代秦景明《症因脉治·卷三·痿症论·筋挛·外感筋挛》。

组成:秦艽、柴胡、防风、黄芩、陈皮、白芍、甘草。

功效:祛风清肝柔肝。

主治:外感筋挛,湿热伤于少阳者。

2. 正柴胡饮

出处:明代张介宾《景岳全书·卷五十一德集·新方八阵·散阵》。

组成:柴胡、防风、陈皮、芍药、甘草、生姜。

功效:解表散寒。

主治:外感风寒轻症。症见微恶风寒,发热,无汗,头痛身痛,舌苔薄白,脉浮。

3. 疏肝散

出处:清代黄廷爵《青囊全集秘旨·卷上》。

组成:柴胡、赤芍、陈皮、川芎、香附、枳壳、粉甘草。

功效:疏肝活血行气。

主治:左胁痛。

4. 秦艽天麻汤

出处:清代程国彭《医学心悟·卷三·肩背臂膊痛》。

组成:秦艽、天麻、羌活、陈皮、当归、川芎、炙甘草、生姜、炒桑枝。

功效:祛风湿。

主治:背痛属于风者,肩背臂膊痛。

【现代研究】 方中柴胡既能达到降低体温的目的,又可在短时间内增强糖、盐、水的代谢,其抗炎、抗病毒的效果取决于所含有效成分皂苷 a 能有效抑制发热者下丘脑中蛋白激酶 A 的活化,从而抑制 cAMP 的信号传导。秦艽含有丰富的龙胆苦苷和獐芽菜苦苷,是其发挥抗炎、镇痛的主要成分。桑枝多糖能增强细胞免疫功能、体液免疫功能和非特异性免疫功能,从而发挥抵御疟邪的功效。陈皮之所以能够理气和胃是因为其药理成分中以橙皮苷为代表的黄酮类成分能有效抑制幽门螺杆菌、金黄色葡萄球菌,还可促进胆囊收缩,增加胆汁、胆汁内固体物质的排泄量。

参 考 文 献

[1] 谢炜,陈伟军,孟春想,等.柴胡皂苷 a 对难治性癫痫大鼠多药耐药蛋白 P-糖蛋白表达的影响[J].中国实验方剂学杂志,2013,19(9):229-232.

［2］祖宁,董晞,付桂香,等.柴胡皂苷-d 对体外培养的大鼠肾小球系膜细胞增殖和细胞外基质分泌的影响[J].中医学报,2017,32(224):117-119.

［3］杨飞霞,王玉,夏鹏飞,等.秦艽化学成分和药理作用研究进展及质量标志物(Q-marker)的预测分析[J].中草药,2020,51(10):2718-2731.

［4］邢冬杰,项东宇,张彩坤.桑枝活性成分提取及药理作用研究进展[J].中国现代中药,2014,16(11):957-960.

［5］欧立娟,刘启德.陈皮药理作用研究进展[J].中国药房,2006(10):787-789.

［6］曹铭希.陈皮中橙皮苷的提取及其药理活性的研究进展[J].中国医药指南,2012,10(12):452-454.

三、久疟斧

【来源】 明代汪机《医学原理·卷之八·疟门》。

【原文】 治疟因脾湿郁成痰涎,阻塞经隧,久久不已。法当疏郁滞,豁痰结为主。是以用丁香快脾和胃,兼助常山理痰涎,槟榔破滞气,乌梅收邪热……予忆此方乃是劫剂,惟可施于壮实及初者。若体质弱,及年老并久疟者,俱非所宜。慎之慎之!

【组成】 丁香一钱,常山二钱,槟榔一钱,乌梅二枚,酒一盅。

【用法】 好酒一盅,浸一宿,煎七分,临发清晨饮之。

【功效】 疏散郁滞,豁达痰结。

【主治】 脾湿郁久成痰涎之疟疾。

【立方背景】 汪机对疟疾的病因、治法等提出了很多独到的见解。其言:"疟之为病,因状极多,是以陈言谓外感四时,内动七情,及饮食饱饥,房色劳疫皆能致之。"又曰:"如在太阳经,谓之寒疟,法当汗之。如在阳明经,谓之热疟,法当下之。如在少阳经,谓之风疟,法当和之。"久疟斧可疏散郁滞,豁达痰结,乃汪机为体格素来强壮却感疟者或疟疾初发者所创,体质虚弱者、老年人、久疟者万不可服用。

【配伍分析】 本方证系脾湿郁成痰涎、阻塞经隧所致。方中以常山、槟榔为君药,常山因苦寒而能迅利,排决痰饮、截疟祛邪;槟榔味苦辛而性温,入胃、大肠两经,可降浊下气,破郁消满,化水谷之陈宿,行痰饮之停留。两者一寒一温,又同为苦辛之品,共奏截疟豁痰之功。丁香为臣药,其功效正如汪机所言"和脾胃,兼助常山理痰涎"。佐以乌梅,因味酸涩性平,一取收敛之功以收邪热;二取生津止渴之力以滋养阴液。酒可祛风散寒,引药上行,同时酒煎常山治疟疾之力专、配槟榔之降浊消满以截疟、合丁香之温燥走窜以祛痰。此外,酒还能矫正常山的偏性毒性。将此方命名为"久疟斧",一来强调此方药少力专,对于疟疾初起有药到病除的显著疗效;二可提示后世医家此方攻伐力强,素禀虚弱者易伤中气,故医者在选方时应结合患者体质,辨证施治,仔细斟酌。正气不足,久病体弱及孕妇应当慎服。

【类方附录】

1. 露星散

出处:宋代朱佐《朱氏集验方·卷二》。

组成:陈皮、苍术、甘草、厚朴、草果、槟榔、木香、半夏、砂仁、青皮。

功效:除疟消积。

主治:疟疾。

2. 槟榔散

出处:宋代朱佐《朱氏集验方·卷二》。

组成:槟榔、常山、乌梅、鳖甲。

功效:解毒截疟养阴。

主治:疟疾。

3. 丁香酒

出处:明代卢之颐《痎疟论疏》。

组成:丁香、槟榔、乌梅、常山。

功效:补虚截疟。

主治:痎疟病久不愈而成虚劳者。

4. 截疟煎

出处:明代虞抟《医学正传·卷二·疟证》。

组成：常山、槟榔、丁香、乌梅。

功效：除痰截疟，解伤寒热。

主治：久疟不愈。

5. 常山饮

出处：宋代太平惠民和剂局《太平惠民和剂局方·卷八·治杂病·绍兴续添方》。

组成：知母、常山、草果、炙甘草、高良姜、乌梅、生姜、大枣。

功效：燥湿祛痰，截疟。

主治：疟疾，因外邪客于风府，生冷之物内伤脾胃，或先寒后热，或先热后寒，或寒热独作，或连日并发，或间日一发，寒则肢体颤掉，热则举身如烧，头痛恶心，烦渴引饮，气息喘急，口苦舌干，脊膂酸疼，肠鸣腹痛，诸药不治，渐成劳疟者。

【现代研究】 久疟斧方中常山含生物碱类成分和香豆素类成分等，其中生物碱类主要包括常山碱甲、常山碱乙、常山碱丙，是抗疟的有效成分。研究者通过实验证明，槟榔碱能够有效杀死多种寄生虫，提高机体免疫力，这就是槟榔用于截疟的原因。乌梅中含有丰富的苹果酸和糖类物质，能够提高机体免疫力，进而达到抗疟疾邪毒的作用。丁香能够抵抗疟疾引起的炎症得益于其有效成分丁香酚，丁香挥发油能够改善消化系统功能，在一定程度上降低了使用常山产生的涌吐不良反应。

参 考 文 献

[1] 闫燕艳,周雯敏,吴孟华,等.常山酮通过Wnt/β-catenin信号通路抑制人乳腺癌MDA-MB-231细胞增殖、侵袭和迁移[J].中药材,2021,44(11):2688-2691.

[2] 景永帅,马云凤,潘飞兵,等.槟榔的本草考证、化学成分及药理作用研究进展[J].亚太传统医药,2022,18(8):232-239.

[3] 王萍,汪镇朝,刘英孟,等.丁香挥发油的化学成分与药理作用研究进展[J].中成药,2022,44(3):871-878.

四、和疟饮

【来源】 清代王勋《慈航集·卷三》。

【原文】 治疟寒热分清,或一日一发,或间日一发者,此方主之。

足少阳胆经之疟,与手少阳三焦同治。初病令人身体解㑊,寒不甚,恶见人,见人心惕惕然。热多汗出甚,口苦耳聋,胸胁胀闷作痛,或呕或不呕,半表半里之疟,宜和疟饮主之。

【组成】

方一:青皮一钱五分,柴胡一钱,制半夏二钱,草蔻仁三钱(研),厚朴一钱五分(姜汁炒),枳壳一钱五分(炒),槟榔一钱五分,炙甘草五分,煨老姜三钱,大枣三枚。

方二:当归、白芍各一两(酒洗),白术(土炒)、茯苓各五钱,制半夏三钱,青皮、柴胡各一钱五分,焦山楂三钱,草蔻仁一钱(研),炙甘草五分,煨姜三钱。

【用法】

方一:煨老姜三钱、大枣三枚为引,河、井水煎,露一宿,疟前温服,二煎接服。如神病者,必须止进饮食二三日,服药即愈,俟寒热全退,再进饮食,则无反复。如恶心呕吐,加广藿香三钱;如热重,加炒黄芩一钱五分;如口渴,加知母二钱,川贝母一钱五分;如小便短赤内热,加青蒿三钱;如腹痛作泻,加赤芍五钱,煨广木香一钱五分;如未病前食荤,加炒山楂三钱;食鱼腥,加威灵仙一钱;食面食,加炒莱菔子三钱;一服即愈。如不愈,第二服加黑豆四十九粒,炒穿山甲一钱,一服必痊愈。愈后饮食宜清淡三四日,再食荤腥调理,庶无疟之反复,面食忌一月,皮肤不黄易于润泽也。

方二:以煨姜三钱为引,河、井水各半煎。如热重,加青蒿三钱;如恶心呕吐,加广藿香三钱,乌梅两个;如口苦,加炒黄芩一钱二分;如口作渴,加花粉二钱;如胸口饱胀,加槟榔一钱五分;如腰背痛,加独活一钱五分;如舌苔黄大便结,加瓜蒌仁三钱;如舌赤心热,加炒黑山栀仁二钱;如煨广木香一钱五分,车前子三钱。

【功效】

方一:行气燥湿,和疟解毒。

方二:和疟除湿,祛痰消滞。

【主治】

方一:疟,寒热分清,或一日一发,或间日一发者。

方二:足少阳胆与三焦之疟。

【立方背景】 王勋泥于运气,认为五脏六腑皆有疟症,非独阳明、少阳二经受病,提出"须明司天运气,病在何脏何腑"。王氏所创和疟饮有两方,其一主治日疟或间日疟,其二主治足少阳胆与三焦之疟。

【配伍分析】 方一为治疗日疟或间日疟的常用方,方二为治疗足少阳胆与三焦之疟的常用方。两方均由脾失健运、聚湿成痰、郁积而致。王勋认为,疟疾的产生是邪气循经渐进传入的结果,病在太阳经、阳明经时,不主张使用柴胡,待疟邪传入少阳后,必用柴胡引少阳之邪外出,借其和解。其创立的和疟饮,共有两方,均有青皮、柴胡、制半夏、草蔻仁、炙甘草和煨老姜。青皮性猛,辛散温通,有破滞气、削坚积之功,旨在打通祛邪之路;因痰与疟邪搏结使得疟疾反复,故配以半夏、草蔻仁燥湿化痰、暖脾和中;煨老姜辛温散结,制半夏之毒。

方一基于上六味药,纳入厚朴、枳壳、槟榔和大枣。厚朴善燥湿行气,枳壳善理气宽中,二药相辅,一助青皮行滞,二助半夏、蔻仁化湿除痰。槟榔乃截疟要药,又可消积导滞。炙甘草、大枣固护脾胃,扶助正气,俾正气存内邪不可干也。

方二主治足少阳胆和三焦之疟,加入当归、白芍、白术、云苓和焦山楂。凡温疫之邪,久则伤阴,白芍味酸走肝,既能泻水中之火、散胸胁之痞热,又可滋阴生津;当归味苦辛性微温,入足厥阴肝经,可养血滋肝,清风润木。白术崇土燥湿,云苓渗湿和脾,炙甘草缓中益胃,兼益中州之气也,三药相携,俾湿去土强,则脾能健运而运化有权。焦山楂酸甘化阴、健脾化积,携诸药共奏祛痰消滞、和疟除湿之功。

【类方附录】

方一：

1. 藿香散

出处：元代许国祯《御药院方·卷五》。

组成：厚朴、半夏、生姜、藿香、炙甘草、草豆蔻、陈皮。

功效：健脾化痰，化湿止呕。

主治：小儿吐。

2. 加减小柴胡汤

出处：明代朱橚《普济方》。

组成：柴胡、人参、半夏、炙甘草、防风。

功效：和少阳之邪。

主治：小儿伤风伤寒，疮疹阴阳不和，寒热往来，口苦舌干，及气喘咳嗽。

3. 达原饮

出处：明代吴又可《瘟疫论·卷上·瘟疫初起》。

组成：槟榔、厚朴、草果、知母、芍药、黄芩、甘草。

功效：开达膜原，辟秽化浊。

主治：瘟疫或疟疾，邪伏膜原证。症见憎寒壮热，或一日三次，或一日一次，发无定时，胸闷呕恶，头痛烦躁，脉弦数，舌边深红，舌苔垢腻，或苔白厚如积粉。

4. 柴胡达原饮

出处：清代俞根初《重订通俗伤寒论·第二章六经方药·第二节和解剂》。

组成：柴胡、生枳壳、厚朴、青皮、炙甘草、黄芩、苦桔梗、草果、槟榔、荷叶梗。

功效：宣湿化痰，透达膜原。

主治：痰湿阻于膜原证。这年胸膈痞满，心烦懊憹，头眩口腻，咳痰不爽，间日发疟,舌苔厚如积粉,扪之糙涩,脉弦而滑。

方二:

1. 逍遥散

出处:宋代太平惠民和剂局《太平惠民和剂局方·卷九·治妇人诸疾病》。

组成:柴胡、当归、白芍、白术、茯苓、炙甘草、生姜、薄荷。

功效:疏肝解郁,养血健脾。

主治:肝郁血虚脾弱证。两胁作痛,头痛目眩,口燥咽干,神疲食少,或往来寒热,或月经不调,乳房胀痛,脉弦而虚。

2. 清脾饮

出处:宋代严用和《严氏济生方·卷一·诸疟论治》。

组成:青皮、姜汁厚朴、白术、草果、柴胡、茯苓、黄芩、半夏、炙甘草。

功效:燥湿化痰,泄热清脾。

主治:疟疾,热多寒少,口苦咽干,小便赤涩,脉来弦数。

3. 当归散

出处:朝鲜金礼蒙《医方类聚·卷二百一十》。

组成:夏枯草、当归、白芍、干姜。

功效:养血清肝温阳。

主治:妇人赤白带下。

4. 保和汤

出处:清代景冬阳《嵩崖尊生·卷九》。

组成:苍术、厚朴、白术、山楂、神曲、麦芽、半夏、茯苓、陈皮、甘草。

功效:健脾燥湿消食。

主治:停食积火,腹痛二泻,泻后痛减。

【现代研究】 方中柴胡既能达到降低体温的目的,又可在短时间内增强糖、盐、水的代谢,其抗炎、抗病毒的效果取决于所含有效成分皂苷 a 能有效抑制发热者下丘脑中蛋白激酶 A 的活化,从而抑制 cAMP 的信号传导。槟榔作为截疟之品,因其有效成分槟榔碱能够有效杀死多种寄生虫、提高机体免疫力。半夏水煎醇沉液能抑制胃液分泌和胃蛋白酶活性,从而发挥燥湿健脾的作用。草豆蔻挥发油通过抑制炎症早期毛细血管扩张,降低毛细血管通透性,减少炎性物质渗出组织,从而降低炎症反应的发生。山楂炒焦及其焦香气味对食积者的食物利用率、胃液分泌、胃酸总流量、胃蛋白酶活性等具有显著的改善效果。

参 考 文 献

[1] 谢炜,陈伟军,孟春想,等.柴胡皂苷 a 对难治性癫痫大鼠多药耐药蛋白 P-糖蛋白表达的影响[J].中国实验方剂学杂志,2013,19(9):229-232.

[2] 景永帅,马云凤,潘飞兵,等.槟榔的本草考证、化学成分及药理作用研究进展[J].亚太传统医药,2022,18(8):232-239.

[3] 谢鹏,秦华珍,谭喜梅,等.草豆蔻化学成分和药理作用研究进展[J].辽宁中医药大学学报,2017,19(3):60-63.

[4] 孙静莹,王婷,徐瑶,等.焦山楂及其焦香气味协同对食积大鼠消化液及脑肠肽的影响[J].华西药学杂志,2022,37(1):32-36.

五、清暑破疟饮

【来源】 清代王勋《慈航集·三卷·治疟方论附方》。

【原文】 疟邪初病头痛、发热、口渴、周身酸痛,病在太阳、阳明,而未入少阳,宜清暑破疟饮。

【组成】 广藿香、半夏、淡豆豉各三钱,紫苏、青皮、槟榔、枳壳各一钱五分,甘草八分。

【用法】 煨老姜两钱为引,水煎服。如无汗热重,此内伏热而外受寒暑,加香薷一钱;如有汗热重,加青蒿三钱;如口渴加葛根三钱,天花粉二钱;如霍乱吐泻,加赤芍五钱,车前子三钱,白扁豆三钱;如周身酸痛,加秦艽一钱五分,独活一钱五分;如脉迟凉重加煨老姜五钱,大枣三枚。一服头痛身痛发热全退矣。大便结者去紫苏、豆豉加当归八钱,制军三钱,一服滞积全下,即愈。

【功效】　除疟破积，和胃化湿，解表散风。

【主治】　疟邪初病头痛、发热、口渴、周身酸痛，病在太阳、阳明，而未入少阳者。

【立方背景】　自古治疟，必用柴胡以引少阳之邪外出，借其和解。王勋治疟见解独到，指出"凡治疟症，必须俟寒热分清，方可作疟治之。如寒热未分，切不可认为疟治，如认疟治，反多缠绵"。故创清暑破疟饮，专以此方治疗疟邪初病，即病在太阳、阳明，而未入少阳者，症见头痛、发热、口渴、周身酸痛。

【配伍分析】　本方证乃外受寒暑、湿浊内化、阻滞气机所致，为初病寒暑第一方。王勋指出："疟之初病，先由太阳经受风、寒、暑、温而起，阳明经夹痰、夹滞而发，传入少阳而往，则成疟矣。"方中重用广藿香、半夏和淡豆豉，广藿香气味芳香，辛散而不峻烈，微温而不燥热，能发表解暑，是治暑月外感风寒之要药；淡豆豉质轻辛散，疏散表邪；半夏味辛性温，燥化阳明经之湿痰。青皮气味峻烈，辛散温通力强，可破疟邪之积，通畅阳明经之气滞，配枳壳以增强消积化滞之功。紫苏外能辅以广藿香、淡豆豉解表散寒，内能助以青皮、枳壳醒脾宽中、行气破积，同时配以半夏化痰。槟榔性味辛苦，能消能散，配合上药行气消积，更可截疟，尤宜寒热久发不止之疟。甘草健脾和中，调和药性。全方使表解寒散、疟截积破、湿浊内化，从而使脾胃气机通畅而清升浊降，故头痛、发热、周身酸痛诸症可除。

【类方附录】

1. 藿香正气散

出处：宋代太平惠民和剂局《太平惠民和剂局方·卷二·治伤寒·续添诸局经验秘方》。

组成：大腹皮、白芷、紫苏、茯苓、半夏曲、白术、陈皮、姜汁厚朴、苦桔梗、藿香、炙甘草、生姜、大枣。

功效：解表化湿，理气和中。

主治：外感风寒，内伤湿滞证。霍乱吐泻，恶寒发热，头痛，胸胁满闷，脘腹疼痛,舌苔白腻,脉浮或濡缓。以及山岚瘴疟等。

2. 雷氏宣透膜原法

出处:清代雷丰《时病论·卷五·拟用诸法》。

组成:黄芩、厚朴、槟榔、草果、藿香、半夏、甘草、生姜。

功效:透达膜原,疏利湿浊。

主治:湿温邪阻膜原证。寒热往来,寒甚热微,身痛有汗,头重,胸闷,手足沉重,呕逆胀满,舌苔白腻厚浊,脉缓。

3. 藿朴夏苓汤

出处:清代石寿棠《医原·卷下》。

组成:藿香、厚朴、半夏、赤茯苓、杏仁、生薏苡仁、白豆蔻、猪苓、淡豆豉、泽泻、通草。

功效:芳香辛散,宣气化湿。

主治:湿温初起。身热恶寒,肢体困倦,胸闷口腻,舌苔薄白,脉濡缓。

4. 不换金正气散

出处:明代徐春甫《古今医统大全·卷七十六·瘴气门》。

组成:陈皮、苍术、姜厚朴、炙甘草、草果、半夏、藿香叶。

功效:和脾胃,止吐泻,温中,下痰饮。

主治:一切山岚瘴气,八般疟疾,四时伤寒,五种膈气,腹痛胀满,吞酸噫气,噎塞干呕,恶心;内受寒湿,外感风邪,头痛头眩,鼻塞;及一切霍乱时气,不服水土。

【现代研究】 清暑破疟饮中半夏的有效成分大黄酚通过抑制环氧化酶-2和基质金属蛋白酶-9 的蛋白表达来减轻炎性反应,半夏水煎醇沉液能减少胃液分泌抑制胃蛋白酶活性,从而发挥燥湿健脾的作用。广藿香酮和广藿香醇有抗炎的活性,且前者有多种生物活性和抗病原微生物作用,尤其是抗菌作用。紫苏黄酮具有广谱抑菌性,紫苏叶醇提物也具有抗炎活性。槟榔作为截疟之品,因其有效成分槟榔碱能够有效杀死多种寄生虫,可提高机体免疫力。

参 考 文 献

[1] 安畅,张颖,马阮昕,等.半夏有效成分大黄酚对肿瘤坏死因子-α诱导人脑微血管内皮细胞的作用机制[J].中国实验方剂学杂志,2018,24(3):160-165.

[2] 罗孟兰,朱德伟,彭成,等.广藿香酮的研究进展[J].成都中医药大学学报,2019,42(3):60-66.

[3] 刘思佳,邢钰彬,星萍,等.紫苏黄酮抗菌活性表征[J].食品研究与开发,2021,42(23):163-168.

[4] 王宇宁,樊晖,梁克利.紫苏叶化学成分及其体外抗炎活性[J].中成药,2021,43(6):1500-1503.

[5] 景永帅,马云凤,潘飞兵,等.槟榔的本草考证、化学成分及药理作用研究进展[J].亚太传统医药,2022,18(8):232-239.

六、疟疾秘验方

【来源】 明代孙文胤《丹台玉案·卷之三·疟疾门》。

【原文】 秘验方治疟疾久远不愈,一服止。

【组成】 人参三钱,知母、白术、柴胡、藿香各一钱六分,常山一钱,乌梅七个,何首乌一钱四分。

【用法】 水二盅,姜三片,煎八分,露一宿空心服。

【功效】 益气养阴,清热截疟。

【主治】 疟疾久不愈,耗气伤阴。

【立方背景】 孙文胤对疟疾病因的认识源自《黄帝内经》"夏伤于暑,秋必痎疟"。他也基于此总结很多心得体会,其言:"先热者为血虚,先寒者为气虚。单寒无热者内伤必重,单热无寒者内病必多。大寒大热者邪必深,微寒微热者邪必浅。"指出疟疾的不同病因引起的寒热症状也不同。其言:"疟脉自弦,弦迟多寒,弦数多热,代散则死。弦短者伤食,弦滑者多痰。"概括疟疾的不同病理因素产生的不同脉象。

孙氏凭借行医多年的经验,创立十余首治疟方剂,而疟疾秘验方专以治疗经久不愈之疟,疗效显著。

【配伍分析】 本方证乃疟疾经久不愈、耗伤气津所致。方中人参甘温,能大补脾胃之气,补气生津;白术健脾益气,与人参相须为用,益气之力更强。此外,白术还可燥湿健脾,使气行津生,正如《本草会编》所言:"脾恶湿,湿胜则气不得施化,津何由生? 故曰:膀胱者,津液之府,气化则能出焉。用白术以除其湿,则气得周流而津液生矣。"知母苦寒质润,一来清久疟所致发热,二来滋长阴津;柴胡和解表里,可同知母起到退热除烦之功。乌梅味酸性平,生津止烦,《本草经疏》谓其"能敛浮热,能吸气归元,故主下气,除热烦满及安心也"。何首乌补益精血,与知母、乌梅同用,起滋阴养血之效。纳常山、藿香,共奏何首乌解毒截疟、辟秽和中之功。诸药合用,发挥清热截疟、益气养阴的作用。

【类方附录】

1. 何人饮

出处:明代张介宾《景岳全书·卷五十一德集·新方八阵·因阵》。

组成:何首乌、当归、人参、陈皮、煨生姜。

功效:补气血,截虚疟。

主治:疟疾久发不止,气血两虚,寒热时作,稍劳即发,面色萎黄,倦怠乏力,食少自汗,形体消瘦,舌淡,脉缓大而虚者。

2. 二十四味断疟饮

出处:明代徐春甫《古今医统大全·卷三十七·疟证门》引《辩疑》。

组成:酒炒常山、草果、槟榔、酒炒知母、陈皮、青皮、川芎、枳壳、柴胡、黄芩、荆芥、白芷、人参、紫苏、苍术、白术、半夏、高良姜、茯苓、桂枝、葛根、甘草、杏仁、乌梅、生姜。

功效:截疟。

主治:久疟、母疟,邪气散漫,表里俱乱。

3. 参归散

出处:元代朱震亨《脉因证治·卷一·劳(劳极烦热劳瘵)》。

组成:知母、人参、秦艽、柴胡、鳖甲、前胡、乌梅、地骨皮、常山、当归、甘草、白茯苓。

功效:益气活血,截疟滋阴。

主治:骨蒸劳。

【现代研究】 方中人参补气,可提高机体免疫力。现代药理学研究证实,白术通过煎煮,有明显促进胃排空及小肠推进功能作用,从而发挥健脾和胃的功效。柴胡的主要有效成分挥发油、皂苷均有显著的解热功效。广藿香及其提取物对胃肠道的药理作用表现为,通过抑制胃肠运动及保护胃肠黏膜,达到解痉作用,从而对胃肠道屏障起保护作用;通过促进胃酸分泌,提高胃蛋白酶活性,消除胃肠道的消化和吸收障碍,改善脘腹胀痛、呕吐、泻泄等消化系统症状。常山碱具有良好的抗疟疾活性。现代药理学研究显示,何首乌多糖可以显著促进巨噬细胞的增殖,增强吞噬细胞的吞噬能力,进而达到增强免疫力的作用。

参 考 文 献

[1] 张洪财,王霄阳,马伟.人参药理作用研究进展[J].养生保健指南,2018(2):283.

[2] 殷静先.白术药理研究进展[J].时珍国医国药,2000,11(6):572.

[3] 孙晓卉,张量.柴胡药理作用的研究进展[J].中国医药导报,2017,14(10):52-55.

[4] 郭志廷,刘晓璐,梁剑平,等.常山碱及其衍生物药理学活性研究进展[J].中兽医医药杂志,2013,32(2):17-19.

[5] 徐东川,杨宗统,苏敏.何首乌的现代药理作用及机制研究进展[J].西安文理学院学报(自然科学版),2022,25(2):79-83.

七、橘半饮

【来源】 明代孙文胤《丹台玉案·产后诸症》。

【原文】 治产后疟疾。

【组成】 当归、柴胡、生地黄各八分,白芷、半夏、橘红、山楂、川芎各一钱。

【用法】 生姜三片,不拘时服。

【功效】 调气养血,和解少阳。

【主治】 产后疟疾。

【立方背景】 孙文胤总结行医经历,指出产后是否发为疟疾当从发病时间判断,即《丹台玉案》中言:"产后疟疾,适值秋七八月间发者,方可以疟治疗。若春夏及冬时而发者,非其时而有其气,谓之非疟而似疟,必是产后风、食所伤,气血两虚也。"橘半饮和解少阳、调气养血,乃孙氏专为产后疟疾所设。"

【配伍分析】 本方证乃产后气血亏虚、感受外邪所致。产后百脉空虚、多虚多瘀、易感外邪,其病理特点决定了产后疾病乃本虚标实的性质。方中柴胡辛散苦泄,微寒退热,不仅功擅解表退热、疏散少阳半表半里之邪,还可升举阳气,祛邪外出,且《医学启源》言其乃"妇人产前产后必用之药,"故为孙氏所用。配甘寒之生地,助柴胡清热之功。当归甘温质润,补血效果良好,与川芎相协则行血之力益彰,又使补血而不滞血。产后脾胃虚弱,气血运化不足,故纳半夏、橘红、山楂,以燥湿行气、健脾和胃,使中气健以御邪外出。白芷味辛性温,质润滑利能和血脉,具有解表燥湿之功,既助柴胡以散邪,又助半夏、橘红以祛湿。孙氏临证,并未因为产后而不使用半夏,全方八味,剂量微小,效力专功,无不体现其"不拘泥于产后又不忘于产后"的治疗原则。

【类方附录】

1. 橘半消化丸

出处:明代吴旻《扶寿精方》。

组成:陈皮、半夏、连翘、苍术、白术、神曲膏、山楂、川芎、香附、茯苓、莱菔子。

功效:消食化痰,开郁下气。

主治:食积。

2. 橘半桂苓枳姜汤

出处:清代吴瑭《温病条辨·卷三·下焦篇》。

组成:半夏、枳实、陈皮、桂枝、茯苓、生姜。

功效:温阳化饮,健脾化痰。

主治:饮家阴吹,脉弦而迟。

3. 橘半胃苓汤

出处:明代陶华《痈疽神秘验方》。

组成:橘红、姜半夏、苍术、炒白术、姜厚朴、炙甘草、茯苓、人参、泽泻、茅根、姜汁。

功效:行气燥湿,健脾化痰。

主治:痈疽呕吐,不下食,不知味。

4. 橘甘散

出处:明代李梴《医学入门·卷七》。

组成:橘皮、炙甘草。

功效:行气健脾化痰。

主治:痰嗽。

5. 橘皮枳术丸

出处:金代李杲《内外伤辨·卷下·辨内伤饮食用药所宜所禁》。

组成:陈皮、枳实、白术。

功效:健脾消食,行气消痞。

主治:老幼元气虚弱,饮食不消,或脏腑不调,心下痞闷,食积兼痞。

【现代研究】 方中柴胡主要成分为挥发油类,可较好地发挥解热和抗炎作用,显著降低体温的异常升高。橘红素具有降低肥大细胞促炎介质产生和释放的作用。山楂含多种有机酸,口服能增加胃中消化酶的分泌,增强脂肪酶、蛋白酶的活性,进而达到健脾和胃的效果。生地黄能抑制体温中枢,具有较好的降低体温的作用。当归素有"补血要药"之称,能够促进血细胞的分化和增殖。川芎为"血中气药",川芎嗪可抑制血管内皮因子诱导的细胞增殖。白芷的主要成分中呋喃香豆素可通过抑制环氧合酶-2来调节花生四烯酸的代谢途径,从而发挥抗炎作用。

参 考 文 献

[1] 谢东浩,贾晓斌,蔡宝昌,等.北柴胡及春柴胡挥发油的解热作用比较[J].中国医院药学杂志,2007,27(4):502-504.

[2] HANENLOCHER Y, FEILHAUER K, SCHÄFFER M, et al. Citrus peel polymethoxyflavones nobiletin and tangeretin suppress LPS- and IgE-mediated activation of human intestinal mast cells[J]. Eur JNutr,2017,56(4):1609-1620.

[3] 沈映君.中药药理学[M].北京:人民卫生出版社,2000:574.

[4] YANG LR, XU XY. Effect of rat serum containing different concentration of tramethylpyrazine on proliferation of vascular endothelial cells in vitro [J]. Chi-Clin Rehab,2005,9(27):223.

[5] 赵霞,杨朝,葛利军,等.炎性反应在COPD相关肺动脉高压中的意义[J].宁夏医学杂志,2013,35(1):1211-1218.

八、柴苓二陈汤

【来源】 明代吴正伦《脉症治方·卷之二暑门·疟疾》。

【原文】 柴苓二陈汤治诸疟,热多寒少者宜服。

【组成】 柴胡、白术、苍术各一钱五分,人参、半夏姜制、黄芩各一钱,藿香、川芎、茯苓、陈皮、青皮各八分,甘草三分,厚朴七分。

【用法】 上作一服,生姜三片,大枣一枚,水一盏半,煎八分,食远服。初发阴阳未分,加猪苓、泽泻各八分,桂四分;若一日一发,午前者邪在阳分,加黄芪一钱,添茯苓、半夏各五分;热甚,头痛,加石膏一钱五分,葱白汁二匙;口渴,加石膏一钱五分,知母一钱,麦冬一钱;间日,或三日,午后,或夜发者,加当归、芍药、地黄、知母各一钱,酒红花、酒黄柏、升麻各四分。此邪在阴分,提起阳分,方可截。

若间一日,连二日,或日夜各发者,气血俱病,加黄芪一钱,添人参、茯苓各五分,以补气,加当归、芍药、地黄各一钱五分,以补血。阳疟多汗,加黄芪一钱五分,以敛之,无汗,加葛根一钱五分,以发之。阴疟多汗,加当归、芍药、地黄、黄柏、知母各二钱以敛之。无汗,倍柴胡、苍术,加升麻七分,葛根一钱五分,以发之。胃弱食少,或服截药。伤脾胃,食少者,添人参五分,芍药(酒炒)、麦芽各一钱,砂仁五分,扁豆八分。若因食积者,加山楂、神曲、枳实、草果各一钱,黄连四分。

【功效】　和解表里,祛邪外出,化痰燥湿。

【主治】　治诸疟,热多寒少者宜服。

【立方背景】　吴正伦对疟疾的见解大多推崇朱丹溪所言,其所创柴苓二陈汤的思路及加减用法正是在朱丹溪的基础上进行的补充和完善。

【配伍分析】　本方证乃暑邪未解、郁而成痰所致。吴氏言丹溪之见,"疟得于暑,当以汗解。或汗不得出,郁而成痰,宜养胃化痰,发汗为主,邪气得出,自然和也"。疟得之于暑,用藿香发表解暑,此药既以其辛温之性而解在表之风寒,又取其芳香之气而化在里之湿浊,且可辟秽和中。柴胡味苦辛性微寒,入肝胆经,可透泄少阳之邪,并能疏泄气机之郁滞,使少阳半表之邪得以疏散;黄芩味苦性寒,清泄少阳半里之热。柴胡之升散,加黄芩之降泄,两者配伍,是和解少阳的基本结构。胆气犯胃,胃失和降,用半夏、生姜和胃降逆止呕。邪从太阳传入少阳,缘于正气本虚,故又加人参、白术"补而收之"、益气健脾,一者取其扶正以祛邪,一者取其益气以御邪内传,俾正气旺盛,则邪无内向之机。陈皮、厚朴理气行滞,又可燥湿化痰,青皮更增行气之功,三者合用,相辅相成,可增强燥湿化痰之力,体现"治痰先理气,气顺则痰消"之意。佐以茯苓健脾渗湿,渗湿以助化痰之力,健脾以杜生痰之源。炙甘草助人参、大枣扶正,且能调和诸药。诸药合用,以和解少阳为主,兼补胃气,燥湿化痰,使邪气得解,枢机得利,胃气调和,则诸症自除。

【类方附录】

1. 加味人参养胃汤

出处:明代武之望《济阳纲目·卷二十三》。

组成:人参、茯苓、陈皮、姜半夏、姜厚朴、米泔炒苍术、藿香、当归、川芎、草果、乌梅、甘草、生姜、大枣。

功效:补虚截疟,辟秽化浊。

主治:虚人患疟初起。

2. 不换金正气散

出处:宋代太平惠民和剂局《太平惠民和剂局方·卷二·治伤寒·吴直阁增诸家名方》。

组成:姜厚朴、藿香、甘草、半夏、苍术、陈皮、生姜、大枣。

功效:解表散寒,化湿和中。

主治:四时伤寒,瘴疫时气,头疼壮热,腰背拘急,寒热往来,咳嗽痰涎,霍乱吐泻,下痢赤白等症。

3. 人参三白汤

出处:明代李梴《医门入学·卷四》。

组成:人参、白术、白芍、白茯苓、柴胡、川芎、天麻。

功效:补气活血。

主治:太阳病误下、误汗,表里俱虚,以致郁冒神昏,不得汗解者。

4. 小柴胡汤

出处:汉代张仲景《伤寒论·卷三·辨太阳病脉证并治中第六》。

组成:柴胡、黄芩、人参、半夏、炙甘草、生姜、大枣。

功效:和解少阳。

主治:①伤寒少阳证。往来寒热,胸胁苦满,默默不欲饮食,心烦喜呕,口苦,咽干,目眩,舌苔薄白,脉弦者。②热入血室。妇人伤寒,经水适断,寒热发作有时。③疟疾、黄疸及内伤杂病而见少阳证者。

【现代研究】 方中柴胡的有效成分皂苷 A 具有一定的抗炎、解毒、解热作用。白术倍半萜不仅能够抗炎,还可改善胃肠功能,健脾和胃。人参补气,能提高体液免疫功能,其有效成分人参总皂苷可促进淋巴细胞增殖。半夏有机酸是发挥镇咳祛痰作用的活性成分之一,其正丁醇萃取物的祛痰效果最好。黄芩所含的黄芩苷既具有直接抗病毒的作用,又具有调节免疫功能和抑制炎症反应的作用。广藿香叶挥发油可增加外周白细胞、腹腔巨噬细胞和脾淋巴细胞的数量,提高其活性,进而起到一定的免疫调节作用,抵御疟邪。茯苓对 Na^+ 排泄具有促进作用,有较持久的利尿作用,可促进疟邪从水道排出。

<h2 style="text-align:center">参 考 文 献</h2>

[1] 李华,徐鹏,赵艳,等. 柴胡皂苷 A 通过抑制内质网应激信号通路减轻乌头碱中毒大鼠脑组织细胞凋亡的机制分析[J]. 安徽医药,2022,26(7):1301-1305.

[2] 李晴,朱香梅,石雨荷,等. 基于指纹图谱和网络药理学的白术质量标志物预测分析[J]. 中国药事,2022,36(4):404-416.

[3] 张洪财,王霄阳,马伟. 人参药理作用研究进展[J]. 养生保健指南,2018(2):283.

[4] 王依明,王秋红. 半夏的化学成分、药理作用及毒性研究进展[J]. 中国药房,2020,31(21):2676-2682.

[5] 王津燕. 中药黄芩药理作用的研究进展[J]. 内蒙古中医药,2020,39(2):167-168.

[6] 侯坤,王振飞. 基于网络药理学和分子对接研究广藿香治疗胃癌的作用机制[J]. 肿瘤药学,2022,12(2):173-182.

[7] 刁铁成. 茯苓药理作用的初步研究[J]. 中医临床研究,2015(8):23-24.

九、改正清脾饮

【来源】 清代方肇权《方氏脉症正宗·卷之一·改正汤散》。

【原文】 清脾饮者,因疟疾而立也。但疟发有期有信,因脾主信,故将治疟之方立名清脾饮,岂知方中全未达疟者之原而枉立名耳。视疟疾发于一二日者,历诊其脉,或五至、或六至七至之凭验,至多者热深,至少者热浅,故其发也,有日发、间发之殊。愚只以凭脉处方,养血、清热、分利之味,应手而效,是以生平治疟不用清脾饮之清、常山饮之截也。今将饮中略存两味以留清脾饮之名,加数味方能全治疟之功,使病疟者不为药汁之烦也。

【组成】 柴胡八分,黄芩八分,当归八分,生地黄一钱,木通六分,滑石八分。

【用法】 水煎服。

【功效】 清热燥湿,养血分利。

【主治】 疟疾。

【立方背景】 方肇权诊脉倡导呼吸迟数为纲,善于结合脉症大胆质疑前人方剂之误,改正方剂以得原情合病。方氏指出,疟疾常见数脉,清脾饮虽为截疟之辈,但数药性热,故进行改正,全方未用任何截疟之品却达治疟之功,其改正之道值得后人借鉴。

【配伍分析】 本方证乃湿热壅滞脾胃所致。方肇权治疟"凭脉处方,养血、清热、分利之味,应手而效,是以生平治疟不用清脾饮之清、常山饮之截也",故全方以清热燥湿、养血分利为主。方中柴胡味苦辛性微寒,入肝、胆经,可透泄少阳之邪,并能疏泄气机之郁滞,使少阳半表之邪得以疏散;黄芩味苦性寒,可清泄少阳半里之热。柴胡之升散,得黄芩之降泄,两者配伍,一散一清,是和解少阳的基本结构。滑石性寒滑利,尤善清膀胱热结、通利小便;李杲言"通草甘淡,利小便,专泻气滞也"。两者合用,可通调水道、清利湿热,导湿热从小便而去。当归甘寒质润,补血润肠通便;配生地黄清热凉血、养阴生津,并防辛温燥烈之品助热伤津。诸药合用,共奏清热燥湿、利尿通淋、疏肝截疟之功。

【类方附录】

1. 加减清脾饮

出处:清代吴谦《医宗金鉴·卷五十三·疟疾门·疟痰疟饮》。

组成:柴胡、黄芩、姜半夏、炙甘草、姜厚朴、醋炒青皮、槟榔、茯苓、草果、人参、土炒白术、橘红、炒苍术、生姜。

功效:化痰蠲饮,和解达邪。

主治:小儿疟疾,兼有痰饮,呕逆,面黄目肿,胸膈膨胀。

2. 草果散

出处:清代竹林寺僧《宁坤秘籍·卷上·胎前寒热》。

组成:草果、青皮、柴胡、黄芩、甘草。

功效:清热燥湿,行气截疟。

主治:胎前疟疾,小腹作痛,口燥咽干。

3. 加味清脾饮

出处:清代刘鸿恩《医门八法·卷二》。

组成:青皮、柴胡、厚朴、黄芩、法半夏、甘草、茯苓、炒白术、炒草果、槟榔、炒枳壳、大黄。

功效:清热利湿,行气宽中。

主治:疟疾初发,作寒作热,舌有苔,中满不欲饮食,甚且发呕。

【现代研究】　加减清脾饮中柴胡-黄芩药对能够增强抗炎作用,因二味药材配伍后可增加柴胡皂苷、黄芩苷等有效成分的溶出。当归多糖具有增强免疫功能的作用,是补血的有效成分之一,阿魏酸为活血有效成分。生地黄提取物能明显促进淋巴细胞 DNA 和蛋白质的合成,增强细胞免疫功能,还具有一定的解热作用。木通可促进电解质排泄,特别是 Na^+ 的排出,使疟邪得以从小便而走。

参 考 文 献

[1] 窦一田,尚懿纯,刘春柳.基于网络药理学的"柴胡-黄芩"药对干预足细胞病变作用机制探索[J].中国药房,2021,32(4):425-431.

[2] 龙全江,吴国泰,朱书强.油当归炮制前后润肠通便作用研究[J].甘肃中医学院学报,2006,23(1):51-53.

[3] 王朴.生地黄的现代药理研究与临床应用[J].中国中医药现代远程教育,2008,6(8):986.

[4] 刘岩庭,侯雄军,谢月,等.木通属植物化学成分及药理作用研究进展[J].江西中医学院学报,2012,24(4):87-93.

十、改正常山饮

【来源】　清代方肇权《方氏脉症正宗·卷之一》。

【原文】　常山饮者,因疟之欺凌于人而截之也。然一日二日之疟皆热也,先清之,继用常山截之,斯尽常山之长。今人不善用常山者,开手不清热,便以清脾饮不合疟之味来治疟,接用常山来截疟,内之热邪不清,常山岂能收其功哉?所以多见疟之截者屡复也。夫疟本热症也,何以用生姜之热?宜加生地黄、当归以养血,加滑石、猪苓以分利,加黄芩、栀子以清热,是为清、截共一法,必随剂而效速也。

【组成】 常山一钱,知母八分,贝母六分,乌梅三个,槟榔八分,生地黄二钱,当归一钱,滑石八分,猪苓八分,黄芩八分,栀子一钱。

【用法】 水煎服。

【功效】 清热养血截疟。

【主治】 疟之欺凌于人,兼之内有热邪。

【立方背景】 方肇权认为,疟疾的病理因素为火热,治宜养血、清热、分利。常山饮原方出自《太平惠民和剂局方》,由知母、川常山、草果、甘草、高良姜、乌梅组成,草果、高良姜等均为温热之辈,治疗热病实在不妥,故方氏改正此方,以清热、截疟并举,效果显著。

【配伍分析】 本方证乃邪热炽盛、耗伤气血所致。方中常山、槟榔均为医家常用截疟之辈,二药相协,加强祛除疟邪之功。黄芩、栀子、知母、贝母均为苦寒之品,四药相合,共同发挥清泻火热之效,且栀子性趋于沉降,在一定程度上可减少常山引起的涌吐不良反应。因疟邪属性温热,易化火伤阴,故配味酸性平之乌梅,奏滋阴补液之长,且知母味甘,乌梅酸甘化阴,俾生津止渴。滑石性寒滑利,寒能清热、滑能利窍,既善渗湿利尿,又善解热除烦渴,同猪苓相须为用,可祛疟邪之湿热从小便而走。生地黄者,性寒且入心经,清热除烦;味甘又入肝、肾两经,滋补阴血,与当归合用,可补养心血、和营养阴。当归味辛故能行血,俾补中有动、行中有补;且性属温,防止诸苦寒之辈太过,伤及正气。诸药合用,祛邪亦不忘顾护正气,共奏清热养血截疟之功。

【类方附录】

1. 常山饮

出处:宋代太平惠民和剂局《太平惠民和剂局方·卷八·治杂病·绍兴续添方》。

组成:知母、常山、草果、炙甘草、高良姜、乌梅、生姜、大枣。

功效:燥湿祛痰,截疟。

主治:疟疾,因外邪客于风府,生冷之物内伤脾胃,或先寒后热,或先热后寒,或寒热独作,或连日并发,或间日一发,寒则肢体颤掉,热则举身如烧,头痛恶心,烦渴引饮,气息喘急,口苦舌干,脊膂酸疼,肠鸣腹痛,诸药不治,渐成劳疟者。

2. 草果饮

出处:明代赵献可《医贯·卷六·后天要论·疟论》。

组成:草果、常山、知母、乌梅、槟榔、穿山甲。

功效:截痰除疟。

主治:疟疾,脾胃有郁痰伏涎者。

3. 凉血地黄汤

出处:清代吴谦《医宗金鉴·卷七十四·发无定处(下)·血箭》。

组成:生地黄、当归、黄芩、栀子、黄连、甘草、玄参。

功效:清热凉血。

主治:跌打损伤,血热妄行,或体内出血不止。

4. 小蓟饮子

出处:宋代严用和《严氏济生方·卷四·淋闭论治》。

组成:生地黄、小蓟、滑石、当归、栀子、通草、蒲黄、炒淡竹叶、藕节、炙甘草。

功效:凉血止血,利水通淋。

主治:热结下焦之血淋、尿血。尿中带血,小便频数,赤涩热痛,舌红,脉数。

【现代研究】 本方中常山的有效成分常山碱对抗疟原虫活性起着积极的作用。知母总多糖具有抗炎作用,可以显著改善某些因素导致的毛细血管通透性增加等炎症反应。研究者通过实验证实,槟榔碱能够有效杀死多种寄生虫、提高机体免疫力,这就是槟榔用于截疟的原因。乌梅中含有丰富的苹果酸和糖类物质,能够提高人体免疫力,达到抗疟疾邪毒的作用。当归中的多糖能够增强人体的非特异性免疫功能,有效提高单核巨噬细胞的吞噬功能。生地黄提取物能抑制体温中枢,具有较好的降低体温的作用。栀子苷可通过降低炎症细胞因子水平而发挥抗感染及免疫调节作用。

参 考 文 献

[1] MURATA K,TAKANO F,FUSHIYA S,et al. Potentiation by febrifugine of host defense in mice against Plasmodium berghei NK65[J]. Biochem Pharmacol,1999,58:1593-1601.

[2] 翁丽丽,陈丽,宿莹,等.知母化学成分和药理作用[J].吉林中医药,2018,38(1):90-92.

[3] 景永帅,马云凤,潘飞兵,等.槟榔的本草考证、化学成分及药理作用研究进展[J].亚太传统医药,2022,18(8):232-239.

[4] 马艳春,吴文轩,胡建辉,等.当归的化学成分及药理作用研究进展[J].中医药学报,2022,50(1):111-114.

[5] 王朴.生地黄的现代药理研究与临床应用[J].中国中医药现代远程教育,2008(8):986.

[6] 高原雪,沈甜,何林,等.黄芩苷、栀子苷及其配伍对小胶质细胞增殖及激活后炎性因子影响[J].现代中医药,2019,39(3):106-109.

十一、秘传平疟饮

【来源】 明代程玠《松崖医径·疟证》。

【原文】 秘传平疟饮,治疟不问新久,神效。

【组成】 槟榔、枳壳、陈皮、炙甘草、常山、桔梗、地骨皮、五加皮、赤芍、白茯苓。一方无茯苓有草果。

【用法】 上细切,各等分,用瓷碗盛之,酒浸露一宿,临发日,去渣空心热服,渣仍用酒一盏半,煎八分服。若寒多,倍加槟榔、枳壳,若热多,倍加陈皮、甘草。

【功效】 截疟燥湿,行气活血。

【主治】 疟疾不论新久。

【立方背景】 程玠儒学功底渊深,公余精研医学,实为眼科治疗专家,但程氏生活年代温疫肆行,故对疟证、痢疾等疫病也有研究。他遵循张景岳“无痰不成疟”之说,指出疟疾起于内伤外感,秘传平疟饮乃其治疗疟疾的经验之方,效果甚佳。

【配伍分析】 本方证乃痰湿壅滞、气血失调所致。方中常山苦辛性寒,善于祛痰而截疟,上行胸中痰饮,下祛胁下痰饮,为截疟之要药;槟榔辛开苦泄,截疟力强,入大肠经,破气消积,给疟邪以谷道为出路,二药相合,俾截疟涌泄之力益彰。所谓"气病则痰生""无痰不成疟",故配辛苦性温之陈皮,可理气和脾、燥湿化痰;又有辛苦酸温之枳壳,可健脾开胃、顺气消滞;加辛散之桔梗,助陈皮、枳壳宣通上下而祛痰。茯苓味甘淡,一来渗湿健脾土,俾湿化气行则脾得运化,二来给疟邪以水道为出路。疟邪乃温热之物,纳苦而微寒之赤芍,既能清血分实热,又可散瘀血留滞;地骨皮味甘性寒,具有凉血除蒸、清降火热之功。二药合用,以清热为主,活血祛瘀为辅。五加皮辛能散风,苦能燥湿,温能祛寒,同时又可防止寒凉药物太过伤及正气。炙甘草益气健脾,可助茯苓、陈皮健中之效,兼调和诸药。全方共奏燥湿截疟、行气活血之功。

【类方附录】

1. 草果饮

出处:宋代太平惠民和剂局《太平惠民和剂局方·卷三·治一切气·绍兴续添方》。

组成:紫苏叶、草果、川芎、白芷、高良姜、青皮、甘草。

功效:温阳健脾,行气燥湿。

主治:脾寒疟疾。

2. 半夏草果散

出处:明代朱橚《普济方》。

组成:半夏、全青橘皮、枣子、乌梅、草果、生姜、甘草。

功效:祛湿化痰,截疟之疟。

主治:岚瘴及一切疟疾。

3. 黑虎散

出处:宋代王璆《是斋百一选方·卷十一·疟疾瘴气·治疟大效》。

组成:干姜、良姜、片姜黄、巴豆。

功效:温中散寒,燥湿截疟。

主治:疟疾胃寒。

【现代研究】 方中槟榔具有抗炎、抗病毒的作用,其抗炎作用与阿司匹林相似,槟榔的抗病毒作用与其含有丰富的多酚类物质、生物碱和鞣质有关,可用于清热解毒复方配伍。常山的有效成分常山碱具有良好的抗疟原虫活性。枳壳在体内发挥免疫调节功能的主要有效物质是其含有的一类由醛糖或酮糖通过糖苷键连接成的天然多糖,可促进脾细胞的增殖。五加皮可调节机体的免疫功能,其活性成分红毛五加多糖参与了机体的体液免疫。赤芍水提物具有较好的抗炎及抑菌作用,可降减轻细菌、病毒引起的细胞损伤。茯苓多糖对机体免疫系统、免疫组织、免疫器官均有保护和改善的作用。

参 考 文 献

[1] 周明玺,郭亦晨,李珂,等.槟榔活性成分及药理毒理作用研究进展[J].中成药,2022,44(3):878-883.

[2] MURATA K,TAKANO F,FUSHIYA S,et al. Potentiation by febrifugine of host defense in mice against Plasmodium berghei NK65[J]. Biochem Pharmacol,1999,58(10):1593-1601.

[3] 邢娜,舒尊鹏,徐炳清,等.枳壳多糖CALB-1的提取、分离纯化及免疫调节活性研究[J].中草药,2015,46(5):639-644.

[4] 张莅峡,胡庆和,刘泓,等.红毛五加多糖对机体免疫功能的影响[J].中药材,1994(5):36-38,56.

[5] 阮金兰,赵钟祥,曾庆忠,等.赤芍化学成分和药理作用的研究进展[J].中国药理学通报,2003,19(9):965-970.

[6] 马艳春,范楚晨,冯天甜,等.茯苓的化学成分和药理作用研究进展[J].中医药学报,2021,49(12):108-111.

十二、秘传人参鳖甲饮

【来源】 明代程玠《松厓医径·疟证》。

【原文】 原文仅有组方而无论述。

【组成】　人参、鳖甲、苍术、白术、当归、厚朴、半夏、川芎、槟榔、青皮、炙甘草、生姜（原方未给出剂量）。

【用法】　上细切。若日间发者属阳，用酒水各一盏、黑豆一撮、桃枝头七个、乌梅一个，同煎至七分，露一宿，未发之先，去渣空心服。若夜间发者属阴，加升麻、桔梗。若寒多者加桂枝，酒多水少。若热多者加柴胡、茯苓，水多酒少。若元气不足者加升麻，若渴甚者加天花粉、知母，若久不瘥者加常山、草果。

【功效】　益气养阴，燥湿截疟。

【主治】　虚人疟疾。

【立方背景】　程玠严遵《黄帝内经》"先补正气，后退邪气"之言，提出"客邪既去寒热既准，然后可截"的治疗原则。秘传人参鳖甲饮是程氏用于虚人疟疾的独创方，其药物配伍鲜明，体现出他的治疗思路和原则。

【配伍分析】　本方证系脾胃虚弱、内生痰湿、耗气伤阴所致。所谓"正气夺则虚"，故方中用味甘性温之人参大补元气、补肺益脾、生津安神。鳖甲味咸性寒，为血肉有情之品，又入肝、肾经，善于滋阴潜阳，退热除蒸，与人参相伍，气阴双补。白术健运中州，苍术燥湿健脾，二药合用，令中州健运则津液得以四布。虚人疟疾，多见脾虚，中焦失运则痰湿肆生，本着"气行则湿化"原则，选用芳香之厚朴、辛温之半夏燥湿行气，可散邪而除胀满。当归甘能补血养血，辛能行气，乃血中之圣药；川芎味辛性温，因此走而不守，能通上达下，外彻皮毛，旁通四肢，活血行气，为血中之气药。两者相伍，共奏养血活血之功，与白术相伍，气血同调，既助人参补气，又助鳖甲养阴。槟榔、青皮行气燥湿，并能截疟。生姜味辛性温，入脾胃，与甘草相配，共调脾胃、助运化。诸药相合，"先补正气、后退邪气"，共奏益气养阴、燥湿截疟之功。

【类方附录】

1. 黄芪鳖甲饮

出处：清代徐大椿《医略六书》。

组成：黄芪、鳖甲、白芍、当归、熟地黄、山药、茯神、麦冬。

功效：滋阴除蒸，益气养血。

主治：蓐劳，脉数软弦者。

2. 鳖甲青蒿饮

出处：清代吴谦《医宗金鉴·卷五十二·痘证门·痘热》。

组成：银柴胡、鳖甲、青蒿、生甘草、生地黄、赤芍、胡黄连、知母、地骨皮。

功效：清退虚热，养阴滋津。

主治：小儿痘疾发热，初起多实者。

3. 鳖甲地黄汤

出处：宋代严用和《严氏济生方·卷四·劳瘵论治》。

组成：柴胡、当归、麦冬、鳖甲、石斛、白术、熟地黄、茯苓、秦艽、人参、肉桂、炙甘草。

功效：滋阴养血，柔肝息风。

主治：血虚不足养肝致动肝风者。

4. 鳖甲麦煎汤

出处：宋代赵佶《圣济总录·卷九十三骨蒸传尸门·虚劳五蒸》。

组成：鳖甲、大黄、常山、柴胡、赤茯苓、当归、干漆、白术、生十地黄、石膏、炙甘草。

功效：清虚热，退骨蒸。

主治：男女骨蒸，妇人血风。

【现代研究】 方中人参有效成分皂苷 Rg(3)能够提高淋巴细胞功能，且人参多糖可有效预防疟疾。鳖甲多糖在药理学实验中表现出调节免疫、抗病毒的作用。白术挥发油成分以苍术酮为主，对调节胃肠功能、抗炎、抗菌、祛湿具有一定作用，可发挥健脾和胃化湿的功效。当归提取物在抗炎、增强机体免疫力方面可发挥显著作用。厚朴花干燥药材中的挥发油以石竹烯含量最高，具有芳香化湿、理气宽中的作用。研究者通过实验证实，槟榔碱能够有效杀死多种寄生虫、提高机体免疫力，这就是槟榔用于截疟的原因。

参 考 文 献

[1] ZHANG QH,WU CF,DUAN L,et al. Protective effects of ginsenoside Rg(3) against cyclophosphamide-induced DNA damage and cell apoptosis in mice[J]. Arch Toxicol, 2008,82(2):117-123.

[2] 崔瑾,吕颖捷.鳖甲及其配伍药对现代药理学研究与临床应用述评[J].中医药学报,2018, 46(3):114-116.

[3] 陈天阳,张萍,成扬.苍术酮含量测定方法、燥性及药理作用的研究进展[J].中成药,2022, 44(6):1902-1905.

[4] 景永帅,马云凤,潘飞兵,等.槟榔的本草考证、化学成分及药理作用研究进展[J].亚太传统医药,2022,18(8):232-239.

十三、截疟通用方

【来源】 清代吴迈《方症会要·疟症》。

【原文】 原文有二方,方一无论述,方二"截疟通用。疟发于阳分上午作者,此方验。"

【组成】

方一:常山一钱五分,槟榔一钱,丁香五分,乌梅一个,知母七分。

方二:丁香、槟榔、陈皮、常山(原书未给出剂量)。

【用法】

方一:酒一杯,入药浸一宿,次早饮下。

方二:酒一杯,浸一宿。次早用滚水煨熟,去渣服。不可至灶上煎。

【功效】

方一:解毒截疟,滋阴降气。

方二:解毒截疟,降气消积。

【主治】

方一:疟疾。

方二:疟发于阳分上午作者。

【立方背景】《方症会要》共收四十六种病证,均踵迹前贤,斟酌通变,因证设方,不拘成法。吴迈对疟疾之论,主要源于《黄帝内经》及刘完素、朱丹溪、李东垣等先贤,其临证方剂多属验方,截疟通用方正如其名,适用于所有疟证类型的治疗。

【配伍分析】 方一、方二皆为治疗疟疾的常用方,其中方一适用于阴虚较甚者,方二适用于阳分上午作者。古人有"无痰不成疟"的说法,尤其对于疟疾久发不已,而体质壮实者,多主张用劫疟的方法治疗。方一中常山可破除疟疾、利水消积,槟榔可下气破积、消食化痰,两药合用,寒热并施,相反相成,既有较强的祛痰截疟之功,又可减少常山涌吐之不良反应,善治疟疾久发不止。丁香味辛性温,气味芳香,其性下行,善于温中焦而降胃气,暖脾胃而行气滞;知母味甘苦性寒,滋阴清热,善治阳明独胜之火,《本草纲目》言"知母之辛苦寒凉,下则润肾燥而滋阴,上则清肺金而泻火,乃二经气分药也",两者相合,阴阳共济,寒温并用。乌梅清热生津和胃,既可减轻常山致呕吐的不良反应,又能防疟病伤阴。诸药合用,具有解毒截疟、降气消痰之功。方二易乌梅、知母为陈皮,意在加强理气健脾化痰之功,二方功效有所区别,若疟发于阳分上午作者可选用方二,阴虚甚者可选用方一。

【类方附录】

1. 常山饮

出处:宋代太平惠民和剂局《太平惠民和剂局方·卷八·治杂病·绍兴续添方》。

组成:知母、常山、草果、炙甘草、高良姜、乌梅、生姜、大枣。

功效:燥湿祛痰,截疟。

主治:疟疾,因外邪客于风府,生冷之物内伤脾胃,或先寒后热,或先热后寒,或寒热独作,或连日并发,或间日一发,寒则肢体颤掉,热则举身如烧,头痛恶心,烦渴引饮,气息喘急,口苦舌干,脊膂酸疼,肠鸣腹痛,诸药不治,渐成劳疟者。

2. 截疟七宝饮

出处:宋代杨倓《杨氏家藏方》。

组成:姜汁厚朴、陈皮、炙甘草、草果、常山、槟榔、青皮。

功效:燥湿祛痰,理气截疟。

主治:痰湿疟疾。寒热往来,数发不止,舌苔白腻,脉弦滑浮大。并治食疟,不服水土,山岚瘴气,寒热如疟者。

3. 达原饮

出处:明代吴又可《瘟疫论·卷上·瘟疫初起》。

组成:槟榔、厚朴、草果、知母、芍药、黄芩、甘草。

功效:开达膜原,辟秽化浊。

主治:瘟疫或疟疾,邪伏膜原证。症见憎寒壮热,或一日三次,或一日一次,发无定时,胸闷呕恶,头痛烦躁,脉弦数,舌边深红,舌苔垢腻,或苔白厚如积粉。

4. 槟榔散

出处:宋代太平惠民和剂局《太平惠民和剂局方·卷八·治疮肿伤折·吴直阁增诸家名方》。

组成:槟榔、黄连、木香。

功效:清热解毒,收敛生肌。

主治:主痈疽疮疖溃后,外触风寒,肿焮结硬,脓水清稀,淋漓臭秽,内膜空虚,疮边干急,肌肉不生;疳瘘恶疮,延久不愈;下注臁疮,侵溃不敛。

【现代研究】　常山具有很好的抗疟活性,其主要活性成分是常山碱和异常山碱,常山碱通过引起一氧化氮释放量的增加,从而起到抗疟原虫的积极作用。草果挥发油对多种细菌、病毒均有不同程度的抑制效果。丁香挥发油及丁香酚对野外采集的疟蚊具有很好的杀灭作用,且丁香挥发油的作用强于丁香酚。乌梅中含有丰富的苹果酸和糖类物质,能够提高人体免疫力,具有抗疟疾邪毒的作用。

参 考 文 献

[1] MURATA K,TAKANO F,FUSHIYA S,et al. Potentiation by febrifugine of host defense in mice against Plasmodium berghei NK65[J]. Biochem Pharmacol,1999,58:1593-1601.

[2] 刘娜,夏咸松,赵毅,等.不同产地草果挥发油 GC-MS 成分分析及抑菌试验研究[J].云南民族大学学报(自然科学版),2021,30(2):97-103.

[3] OSANLOO M,SEDAGHAT MM,EAMAEILI F,et al. Larvicidal activity of essential oil of syzygium aromaticum (clove) in comparison with its major constituent,eugenol,against Anopheles stephensi[J]. J Arthropod Borne Dis,2018,12(4):361-369.

十四、治疟夜发方

【来源】 清代吴迈《方症会要·疟症》。

【原文】 原文仅有组方而无论述。

【组成】 柴胡、黄芩、人参、甘草、半夏、青皮、麦冬、川芎各七分,当归身八分,生地黄五分,白芍一钱,生姜三片,大枣二枚。

【用法】 水煎服。

【功效】 和解少阳,滋阴活血。

【主治】 疟疾发于夜间者。

【立方背景】 张仲景首创小柴胡汤主治伤寒少阳证,刘完素加四物合为柴胡四物汤以和解少阳、补气养血,丹溪又言:"疟家渴用生地黄、麦冬、花粉、牛膝、知母、黄柏、干葛、生甘草,甚则加石膏一钱。"吴迈承袭张、刘、朱三位医家学术思想,创制治疟夜发方,主治夜间疟疾发作者。

【配伍分析】 本方证乃邪犯少阳、耗伤阴血所致。疟疾的先寒后热、定型发作,有类于伤寒少阳病寒热往来的热型,所以历代医家根据《伤寒论·少阳篇》中"寒热往来,休作有时"和《金匮·疟病篇》中"疟脉自弦"之说,多将疟疾的发病机制与伤寒少阳病相提并论,从而产生了"疟疾不离少阳"的病理概念。方中柴胡味苦辛性微寒,入肝、胆经,可透泄少阳之邪;黄芩味苦性寒,清泄少阳半里之热,柴胡之升散,得黄芩之降泄,两者配伍,是和解少阳的基本结构。胆气犯胃,胃失和降,佐以半夏、生姜和胃降逆止呕。邪从太阳传入少阳,缘于正气本虚,故又佐人参、大枣以益气健脾,一者取其扶正以祛邪,一者取其益气以御邪内传,俾正气旺盛,则邪无内向之机。当归补血养肝,麦冬、生地黄滋阴润燥,白芍养血柔肝,川芎活血行气,畅通气血。甘草助人参、大枣扶正,且能调和诸药。全方十三味药,以和解少阳为主,兼补胃气,使邪气得解、枢机得利,胃气调和,则诸症自除。

【类方附录】

1. 柴胡四物汤

出处:金代刘完素《素问病机气宜保命集·卷下·妇人胎产论第二十九》。

组成:川芎、熟地黄、当归、芍药、柴胡、人参、黄芩、甘草、半夏曲。

功效:和解少阳,补气养血。

主治:妇人虚劳日久,血虚阴亏,微有寒热,经行感冒,热入血室,经枯发热,妊娠吐衄。

2. 小柴胡汤

出处:汉代张仲景《伤寒论·卷三·辨太阳病脉证并治中第六》。

组成:柴胡、黄芩、人参、半夏、炙甘草、生姜、大枣。

功效:和解少阳。

主治:①伤寒少阳证。往来寒热,胸胁苦满,默默不欲饮食,心烦喜呕,口苦,咽干,目眩,舌苔薄白,脉弦者。②热入血室。妇人伤寒,经水适断,寒热发作有时。③疟疾、黄疸及内伤杂病而见少阳证者。

3. 逍遥散

出处:宋代太平惠民和剂局《太平惠民和剂局方·卷九·治妇人诸疾病》。

组成:柴胡、当归、白芍、白术、茯苓、炙甘草、生姜、薄荷。

功效:疏肝解郁,养血健脾。

主治:肝郁血虚脾弱证。两胁作痛,头痛目眩,口燥咽干,神疲食少,或往来寒热,或月经不调,乳房胀痛,脉弦而虚。

4. 竹叶黄芪汤

出处:宋代赵佶《圣济总录·卷一百三十一·痈疽门·痈疽发背发渴》。

组成:淡竹叶、黄芪、甘草、黄芩、麦冬、芍药、当归、人参、石膏、川芎、半夏、生地黄。

功效：清热解毒，收敛生肌。

主治：痈疽、发背兼渴。

【现代研究】 研究表明，方中柴胡提取物有抗疟原虫的作用。黄芩苷抗菌范围较广，且能防治部分病毒，增强机体免疫力，故对疟疾的治疗有积极作用。人参发挥补益正气的作用源自其有效成分人参多糖能够调节机体免疫力，维持免疫系统的正常生理功能，配伍甘草可增强其抗病毒的能力。当归中的多糖能够增强人体的非特异性免疫功能，有效提高单核巨噬细胞的吞噬能力，帮助吞噬细胞迅速识别异物并将其吞噬。生地黄能抑制体温中枢，具有较好的降低体温的作用。

参 考 文 献

[1] 李仁国. 柴胡有效成分及药理作用分析[J]. 陕西中医，2013,34(6):750-751.

[2] 罗燕子. 中药黄芩的化学成分及药理作用的相关研究进展[J]. 临床合理用药杂志,2018,11(30):180-181.

[3] 王欢,侯殿东,陈文娜,等. 人参多糖对 NK92-MI 细胞杀伤活性的影响及机制[J]. 中国民族民间医药,2017,26(9):37-39,45.

[4] 李泽宇,郝二伟,李卉,等. 甘草配伍应用的药理作用及机制分析[J]. 中国实验方剂学杂志,2022,28(14):270-282.

[5] 马艳春,吴文轩,胡建辉,等. 当归的化学成分及药理作用研究进展[J]. 中医药学报,2022,50(1):111-114.

[6] 王朴. 生地黄的现代药理研究与临床应用[J]. 中国中医药现代远程教育,2008(8):986.

十五、秘方清脾丸

【来源】 明代方广《丹溪心法附余·卷之六·暑门·疟十八》。

【原文】 治疟三日一发，或十日一发。

【组成】 姜黄三钱，白术一两半，人参、槟榔、草果、莪术醋炒、厚朴各半两，黄芩、半夏、青皮各一两，甘草三钱。

【用法】　上为末，饭丸如梧子大，每六十丸，食远白汤下，日二服。

【功效】　辟秽清脾化浊。

【主治】　三日疟、十日疟。

【立方背景】　方广因母亲抱病误治，发愤攻医，私淑朱丹溪，深入研究《丹溪心法》。其针对三日疟和十日疟，创作的秘方清脾丸的灵感即源自《丹溪心法》所言："内伤挟外邪同发，内必主痰，外以汗解散，二陈汤加柴胡、黄芩、常山、草果煎服。久疟不得汗法者，二陈汤加槟榔，倍苍术、白术。"

【配伍分析】　本方证乃痰湿内蕴、又感受外邪所致。秘方清脾丸为方广采用消导大法治疗三日疟、十日疟的代表方。方中槟榔入胃、大肠经，可消积导滞、截肠腑之疟虫；草果芳香辟浊、温脾燥湿、除痰截疟；厚朴味苦辛，可燥湿行滞并举，三药协力，共奏消导截疟之功。人参、白术健运后天之本、培补正气，助机体抗击疟邪，且人参、白术还能托举阳气，以防气虚下陷后患。疟邪侵犯中焦，脾土失运，痰浊瘀血内生，莪术、姜黄辛行苦泄、温散通滞，既入血分，又入气分，破血活血，莪术醋炒可加强祛瘀止痛之力；所谓"治痰先治气，气顺则痰消"，故纳青皮、半夏疏肝破气、燥湿化痰。黄芩味苦性寒，清热燥湿，配以甘草，既能和中解毒，又可调和诸药。《心法·附录》有言："疟母必用毒药消之，行气消坚为主。"方广谨遵丹溪之意，又加以创新，全方消补并用，使邪有所出、气有所行。此外，槟榔、厚朴、草果乃方广同时代的吴又可所创的达原饮之意，可见此三药对疟疾有积极的治疗作用。

【类方附录】

1. 和中丸

出处：元代朱震亨《丹溪心法·卷二·痢九》。

组成：白术、厚朴、陈皮、半夏、槟榔、枳实、甘草、木香、生姜。

功效：理气化湿。

主治：治下痢，泄泻，气滞湿阻者。

2. 达原饮

出处：明代吴又可《瘟疫论·卷上·瘟疫初起》。

组成:槟榔、厚朴、草果、知母、芍药、黄芩、甘草。

功效:开达膜原,辟秽化浊。

主治:瘟疫或疟疾,邪伏膜原证。症见憎寒壮热,或一日三次,或一日一次,发无定时,胸闷呕恶,头痛烦躁,脉弦数,舌边深红,舌苔垢腻,或苔白厚如积粉。

3. 柴平汤

出处:明代张介宾《景岳全书·卷五十四书集·古方八阵·和阵》。

组成:苍术、厚朴、陈皮、甘草、柴胡、人参、半夏、黄芩、生姜、大枣。

功效:和解少阳,祛湿和胃。

主治:湿疟。症见一身尽痛,手足沉重,寒多热少,脉濡。

4. 半夏泻心汤

出处:汉代张仲景《伤寒论·卷四·辨太阳病脉证并治下第七》。

组成:半夏、黄连、黄芩、干姜、炙甘草、大枣、人参。

功效:寒热平调,消痞散结。

主治:寒热错杂之痞证。症见心下痞,但满而不痛,或呕吐,肠鸣下利,舌苔腻而微黄。

【现代研究】 方中槟榔为截疟常用药,其所含的槟榔碱能够有效杀死多种寄生虫,提高机体免疫力。草果的截疟作用源自其挥发油成分具有促进胃液分泌的作用,从而为胃黏膜提供营养物质,提高胃黏膜的防御水平。黄芩苷具有广谱的抗菌、抗病毒活性,也有一定的解热作用。半夏经水煎提取的醇沉液能抑制胃液分泌和胃蛋白酶活性,从而发挥燥湿健脾的作用。人参于方中发挥补益正气、抵抗疟邪的功效,得益于其有效成分皂苷能很好地调节机体免疫力。白术多糖可作用于免疫系统的各个环节,包括免疫器官、免疫细胞和免疫分子,能提高机体的抗邪能力。

参 考 文 献

[1] 倪依东,王建华,王汝俊. 槟榔的药理研究进展[J]. 中药新药与临床药理,2004(3): 224-226.

［2］金宝宇,杨斌,王存萍,等.基于网络药理学及实验验证探究草果挥发油改善急性胃炎的作用机制［J］.西南民族大学学报(自然科学版),2022,48(6):643-652.

［3］吴缠婷,周良良,邹婉清,等.黄芩苷的药理特性及其作用机制研究进展［J］.中华中医药学刊,2022,40(2):63-67.

［4］于雪妮,冯小刚,张建民,等.人参化学成分与药理作用研究新进展［J］.人参研究,2019,31(1):47-51.

［5］杨锦涛,程希,陈红伟,等.白术多糖免疫调节作用机制的研究进展［J］.中国兽药杂志,2018,52(6):80-85.

十六、十将军丸

【来源】　明代方广《丹溪心法附余·卷之六·暑门·疟十八》。

【原文】　久疟不瘥,腹痛,有疟母……凡有积聚,及行瘴湿地,方宜服之。

【组成】　三棱一两(去毛土,炮),生莪术、青皮(去白)、陈皮(去白)各一两,草果(去壳)二两,川常山二两,砂仁、槟榔、乌梅、半夏(汤泡七次)各一两。

【用法】　上先将常山、草果二味锉,用好酒、醋各一碗,入瓦器内先浸一宿,后入八味药同浸,至晚用瓦铫内炭火煮干,取出晒,如无日色,用火焙干为末,半酒半醋打糊为丸,如梧桐子大,每服三四十丸,白汤吞下,日进三服。忌生冷、鱼腥、咸酸、油腻、面、诸死毒物,服四两至八两,即除根。

【功效】　理气截疟,祛痰燥湿。

【主治】　久疟不瘥,腹痛积聚,疟母。

【立方背景】　据《四库全书总目提要》载方广"因程用光所订朱震亨《丹溪心法》,赘列附录,与震亨本法或相矛盾,乃削其录、独存一家之言,别以诸家方论与震亨相发明者,分缀各门之末"。每病下凡增补者,均以"附论""附脉理""附诸方"标出,且有方氏按语,以"广按"标注,以发明丹溪原旨。

关于疟疾治疗心鉴,方广取丹溪之意结合临证经验,总分发散、止截、消导、劫夺、理脾开胃五种大法,十将军丸即消导治法的代表方剂之一。

【配伍分析】　本方证乃疟疾久而不瘥,痰浊内生,阻滞气机所致。方中重用槟榔、草果、川常山这类截疟之辈,逐出秽浊毒邪。疟邪久耗气血,气停成滞、血停成瘀,又有痰浊内生互结于胸腹,故加血中气药之三棱、气中血药之莪术,两者相须为用,气血并治,可散瘀消癥、消积止痛。陈皮、半夏取仲景二陈汤之意,一来理气和中、化痰消痞,二来减少常山涌吐的不良反应。辛温之砂仁,因其辛散温通、气味芳香,故化湿醒脾开胃、行气温中之效良佳。青皮苦泄辛行,入肝经而善于疏理胸腹之气,并与陈皮相配,木土并治,可健脾燥湿、化滞止痛。凡温热疫毒之邪,最易化火伤阴,故用乌梅酸甘化阴,以防诸辛燥之药耗散阴津。本方药力峻猛,恐久疟之体无力承受,故用丸剂,且方广强调严禁生冷、鱼腥、咸酸、油腻、面、诸死毒物,无不体现其临证之缜密。全方十药,主以截疟消积破气而治标,辅以酸甘化阴救液而治本。

【类方附录】

1. 老疟丸

出处:明代李梴《医学入门·卷七》。

组成:常山、草果、青皮、陈皮、半夏、乌梅、三棱、莪术、砂仁、槟榔。

功效:清热燥湿,化痰截疟。

主治:久疟不愈,腹痛有母;凡积聚及行瘴湿地方尤宜。

2. 达原饮

出处:明代吴又可《瘟疫论·卷上·瘟疫初起》。

组成:槟榔、厚朴、草果、知母、芍药、黄芩、甘草。

功效:开达膜原,辟秽化浊。

主治:瘟疫或疟疾,邪伏膜原证。症见憎寒壮热,或一日三次,或一日一次,发无定时,胸闷呕恶,头痛烦躁,脉弦数,舌边深红,舌苔垢腻,或苔白厚如积粉。

3. 十将平疟汤

出处:清代俞根初《重订通俗伤寒论·第八章伤寒兼证·第四节伤寒兼疟》。

组成:酒炒常山、槟榔、草果、砂仁、醋炒三棱、莪术、青皮、姜半夏、炒陈皮、乌梅。

功效:开豁痰结,攻利营血。

主治:治痰疟,胁下有块者。

4. 常山七宝饮

出处:明代龚延贤《万病回春·卷三·疟疾》。

组成:常山、草果、槟榔、青皮、姜汁炒厚朴、知母、苍术、鳖甲、乌梅、甘草。

功效:截疟。

主治:疟疾。

【现代研究】 方中常山、槟榔、草果作为截疟的常用药物,分别得益于其有效成分常山碱、槟榔碱和草果挥发油。半夏水煎醇沉液能减少胃液分泌抑制胃蛋白酶活性,从而发挥燥湿健脾的作用,且半夏能激活迷走神经的传出活动而具有镇吐作用,于此方中还可减少常山引起的涌吐不良反应。乌梅在疟疾的治疗中发挥生津滋阴的作用,其含有丰富的有机酸、糖类,可增强机体免疫力。

参 考 文 献

[1] 郭志廷,刘晓璐,梁剑平,等.常山碱及其衍生物药理学活性研究进展[J].中兽医医药杂志,2013,32(2):17-19.

[2] 金宝宇,杨斌,王存萍,等.基于网络药理学及实验验证探究草果挥发油改善急性胃炎的作用机制[J].西南民族大学学报(自然科学版),2022,48(6):643-652.

[3] 景永帅,马云凤,潘飞兵,等.槟榔的本草考证、化学成分及药理作用研究进展[J].亚太传统医药,2022,18(8):232-239.

[4] 朱月,袁静,孙文波,等.乌梅药理作用及临床应用研究进展[J].辽宁中医药大学学报,2022,24(7):155-159.

第(六)章

瘰 瘵 治 方

一、柴胡散

【来源】 明代汪机《医学原理·卷之五·痨瘵门·治痨瘵方》。

【原文】 治气血虚,潮热,咳嗽,发怒。治宜补气血,清肺金,抑肝火。故用参、苓、甘草以补气,川归、白芍以补血,桔梗、麦冬止嗽,柴胡退潮热,青皮抑肝火止怒。

【组成】 人参一钱,白茯苓一钱,炙甘草五分,当归身一钱,白芍一钱,桔梗七分,麦冬八分,柴胡八分,青皮七分。

【用法】 水煎。温服。

【功效】 补气血,清肺金,抑肝火。

【主治】 气血虚,潮热,咳嗽,发怒。

【立方背景】《医学原理》是集汪机学术心得和临床经验的成熟之作,汪氏一生"心存仁术,主好儒书",学术思想受朱震亨影响极大。朱丹溪力倡"阳常有余,阴常不足"之说,说明人体阴气、元精之重要,被后世称为"滋阴派"的创始人。痨瘵之症多因嗜欲无节、劳伤心肾,以致真阴虚败,阴火上炎,故立柴胡散一方,取《黄帝内经》"壮水之主,以制阳光"之意。

【配伍分析】 本方证因肺热津亏、肝火上炎所致。方中柴胡味苦辛性微寒,具有疏风解表、升阳疏肝之功,可直入阴分以清热凉血。人参味甘性温,具有大补脾胃之气、培土生金之功,《药性论》言其"主五脏气不足,五劳七伤,虚损瘦弱,补五脏六腑,保中守神"。当归身功擅和血补虚,白芍功擅养血敛阴,麦冬长于养阴清热。脾喜燥恶湿,故用茯苓健脾渗湿。青皮疏肝破气。桔梗宣开肺气,通利水道,同时载药上行,益肺气成培土生金之功。炙甘草益气和中,并调和诸药。诸药合用,共奏补气养血、清肺疏肝之功。

【类方附录】

1. 异功散

出处:宋代钱乙《小儿药证直诀·卷下》。

组成:人参、茯苓、白术、陈皮、炒甘草。

功效:益气健脾,行气化滞。

主治:脾胃气虚兼气滞证。症见食欲不振,大便溏薄,胸脘痞闷不舒,或呕吐、泄泻等。

2. 柴胡人参散

出处:宋代《小儿卫生总微论方·卷十五·诸汗论》。

组成:柴胡、人参、白术、白茯苓、青皮、桔梗、麦冬、川芎、白芍、炙甘草、桑白皮、升麻。

功效:解肌退热,益气止汗。

主治:肌热盗汗。

3. 香贝养荣汤

出处:清代吴谦《医宗金鉴·卷六十四·项部·上石疽》。

组成:土炒白术、人参、茯苓、陈皮、熟地黄、川芎、当归、贝母、酒炒香附、酒炒白芍、桔梗、甘草、生姜、大枣。

功效:补气养血,理气化痰。

主治:肝经郁结,气血凝滞经络,致成石疽。

4. 加减八物柴胡汤

出处:《女科秘要·卷四·经闭不行症》。

组成:人参、茯苓、白芍、地黄、知母、麦冬、柴胡、炙甘草。

功效:理血分,清虚热。

主治:经闭不行。

5. 黄芪五味散

出处:唐代王焘《外台秘要·卷二十五·许仁则痢方七首》。

组成:黄芪、赤石脂、厚朴、干姜、艾叶。

功效:益气健脾,活血止痢。

主治:痢疾。脓血相和食不甚稀,每出脓血与食相兼,腹亦小痛。

【现代研究】 现代药理学研究表明,当归水提物对特异性及非特异性免疫功能均有增强作用,当归多糖也具有明显提高小鼠巨噬细胞的吞噬功能及调节机体非特异性免疫功能的作用,且又有抗补体的作用。白芍靶点 PTGS2 可将花生四烯酸转化为前列腺素 H2,PTGS2 的上调与细胞黏附增加、表型改变、抗凋亡和肿瘤血管生成有关,具有抗炎抗氧化的作用。桔梗最主要的成分为桔梗皂苷,具有一定的抗炎、抗病毒、抗变态反应及祛痰止咳的作用。给大鼠腹腔注射山麦冬注射液对大鼠急性心肌缺血性改变有明显的预防作用,麦冬总糖和总皂苷可显著增加小鼠的心肌营养血流量。

参 考 文 献

[1] 雷锦锦.当归药理作用研究进展[J].大家健康(下旬版),2013,7(8):48-48.

[2] 张生杰,庞文娟,王丽.基于网络药理学分析白芍药理作用机制[J].亚太传统医药,2020,16(9):162-167.

[3] 何星莹,蔡能,游诗蕾,等.基于网络药理学探讨桔梗-甘草药对治疗咽炎的作用机制[J].中医临床研究,2021,13(7):1-7.

[4] 蒋凤荣,张旭,范俊,等.麦冬药理作用研究进展[J].中医药学刊,2006,24(2):236-237.

二、黄芪鳖甲汤

【来源】 明代汪机《医学原理·五卷·痨瘵门》。

【原文】 黄芪鳖甲汤:治虚劳客热,肌肉消瘦,四肢倦怠,烦热心悸,咳嗽,减食,盗汗。此皆中气亏败,运动失常,以致膻中阳气不得舒布,郁而为火,煎熬真阴,续又阴血随虚,痨瘵成矣。盖脾主肌肉四肢,脾病是以肌肉消瘦,四肢倦怠;夫心肺俱上,而心恶热、肺畏火,火热上炎,是以烦热心悸,咳嗽;阳盛阴虚,是以睡则汗出。经云:补可以去弱。故用人参、黄芪、茯苓、炙甘草等补中气,知母、地黄、赤芍等以益阴血,两者为本;桑白皮、天冬、紫菀茸清肺止嗽,地骨皮、柴胡、秦艽、鳖甲等以解蒸热,桔梗、半夏治痰,三者为标,佐以肉桂通血脉,为引使。

【组成】 肉桂三分,炙甘草五分,人参二钱,黄芪三钱,茯苓、知母、生地黄、地骨皮各一钱,赤芍、桑皮、天冬、紫菀茸、柴胡、秦艽、鳖甲、桔梗、半夏各七分。

【用法】 水煎,温服。

【功效】 补气益血,清肺止嗽,退热除蒸。

【主治】 痨瘵病之虚劳客热,肌肉消瘦,四肢倦怠,烦热心悸,咳嗽,减食,盗汗。

【立方背景】 "培元"即培中焦元气之意,明清时期新安地区出现了一批善用温补培元治法的医家,首倡者当推汪机。汪氏《石山医案·营卫论》云:"经曰,阴不足者补之以味,参、芪味甘,甘能生血,非补阴何? 又曰,阳不足者温之以气,参、芪气温,又能补阳",培元重人参、黄芪的学术思想肇始于此。《医学原理》书中针对"中气亏败,郁而为火,煎熬真阴"的痨瘵,专立黄芪鳖甲汤一方,亦为培元固本法的代表方剂之一。

【配伍分析】 本方证乃气郁化火、阴血随虚所致。方中人参、黄芪味甘微温,入脾、肺二经,为汪机"固本培元说"的代表药物。二药相伍,一则大补脾气,升举中阳,脾为后天之本,气旺则血生,濡养肌肉;二则大补肺气,固表止汗。看似补气,实则气血阴阳双补。配炙甘草以健脾益气、茯苓渗湿健脾,四药相合,使正气恢复、邪有出路。知母味苦甘而性寒,一者上循入肺经,清肺热,润肺燥,止燥咳,两者与甘寒之生地黄,下循入肾经,滋肾降火,退蒸除热,加微寒之赤芍清泄血分热邪,增强养阴清热、疏邪润燥之功。七味相辅,共为君药,治痨瘵之本。另入泻肺热、止咳喘之桑白皮,开肺郁、润肺气之紫菀茸,双补肺肾阴虚之天冬而止劳嗽、清虚火;鳖甲咸寒,为血肉有情之品,可滋阴退热,配秦艽、柴胡、地骨皮共清虚热,除骨蒸;桔梗为诸药舟楫,性善上行,宣肺利窍,半夏气偏下降,燥湿化痰。九味相成,共为臣药,治痨瘵之标。纳温通血脉之肉桂为佐使药,全方有补有泻,有升有降,共畅气机,调益气血。

【类方附录】

1. 黄芪鳖甲散

出处:宋代太平惠民和剂局《太平惠民和剂局方·卷五·治诸虚·吴直阁增诸家名方》。

组成:人参、肉桂、桔梗、生地黄、半夏、紫菀、知母、赤芍、黄芪、甘草、桑白皮、天冬、鳖甲、秦艽、白茯苓、地骨皮、柴胡。

功效:益气养阴,清透虚热。

主治:虚劳客热。症见肌肉消瘦,四肢倦怠,五心烦热,口燥咽干,颊赤心忡,日晚潮热,夜有盗汗,胸胁不利,减食多渴,咳唾稠黏,时有脓血。

2. 保真汤

出处:元代葛可久《劳证十药神书》。

组成:当归、人参、生地黄、熟地黄、白术、黄芪、赤茯苓、白茯苓、天冬、麦冬、赤芍、白芍、知母、黄柏、五味子、柴胡、地骨皮、甘草、陈皮、厚朴、生姜、大枣、莲心。

功效:补虚除热。

主治:劳证骨蒸体虚,潮热盗汗。

3. 生犀散

出处:元代危亦林《世医得效方·卷八·大方脉杂医科·虚损》。

组成:犀角、地骨皮、秦艽、麦冬、枳壳、大黄、柴胡、茯苓、赤芍、桑白皮、黄芪、人参、鳖甲、知母。

功效:滋阴凉血益气。

主治:骨蒸肌瘦,颊赤口干,日晚潮热,夜有盗汗,五心烦躁,及大病愈后,余毒不解;小儿疳病,热似骨蒸者;及久病或虚后,时复来作潮热者;疟疾亦用。或伤寒病后,因食羊肉,体热不除。

4. 清骨散

出处:明代王肯堂《证治准绳·类方·第一册·虚劳》。

组成:银柴胡、胡黄连、秦艽、醋鳖甲、地骨皮、青蒿、知母、甘草。

功效:清虚热,退骨蒸。

主治:肝肾阴虚,虚火内扰证。骨蒸潮热,或低热日久不退,形体消瘦,唇红颧赤,困倦盗汗,或口渴心烦,舌红少苔,脉细数等。

【现代研究】 研究发现,黄芪鳖甲汤具有滋阴降火、益气活血的作用,治疗骨科术后非感染性发热疗效显著,值得临床推广使用。赵亚婷研究发现,对于糖尿病合并复治肺结核的患者,在西药治疗基础上使用黄芪鳖甲汤,能增强疗效,改善症状,提高机体免疫力。姚玉红等研究发现,加味黄芪鳖甲汤联合耳穴压豆可明显改善糖尿病周围神经病变气阴两虚证患者的临床疗效,其作用机制可能与调节血清 MyD88/IκB 信号通路有关。

参 考 文 献

[1] 谭克良.黄芪鳖甲汤治疗骨科术后非感染性发热的临床研究[J].中国医药导报,2008,109(11):64-65.

[2] 赵亚婷.黄芪鳖甲汤在治疗糖尿病合并复治肺结核中的作用[J].中医药临床杂志,2018,30(1):118-121.

[3] 姚玉红,张华,李健,等.加味黄芪鳖甲汤联合耳穴压豆治疗糖尿病周围神经病变气阴两虚证的疗效及对血清 MyD88/IκB 信号通路的影响[J].中国实验方剂学杂志,2021,27(11):98-105.

三、滋阴抑火汤

【来源】 明代孙文胤《丹台玉案·瘰疬门》。

【原文】 滋阴抑火汤:治阴虚火动,盗汗发热,咳嗽吐血,身热脉数,肌肉消瘦,酒色过伤,已成瘰疬者。

【组成】 知母、人参、黄柏、天冬、麦冬各一钱,贝母、生地、当归、白芍、白术各一钱五分,煨姜灰八分。

【用法】　加灯心三十茎,温服。

【功效】　滋阴润肺,养血调营。

【主治】　痨瘵。

【立方背景】　孙氏字对薇,自幼学儒,湮郁不售,遂染沉疴,后弃贴括而精轩岐之术,《丹台玉案》成书于崇祯九年,诸篇详确,附方广泛。中医理论认为,痨瘵以肺阳虚最多见,并伴有肝、心、肾气血两虚。必须注意疾病的"传变与证治"。《虚劳心传》指出,虚劳治法有三大要诀:"补肾水、培脾土、慎调摄。"《理虚元鉴》曰:"阳虚之证要统于脾、阴虚之证统于肺。补脾建中宜甘温益气,补肺清金宜清润疏降。"治肺之道,一清一补一敛,故麦冬清、人参补、五味敛,为治疗虚痨之要药,孙氏立滋阴抑火汤滋阴润肺、养血调营,即此类治法。

【配伍分析】　本方证乃阴虚火旺、耗伤营血所致。方中生地黄既可滋阴养血,又清虚热,《本草汇言》云其"为补肾要药,益阴上品,凉血补血有功"。天冬具有清热养阴、润燥生津之能;麦冬功可润肺养阴,生津清热,二药相须,增养阴生津之功。当归、白芍补血养营,助生地黄滋阴补血。白术、人参甘温益气,气旺则阴血自生;贝母益气化痰;知母滋阴润肺,四药相伍,肺肾同补,寓"金水相生"之意。黄柏味苦性寒,其性沉降下行,善于清泻下焦湿热之邪。煨姜灰温胃散寒,携白术健脾养胃,以培土生金。全方共奏滋阴抑火、养血调营之功。

【类方附录】

1. 滋阴抑火汤

出处:明代孙文胤《丹台玉案·卷四·诸虚门》。

组成:当归、知母、麦冬、天冬、地骨皮、牡丹皮、酸枣仁、柴胡、天花粉、人参、灯心草。

功效:滋阴降火,养血安神。

主治:血虚火盛诸证,朝凉晚热,精神减少,睡卧不安者。

2. 滋燥饮

出处:清代沈金鳌《杂病源流犀烛·卷一·肺病源流》。

组成:天冬、麦冬、生地黄、天花粉、白芍、秦艽、蜜、童便。

功效:滋燥润肺。

主治:肺燥。

3. 滋燥养荣汤

出处:明代孙一奎《赤水玄珠·卷二·燥门·论结燥病本不同》。

组成:当归、生地黄、熟地黄、白芍、秦艽、黄芩、防风、甘草。

功效:祛风养血,滋阴润燥。

主治:皮肤皱揭,筋燥爪干。

4. 当归润燥汤

出处:明代董宿《奇效良方·卷七·燥门·燥通治方》。

组成:当归、熟地黄、生地黄、大黄、桃仁泥、火麻仁、甘草、升麻、红花。

功效:滋阴养血,润燥通便。

主治:阴津亏虚之便秘。

【现代研究】 人参中的主要成分人参蛋白可以促进细胞生长,加速伤口愈合,有抗自由基减轻对细胞氧化损伤的作用。麦冬中含有甾体皂苷、高异黄酮、多糖、挥发油等多种活性成分,具有降糖、降血脂、抗炎、抗氧化、抗肿瘤、抗衰老和免疫调节等作用。有研究表明,生地黄对免疫系统具有调节作用,可以提高 T 淋巴细胞比值、血清溶血素水平及脾淋巴细胞增殖率。当归、白芍可通过抑制炎症因子如白细胞介素-6、一氧化氮、肿瘤坏死因子-α 等发挥抗炎功效,并且具有良好的保肝、调节免疫功能的作用。煨姜灰具有抗凝血、抗炎、抗氧化等药理活性。贝母属植物中的有效成分包括生物碱类、二萜类及甾体和多糖等,具有广泛的药理活性,尤其在止咳、平喘、祛痰、抗炎、抗肿瘤、抗氧化等方面作用显著。

参 考 文 献

[1] 李婕,赵雨,许宁,等. 人参蛋白的药理作用[J]. 特产研究,2022,44(2):121-126.

[2] KIM JE, PARK JW, KANG MJ, et al. Anti-inflammatory response and muscarinic cholinergic regulation during the laxative effect of Asparagus cochinchinensis in

Loperamide-induced constipation of SD rats[J]. Int J Mol Sci,2019,20(4):946.

[3] 迟宇昊,李旸,申远.麦冬化学成分及药理作用研究进展[J].新乡医学院学报,2021,38(2):189-192.

[4] 李国辉,刘佳,刘建伟,等.地黄提取物对小鼠免疫功能的影响[J].中国兽医学报,2018,38(4):765-769,775.

[5] 马艳春,吴文轩,胡建辉,等.当归的化学成分及药理作用研究进展[J].中医药学报,2022,50(1):111-114.

[6] 杨山景,封安杰,孙越,等.白芍总苷的药理作用及机制研究进展[J].中国现代应用药学,2021,38(13):1627-1633.

[7] 吴福林,董庆海,王涵,等.炮姜的药理药化及其临床研究进展[J].特产研究,2018,40(4):104-108.

四、补神丹

【来源】 清代吴澄《不居集·上集·卷之十一》。

【原文】 补神丹,治痨瘵等证。朱震亨曰:此方妙在地骨皮为君,以入阴中,平其虚火,而又不损其脾胃之气。又加芡实、茯苓以利其湿气,则熟地专能生阴中之水,少加人参以补微阳而不助火,则肺金有养矣。又益之麦冬、五味补其肺金,则金能生水,水生自能制虚火,而相火下伏,不夺心主之权,一身安宁,此其治也。

【组成】 熟地黄、地骨皮各五钱,牡丹皮、茯苓、沙参各二钱,玄参、山萸肉各一钱,人参三钱,白芥子、白术各三分,酸枣仁五分,芡实五钱,北五味五粒,桑叶五片。

【用法】 上药十四味,水煎服。

【功效】 滋阴清热,补肺益气。

【主治】 痨瘵等症。

【立方背景】 古代医家对于虚劳病因的认识经历了一个逐步深入的过程,《黄帝内经》中指出"精气夺则虚",《金匮要略》首次提出了"虚劳"病名,并将其分为阳虚、阴虚、阴阳两虚三类。宋以后诸位医家,或从房事不节损伤肝肾立论,或重视饮食劳倦伤及脾胃,至清代对于虚劳发热的病因与治法尚无发展。吴澄著《不居集》,承《黄帝内经》《难经》及仲景学术思想,汇集前贤方剂及个人治验,发明外损致虚说,羽翼东垣,填补了外邪致虚病因学的空白,设补神丹清虚火而平金生水,以供后人借鉴。

【配伍分析】　本方证乃金不生水、阴虚阳亢所致。方中地骨皮可入阴中,平其虚火,而又不损其脾胃之气,正如《冯氏锦囊秘录》所言:"地骨皮,专退有汗骨蒸劳热,肾肺伏火,补益正气,凉血凉骨,五内邪气,热中消渴,及去肌热,利大小便……较之知柏苦寒伤胃,何如骨皮甘寒,勿伤胃气也。"牡丹皮阴中微阳,清热凉血,可助地骨皮退热除蒸,滋阴除烦。山萸肉入肝、肾二经,既可温肝经之血,又能补肾脏之精;并合芡实益肾固精、茯苓利水渗湿;可合玄参滋肾脏之精,助中焦之汁。熟地黄专能生阴中之水,少加人参以补微阳而不助火,则肺金有养矣,并合白术行气,自易制其腻滞;加桑叶清肺润燥,又益之白芥子温肺利气。北沙参、五味子补其肺金,则金能生水,水生自能制虚火;酸枣仁养心安神,而相火下伏,不夺心主之权,一身安宁,此其治也。诸药合用,共奏滋阴清热、补肺益气之功。

【类方附录】

1. 灭火汤

出处:清代陈士铎《辨证录·卷二·中风门》。

组成:玄参、沙参、白芥子、茯苓、熟地黄、山茱萸、麦门冬、五味子。

功效:滋水救火。

主治:头面肿痛,口渴心烦,一旦卒中,手足抽搐,言语不出,口眼歪斜。

2. 和平散

出处:清代陈士铎《石室秘录·卷一》。

组成:熟地黄、山药、山茱萸、麦冬、酸枣仁、人参、茯苓、陈皮、甘草、沙参、白芥子、芡实、白芍、远志、牡丹皮。

功效:补通身气血。

主治:虚劳而未成痨瘵之症。

3. 解氛散

出处:清代陈士铎《辨证录·卷十一·受妊门》。

组成:地骨皮、牡丹皮、沙参、白芥子、山药。

功效:清骨中之热,补肾中之阴。

主治:妇人肾水亏虚,骨髓内热,口干舌燥,骨蒸夜热,遍体火焦,咳嗽吐沫,断难生子。

4. 人参补肺汤

出处:明代王肯堂《证治准绳·疡医·卷二·内痈·肺痈》。

组成:人参、黄芪、白术、茯苓、陈皮、当归、山茱萸、山药、麦冬、炙甘草、五味子、熟地黄、牡丹皮。

功效:益气养血,滋阴清热。

主治:肺痈咳喘短气,或肾水不足,虚火上炎,痰涎壅盛,或吐脓血,发热作渴,小便短涩。

【现代研究】 方中熟地黄既能改善阴虚症状,又能调节甲状腺激素水平的异常。牡丹酚磺酸钠除能抑制钙离子摄取外,还能显著抑制钙反常心肌细胞的 45Ca 摄取及其胞膜 SA 含量,与剂量呈相关关系。北沙参水提物对红细胞溶血有较强的抑制作用,其正丁醇提取物对脂质过氧化有较强的抑制作用。山茱萸既具有增强免疫功能的作用,又具有抑制免疫功能的作用。山茱萸的免疫兴奋作用主要是由其多糖类成分产生的,而山茱萸的免疫抑制作用主要源于所含的苷类成分。白芥子醇提物能明显抑制小鼠耳肿胀,对小鼠毛细血管通透性增加有非常显著的抑制作用,并能显著延长小鼠痛反应时间,减少扭体次数。芡实提取物能够改善心肌细胞缺血情况,减小梗死面积,促进硫氧还蛋白-1 和其相关的蛋白 32 的表达。

参 考 文 献

[1] 陈思琦,李佳欣,吴鑫宇,等.熟地黄的药理学研究进展[J].化学工程师,2019,33(11):46-50.

[2] 黎明.牡丹皮药理作用研究概况[J].中国中医药咨讯,2010,2(7):222-223.

[3] 王世静.蒙药北沙参的药理作用及临床应用研究[J].中国民族医药杂志,2022,28(4)：
　　25-27.

[4] 宋琦,周亚滨.中药山茱萸药理作用研究进展[J].中医药信息,2006,23(2)：24-25.

[5] 万军梅.中药白芥子研究进展[J].中国民族民间医药,2014(11)：20-22.

[6] 杨晓曦,张庆林.中药芡实的研究进展[J].国际药学研究杂志,2015(2)：160-164.

五、生犀散

【来源】　明代徐春甫《古今医统大全·四十六卷痨瘵门》。

【原文】　生犀散,治骨蒸肌瘦,颊赤口干,日晚潮热,夜出盗汗,五心烦躁,及大病瘥后余毒不解。

【组成】　犀角、地骨皮、秦艽、麦冬、柴胡、炒枳壳、茯苓、赤芍、桑白皮、蜜炙黄芪、人参、醋炙鳖甲、知母、大黄等分。

【用法】　上咬咀,每服三钱,入陈青蒿一根煎,或桃枝亦可,同煎至八分。及治小儿疳病,热似骨蒸者;或久病后时作潮热,并疟疾。有痰加半夏,热轻者,去大黄加黄芩。

【功效】　滋阴润肺,退热除蒸。

【主治】　骨蒸肌瘦,颊赤口干,日晚潮热,夜出盗汗,五心烦躁;及大病瘥后,余毒不解。

【立方背景】　痨瘵亦称肺痨,最早见于宋代陈言《三因极一病证方论》,历史上多以"骨蒸""传尸""殗殜"等病名称之。痨瘵是一种具有传染性的慢性衰弱病,症状以咳嗽、咳血、盗汗、骨蒸、逐渐羸弱为主。肺为娇脏,喜润恶燥,施治大法应以滋阴降火为主,秉持"补虚以复其真、杀虫以绝其根"的治痨原则。该病以骨蒸肌瘦、潮热盗汗尤甚,徐氏设立生犀散清热退蒸,以此补虚培元。

【配伍分析】　本方证乃痨虫蚀肺、肺阴亏损所致。方中犀角、赤芍性寒而清血分邪热,入心经定惊宁神,入肝经疏郁泄热毒。地骨皮味甘性寒,长于清虚热、除骨蒸,为凉血退热除蒸之佳品,《本草述钩元》记载"地骨皮,能裕真阴之化源,而不伤元阳,故与苦寒者特殊",配以性寒之知母泻胃生津、滋肾降火及咸寒之鳖甲、清阳明湿热之秦艽,可增强退热除蒸之功。大黄味苦性寒泄热、枳壳理气宽中,二药相须荡涤肠胃邪热积滞,使烦热从谷道而出。柴胡另寻出路,芳香疏散而退热;桑白皮味甘性寒清利,泻肺中火热;麦冬味甘质润,既润肺阴又清肺热,共奏养肺阴、除潮热之效。痨瘵耗气伤血、阴阳两亏,加气血阴阳双补之人参、黄芪二药,大补气血生化之源,纳茯苓健脾以补益元气,又可宁心安神。诸药相合,发挥滋阴润肺、退热除蒸之力。

【类方附录】

1. 生犀散

出处:元代危亦林《世医得效方·卷八·大方脉杂医科·虚损》。

组成:犀角、地骨皮、秦艽、麦冬、枳壳、大黄、柴胡、茯苓、赤芍、桑白皮、黄芪、人参、鳖甲、知母。

功效:滋阴凉血益气。

主治:骨蒸肌瘦,颊赤口干,日晚潮热,夜有盗汗,五心烦躁,及大病愈后,余毒不解;小儿疳病,热似骨蒸者;及久病或虚后,时复来作潮热者;疟疾亦用。或伤寒病后,因食羊肉,体热不除。

2. 胶菀犀角汤

出处:明代汪绮石《理虚元鉴·卷下·虚劳本治方》。

组成:紫菀、犀角、地骨皮、百部、白芍、牡丹皮、麦冬、玄参、川贝母、茯苓、阿胶、甘草。

功效:养阴,宣肺,凉血。

主治:劳嗽吐血。

3. 丹皮柴胡犀角汤

出处:清代潘霨《医学金针·卷六》。

组成:牡丹皮、柴胡、生地黄、白芍、茯苓、犀角、炙甘草。

功效:凉肝清热,泻火安神。

主治:狂病,喜怒乖常。

4. 犀角桔梗汤

出处:清代沈金鳌《杂病源流犀烛·卷三·诸痿源流》。

组成:黄芪、石斛、天冬、麦冬、百合、山药、犀角、通草、桔梗、黄芩、杏仁、秦艽。

功效:清热生津,养阴润肺。

主治:肺热伤阴,足痿不能行走者。

【现代研究】 生犀散中桑白皮的有效成分是黄酮类,具有抗炎、镇咳、祛痰、平喘的作用,地骨皮的有效成分是生物碱类,具有解热、抑菌、抗炎和调节免疫功能的作用,两者协同发挥抗肺炎功效。知母皂苷 AⅢ(TAⅢ)对非小细胞肺癌(NSCLC)A 549 细胞增殖、迁移和侵袭的影响机制可能为通过上调miR-129-5p,抑制 STAT 3 的表达和活化,进而抑制 A 549 细胞的增殖、迁移和侵袭。地骨皮乙素能够有效改善低温爆震损伤小鼠肺组织的氧化应激损伤,其机制与调节 Nrf-Keap1-ARE 通路有关。

参 考 文 献

[1] 杨福双,曹方,孔一卜,等.基于网络药理学桑白皮-地骨皮药对治疗儿童肺炎的作用机制研究[J].海南医学院学报,2022,28(4):294-302.

[2] 段锦华,雷蕾,李婕,等.知母皂苷 AⅢ通过 miR-129-5p/STAT3 轴调节肺癌细胞的增殖、迁移和侵袭[J].中国药师,2022,25(12):2171-2176.

[3] 孙久惠,刘颖,丛培芳,等.地骨皮乙素对低温爆震肺氧化应激损伤影响研究[J].临床军医杂志,2022,50(3):233-236.

六、紫菀汤

【来源】 明代徐春甫《古今医统大全·四十六卷痨瘵门》。

【原文】 紫菀汤,治传尸骨蒸,复连殗殜,肺气咳嗽。

【组成】 紫菀、桑白皮、桔梗、生地黄、续断各一钱,五味子、炙甘草、赤小豆(原书未给出剂量)。

【用法】 上水盏半,竹茹一丸,弹子大,同煎一盏。食后温服,良久再服。

若热甚,加麦门冬、石膏各一钱。

【功效】 清热化痰,养阴除蒸。

【主治】 传尸骨蒸,复连殗殜,肺气咳嗽。

【立方背景】 徐春甫少通儒学,晚精轩岐家书,日夕揣摩其理,即一诊一视,一方一药,必穷其要领,而后乃用且治。徐氏以平素按《黄帝内经》治验,诸子折衷,及搜求历世圣贤之旨,合群书而不遗,析诸方而不紊,舍非取是,类聚条分,共厘百卷,目曰《古今医统》。在古医籍中,用紫菀汤类方治疗咳嗽者颇多,如杨士瀛在《仁斋直指》中用加味人参紫菀散治疗虚劳咳嗽,孙一奎在《赤水玄珠》中用竹茹紫菀汤治疗咳嗽不止及胎动不安。徐氏立紫菀汤一方,专为"传尸骨蒸,复连殗殜,肺气咳嗽"而设。

【配伍分析】 本方证系肺热灼津、阴虚肺燥所致。方中紫菀辛能散之而不燥,苦能泄之而不伤正,温能补而行之,专于开泄肺郁,定咳降逆。五味子上能敛补肺金之气,下能滋肾经不足之水。生地黄可清虚热、退骨蒸,合五味子养阴生津,清退余热。纳桔梗一来提开肺气,宣肺祛痰,二来合甘草为桔梗汤以利肺气而排壅肺之脓痰热毒,三来与甘寒清利之桑白皮共奏泻肺止咳之功,且桑白皮具有清降肺气、通利水道之功,可使骨蒸潮热从小便排出。配合补肝肾、强筋骨之续断,使阴津得以滋生、肝肾得以补养。赤小豆性平味甘酸,善解毒排脓,利水除热。八味相合,升降并行,清补并俱,有除骨蒸、宣肺气、养肺阴之效。

【类方附录】

1. 加味人参紫菀散

出处:宋代杨士瀛《仁斋直指方·卷九·虚劳》

组成:人参、五味子、紫菀、陈皮、贝母、紫苏叶、桑白皮、白茯苓、苦杏仁、炙甘草、川芎、半夏曲、阿胶、生姜、大枣、乌梅。

功效:益气养阴,止咳平喘。

主治:虚劳咳嗽。

2. 加减紫菀汤

出处:明代龚信《古今医鉴·卷十二·妊娠》

组成:贝母、前胡、紫菀、白术、桑白皮、甘草、黄芩、紫苏、陈皮、五味子、知母、苦杏仁、赤茯苓、当归、麻黄。

功效:止嗽安胎。

主治:妊娠咳嗽。

3. 竹茹紫菀汤

出处:明代孙一奎《赤水玄珠·卷七·咳嗽门·妊娠咳嗽》。

组成:紫菀、天冬、桔梗、甘草、苦杏仁、桑白皮。

功效:清肺化痰,止嗽安胎。

主治:咳嗽不止,胎动不安。

4. 人参养肺汤

出处:明代王肯堂《证治准绳·类方·第二册·咳嗽》。

组成:人参、阿胶、炒苦杏仁、贝母、桔梗、茯苓、桑白皮、枳实、甘草、生姜、五味子、柴胡、大枣。

功效:补气滋阴,清热消痰。

主治:肺痿多咳有痰,午后发热且声嘶者。

【现代研究】 方中紫菀发挥祛痰作用是因为有效成分紫菀酮、表木栓醇单体,可明显增加小鼠呼吸道的酚红排泄量。桑白皮的有效成分是黄酮类,具有抗炎、镇咳、祛痰、平喘的作用。桔梗皂苷 D 为主要的镇咳活性成分,其可增加呼吸道分泌液量,有利于使附着呼吸道黏膜的浓痰变稀,从气道壁脱落。生地黄中的梓醇具有止血和促进血细胞增殖的药理活性,还可通过影响白细胞和血小板来抗炎。五味子中的总木脂素对哮喘模型小鼠有干预作用,既可明显改善哮喘症状,也能显著减轻肺组织的炎性损伤。

参 考 文 献

[1] 卢艳花,戴岳,王峥涛,等.紫菀祛痰镇咳作用及其有效部位和有效成分[J].中草药,1999,

30(50):360-362.

[2] 杨福双,曹方,孔一卜,等.基于网络药理学桑白皮-地骨皮药对治疗儿童肺炎的作用机制研究[J].海南医学院学报,2022,28(4):294-302.

[3] 金欣,陈勤.桔梗的药理作用研究新进展[J].现代中药研究与实践,2015,29(2):79-82.

[4] 曾艳,贾正平,张汝学.地黄化学成分及药理研究进展[J].中成药,2006,28(4):609-611.

[5] 孙靖辉,吕希,王春梅,等.五味子木脂素对哮喘模型小鼠 Th2 相关炎症因子的影响[J].北华大学学报(自然科学版),2020,21(3):325-328.

第七章

麻痘治方

一、解肌败毒饮

【来源】　明代孙文胤《丹台玉案·落痂余毒诀》。

【原文】　治痘疮初起,三日内服。

【组成】　柴胡、防风、独活、前胡、荆芥各八分,蝉蜕、桔梗、薄荷、川芎、紫苏、紫草各六分。

【用法】　葱白三茎,胡荽一握,水煎服。

【功效】　疏散风邪,解肌透疹。

【主治】　痘疮初起。

【立方背景】　痘疮又称痘疹、虏疮、斑疮、天疮等。现代医学称其为天花,认为它是由天花病毒所致的急性接触性烈性传染病。明清时期,痘疮为儿科四大证之一已成为普遍认识,痘疮著述众多,治痘医家辈出,孙文胤治疗此病亦颇多经验。孙氏认为,痘疮初起以发热为主者,为邪在肌表、壅遏腠理所致,法当用表药速散其郁邪,使邪无前进之路,且痘疮病势急,病情重,稍有不慎,毒邪入里,火升毒旺,则起诸多变证,故常加少量苦寒之品,断热毒之势,护五脏之全。用表药散外邪,乃解肌也;用凉药去病势,乃败毒也,为孙氏所创解肌败毒饮。

【配伍分析】　本方证乃外感风邪、遏于肌表所致。方中柴胡味苦辛性微寒入少阳,善于祛邪解表退热。荆芥、防风二药皆味辛甘性温,均能辛散风寒透邪外出,《得配本草》谓防风"太阳经本药,又入手足太阴、阳明经,又随诸经之药所引而入。治风去湿之要药"。《本草汇言》载:"荆芥,轻扬之剂,散风清血之药也……凡一切风毒之证,已出未出,欲散不散之际,以荆芥之生用,可以清之。"再配合薄荷味辛性凉,功擅清热解表,透疹通窍;蝉蜕味甘性寒,体气轻浮,功擅清散风寒、透疹利咽,共行疏散风邪、通窍透疹之功。独活味辛苦性温,入太阴、少阴两经,既能助诸解表药驱散外邪,又可防外邪入里。外邪壅遏肌腠,肺不得宣发,故用桔梗宣肺。前胡、苏子既能降气,又可解表散邪,两擅其功,一者复肺之宣降之能,一者助表药解表散邪。川芎既能祛风散邪,又能活血行气以行营卫气血郁滞,合紫草凉血祛斑,乃寓"治风先治血,血行风自灭"之意。且二药入血分行血凉血,可断外邪入里之势。

【类方附录】

1. 保赤败毒散

出处:明代朱麟《治痘全书·卷十三》。

组成:升麻、葛根、紫苏、川芎、羌活、地骨皮、甘草、防风、荆芥、前胡、薄荷、牛蒡子、桔梗、枳壳、蝉蜕、山楂。

功效:清热解肌。

主治:痘疮初热壮甚,或风寒壅盛,致红紫斑影不起,或痘疮暴出之时,热毒之气发越,疹点隐于皮肤之中。

2. 橘皮茱连散

出处:清代张温《张氏医通·卷十五·专方·婴儿门下》。

组成:陈皮、吴茱萸、黄连、竹茹。

功效:清肝泻火,降逆止呕。

主治:痘疮初起,干呕而哕。

3. 固真汤

出处:明代龚信《古今医鉴·卷十四·痘疹·起胀三朝方药例》

组成:黄芪、人参、炙甘草、陈皮、白术、木香、炒白芍、白茯苓、煨诃子、肉豆蔻。

功效:益气健脾,涩肠止泻。

主治:小儿痘疮、虚泻。

4. 凉血化毒汤

出处:明代张介宾《景岳全书·卷六十三长集·痘疹诠古方·痘疹》。

组成:当归尾、赤芍、生地黄、木通、连翘、牛蒡子、红花、紫草、桔梗、山豆根。

功效:清热解毒,凉血散瘀。

主治:痘疮初出,头焦黑。

【现代研究】 方中柴胡中的主要活性成分柴胡皂苷 D 对肺纤维化有一定的抑制作用,并对肺泡上皮细胞过度凋亡起保护作用。防风中分离出的多糖和香豆素类化合物,具有显著的抗氧化活性。独活提取物中所含的多酚类物质具有明显的抗氧化活性,并能下调细胞炎症因子水平而发挥抗炎作用。荆芥具有抗病毒、抗炎、镇痛、调节免疫功能等作用。桔梗中的活性成分桔梗皂苷具有显著的抗炎功效。川芎中所含的藁本内酯、洋川芎内酯 A 和洋川芎内酯 C 具有较好的抗炎、镇痛功效。紫草、紫苏叶均具有显著的抗炎作用。

参 考 文 献

[1] 管淑红,王智刚,朱煜明,等.柴胡皂苷 D 对肺纤维化小鼠上皮-间质转化的干预作用及机制研究[J].重庆医学,2018,47(22):2913-2916.

[2] ZHAO B,YANG XB,YANG XW,et al. Biotransformation of prim-O-glucosylcimifugin by human intestinal flora and its inhibition on NO production and DPPH free radical[J]. J Asian Nat Prod Res,2012,14(9):886-896.

[3] 周璐丽,曾建国.独活化学成分及药理活性研究进展[J].中国现代中药,2019,21(12):1739-1748.

[4] 刘英男,牛凤菊,辛义周,等.荆芥的化学成分、药理作用及临床应用研究进展[J].中国药房,2020,31(11):1397-1402.

[5] GAO W,GUO Y,YANG H. Platycodin D protects against cigarette smoke-induced lung inflammation in mice[J]. Int Immunopharmacol,2017,47:53-58.

[6] 孙存霞,吴国林.川芎中的化学成分的抗炎活性及其质量控制的研究[J].医药论坛杂志,

2015,36(7):58-60.

[7] 赵奕栋,孙文豪,陈天源,等.紫苏叶有效成分药理作用研究进展[J].江苏中医药,2022,54
(8):79-82.

二、黄连解毒汤

【来源】 明代孙一奎《赤水玄珠·二十八卷水痘症》。

【原文】 黄连解毒汤治麻痘初发热,如时令暄热,用此辛寒之剂发之。

【组成】 黄连、黄芩、黄柏、山栀、牛蒡子、甘草、防风、荆芥、知母、石膏、桔梗、玄参、木通(原书未给出剂量)。

【用法】 姜三片,水煎服。

【功效】 清热解表,宣毒透疹。

【主治】 时令暄热,麻痘初发热。

【立方背景】 此黄连解毒汤与《外台秘要》所载黄连解毒汤不可一概而论,方名虽同而功效、方药迥异。孙氏所创之黄连解毒汤乃表里双解之剂,专治水痘之邪犯肺卫、欲入营血阶段的病证。孙氏认为,此时病势急,病情重,极易内陷转为变证,出现昏迷、抽搐等邪毒内陷厥阴心肝之证,故在前贤基础上创同名"黄连解毒汤",重在清热解毒,又佐解表药以驱散外邪,表里兼顾,虚实并治。

【配伍分析】 本方证乃邪犯肺卫、欲入营血所致。方中黄连、黄芩、黄柏和山栀苦寒直折,三焦之热毒并清解,即清麻痘初起之热,解麻痘之毒,四药相伍,乃《外台秘要》之黄连解毒汤,功擅泻心火、解热毒。防风、荆芥味辛且性微温,辛散风寒透邪外出,不仅与辛苦性寒的牛蒡子共奏散风透疹之效,还可防止三黄、山栀苦寒之性太过而损伤正气。桔梗、甘草两药合为桔梗汤,可宣肺利咽、清解热毒,且桔梗苦而泄热、辛而散邪,有助除烦透疹之效,又可引诸药上行;甘草味甘性平,一方面可补脾益气,助机体恢复正气抵御邪毒,一方面又可调和诸药。知母、石膏相须为用,苦寒而清气泄热,甘寒而除烦止渴。加玄参一方面泻热凉血养阴,一方面透邪外出。木通利尿而引热下行、清心火。全方有清有润,清热解毒而不伤津,生津而不过于滋腻。

【类方附录】

1. 黄连解毒汤

出处:唐代王焘《外台秘要·卷一》。

组成:黄连、黄芩、黄柏、栀子。

功效:泻火解毒。

主治:三焦火毒热盛证。症见大热烦躁,口燥咽干,错语不眠;或热病吐血、衄血;或热甚发斑,或身热下利,或湿热黄疸;或外科痈疡疔毒,小便黄赤,舌红苔黄,脉数有力。

2. 消风散

出处:明代陈实功《外科正宗·卷四杂疮毒门·疥疮第七十三》

组成:当归、生地黄、防风、蝉蜕、知母、苦参、胡麻仁、荆芥、苍术、牛蒡子、石膏、甘草、木通。

功效:疏风养血,清热除湿。

主治:风疹,湿疹。症见皮肤瘙痒,疹出色红,或遍身云片斑点,抓破后渗出津水,苔白或黄,脉细数。

3. 加减葛根汤

出处:清代刘清臣《医学集成·卷三·麻疹》。

组成:葛根、荆芥、防风、羌活、柴胡、前胡、牛蒡子、沙参、白芍、桔梗、甘草。

功效:解表透疹。

主治:麻疹初起,时令时暖时寒。

【现代研究】 罗光云等研究发现,黄连解毒汤能够有效调节血热型银屑病小鼠免疫细胞及炎性因子的表达,促进小鼠皮损的消退。朱静怡等研究发现,黄连解毒汤的抗菌抗炎作用可能是通过改善肛瘘患者肠道菌群,降低有害细菌的相对丰度,升高有益细菌的相对丰度,并可能与增加细菌类核 DNA 结合蛋白的表达、增加铁肠螯蛋白和大肠杆菌素外膜受体的表达、抑制肽聚糖合成和细胞色素 c 等代谢通路有关。研究表明,桔梗、甘草亦具有抗炎、抗病毒的药理活性,临床被广泛应用于急性呼吸道感染、咽喉疾病等的治疗。现代药理学研究表明,牛蒡子中的活性成分牛蒡子苷具有调节免疫功能、抗炎、抗病毒等作用,可以显著改善咽喉部的炎症反应。

参 考 文 献

[1] 罗光云,叶建州,何丹,等.黄连解毒汤对血热型银屑病动物模型免疫细胞及炎性因子表达的影响[J].云南中医学院学报,2022,45(4):60-64.

[2] 朱静怡,张玲,柳奕诚,等.黄连解毒汤对湿热下注型肛瘘患者肠道菌群的影响[J].上海中医药大学学报,2022,36(4):12-18,25.

[3] 郭敬镕,崔书克,王朝鲁,等.九味清瘟饮治疗新型冠状病毒肺炎(奥密克戎)[J].中医学报,2023,38(2):422-426.

[4] 李晓英,梅涛,王宇,等.牛蒡甘桔汤加减联合头孢硫脒治疗小儿急性扁桃体炎的临床疗效观察[J].中医药学报,2022,50(11):82-86.

三、预服万灵丹

【来源】 明代孙一奎《赤水玄珠·二十七卷痘疹心印》。

【原文】 预服万灵丹初发热一服即轻,百发百中。

【组成】 升麻三钱,葛根三钱,甘草三分,紫草茸一两,蝉蜕、僵蚕洗、连翘、白附子各三钱,山豆根五钱,全蝎去毒十枚,雄黄一钱半,麝香一钱,蟾酥一钱。好酒煮化。

【用法】 上十二味,和拌为丸,皂角子大,每服一丸,紫草汤下。

【功效】 祛风透疹,辟秽解毒。

【主治】 痘疹疮疡初发热者。

【立方背景】 痘疹是儿科四大要证之一,属"温病"范畴。古代医家认为,小儿病证繁多,而痘疹最为重病,威胁小儿的身心健康,故治疗小儿痘疹的医籍应运而生。北宋医家钱乙在《小儿药证直诀·疮疹候》中阐述了小儿疮疹因秉受胎毒和外感天行之气为病。孙氏认为,治痘必须先慎审其证,虽有胎毒,但必有外邪引之而发,或借非时之气,或因内伤饮食。发热之初,应当明其轻与重。《赤水玄珠》明确记载:"盖热轻毒轻,热重毒重也。设热既重,便宜察其表里。外感内伤,内伤为里。"孙氏创此预服万灵丹,即治痘疹疮疡初发热者,以祛邪热为主,清里热为辅。

【配伍分析】　本方证乃小儿肺胃郁热、又感天行之气所致。方中升麻尤善解阳明热毒,又可发表透疹,一药而两擅其功,合解肌退热之葛根,可清热升散、透解肌表风热疹毒,二药尤其对痘疹初期、疹发不畅者,更具发表之力专。僵蚕得天地清化之气,轻浮而升阳中之阳,故能胜风祛湿,清热解郁;蝉蜕吸风得清阳之真气,所以能祛风而胜湿,饮露得太阴之精华,所以能涤热而解毒,二药相伍,杨栗山称其"可升阳中之清阳"。雄黄燥湿解毒,山豆根清热解毒,消肿利咽。全蝎配麝香能发表透疹、通络止痛,又主入肝经,性善走窜,既可平息肝风,又可搜风通络,配僵蚕、白附子,有息风止痉之效。蟾酥善开窍辟恶搜邪,配雄黄、麝香有攻毒消肿止痛作用。甘草调和诸药,又重用紫草茸,清热凉血解毒,又拌为丸后,用紫草汤下,以彰全方清热透疹、祛风解毒之功。

【类方附录】

1. 白僵蚕散

出处:宋代王怀隐《太平圣惠方·卷八十五·治小儿慢惊风诸方》

组成:白僵蚕、蝉蜕、芦荟、蝎尾、白附子、五灵脂、蟾头、朱砂、牛黄、麝香、雄黄、守宫。

功效:熄风定惊。

主治:小儿慢惊风,壮热,四肢拘急,痰涎壅滞,发歇不定。

2. 乌金膏

出处:明代孙一奎《赤水玄珠·卷二十八·妇女痘》。

组成:僵蚕、全蝎、甘草、紫草、白附子、麻黄、穿山甲、蝉蜕。

功效:凉血通经,散寒止痉。

主治:痘疮,发热至七日以前,或因风寒,痘不起发;或红紫;或惊搐者。

3. 消毒饮

出处:明代万全《痘疹心法·卷二十二》。

组成:牛蒡子、连翘、甘草、升麻、山豆根、紫草。

功效:解痘毒。

主治:痘疮密则毒甚。痘正出长时,气粗息重,兼内热者。

【现代研究】 方中升麻含有的酚酸类、皂苷类等成分具有良好的抗病毒作用,一般通过减少病毒 DNA 合成来发挥作用。紫草素是紫草抗炎作用的重要活性成分,也可作为新型抗肿瘤药物的来源化合物。连翘部分化学成分,如目前分离的牛蒡子苷元、连翘苷可通过抑制病毒细胞的复制、加速病毒细胞凋亡两个途径达到抗病毒效果。麝香酮可以显著提高不同脂溶性药物的经皮渗透,且随药物 logP 的减小,促透倍数增加。山豆根多糖能增强机体免疫力。僵蚕有效成分白僵菌素具有杀虫、抗肿瘤、抑菌、抗病毒、抗惊厥、抗结核和抗疟原虫等生物活性。

参 考 文 献

[1] 梁煜,赵远红.升麻的功效及药理作用研究进展[J].河南中医,2021,41(3):474-477.

[2] 钱雪,李海涛,曾万祥,等.紫草化学成分、药理作用及产品应用研究进展[J].中国野生植物资源,2021,40(3):52-56,69.

[3] 齐丽娜,陈炫好,金华,等.中药连翘化学成分及药理活性研究进展[J].天津中医药大学学报,2021,40(2):168-175.

[4] 赵馨雨,王景雁,邓莉莉,等.麝香酮对不同 logP 中药成分的经皮促透作用及其促透机制的初步研究[J].中国中药杂志,2021,46(20):5284-5290.

[5] 周思雨,陈金鹏,刘志东,等.山豆根的化学成分和药理作用的研究进展[J].中草药,2021,52(5):1510-1521.

[6] 陈文文,胡美变,彭伟,等.僵蚕中有效成分白僵菌素的研究进展[J].中国药房,2019,30(24):3452-3456.

四、六味稀痘饮

【来源】 明代孙一奎《赤水玄珠·二十七卷痘疹心印》。

【原文】 六味稀痘饮将发痘预服之。

【组成】 山楂、紫草、牛蒡子各一钱,防风、荆芥各一钱二分,甘草五分。

【用法】 姜三片,水煎服。

【功效】 祛风透疹,清热解毒。

【主治】 将发痘预服之。

【立方背景】 孙氏治疗痘疹将发之证,擅用发表祛邪之法,以汗出热退为佳,痘疹时邪郁于肌腠,营卫气血不得宣通,久则蕴热入里。《赤水玄珠》记载:"盖腠理疏通,则痘易出易壮,迟则热烧地盘。腠理緻密,热无从出,出必稠密,或蕴成斑,由解散不清,纵然发出,日后灌浆,必咳嗽声哑,呛喉。"六味稀痘饮药仅六味,发表与清里同用,凉血与活血并行,既可驱散外邪,又可御邪入里。

【配伍分析】 本方证乃痘疹时邪郁于肌腠,营卫气血不得宣通,久则蕴热入里所致。方中荆芥味辛性温,芳香而散,气味轻扬,性温而不燥,辛温可祛风散寒,长于祛风解表,透热外达;防风其味辛甘,性微温而润,具有解表祛风胜湿之功,为"风药中之润剂"。荆芥与防风相配,相辅相成,正如《本草求真》有载"用防风必兼荆芥者,以其能入肌肤宣散故耳",具有透达腠理、发汗散邪之效。牛蒡子辛散苦泄,寒能清热,升散之中具有清降之性,功可疏散风热、透疹解毒。紫草味苦性寒,具有凉血活血、透疹消斑之功,《本草纲目》称"其功长于凉血活血,利大小肠。故痘疹欲出未出,血热毒盛,大便闭涩者用之"。山楂味酸甘,微温不燥,具有醒脾开胃,消食导滞之功。甘草味甘性平,在本方中起到了益气补中、调和诸药的作用。诸药合用,共奏祛风透疹、清热解毒之功。

【类方附录】

1. 牛蒡散

出处:明代朱橚《普济方》。

组成:防风、荆芥、甘草、牛蒡子。

功效:祛风透疹。

主治:小儿变蒸生疮。

2. 化毒汤

出处:明代孙文胤《丹台玉案·卷六·痧麻》。

组成:桂枝、麻黄、赤芍、防风、荆芥、羌活、桔梗、人参、川芎、牛蒡子、生姜。

功效:解表透疹。

主治:痧症初起,冬月寒冷。

3. 消毒汤

出处:清代张琰《种痘新书·卷九》。

组成:防风、荆芥、牛蒡子、何首乌、甘草。

功效:祛风透疹。

主治:痘后余毒痘疔,肿者。

4. 消毒散

出处:清代李文炳《仙拈集·卷三》。

组成:牛蒡、荆芥、甘草、防风、犀角。

功效:清热凉血,祛风解毒。

主治:痘疮毒气太盛,稠密成片,发热惊搐,舒舌瞪眼,脸赤腮肿,遍身赤痛。

5. 荆芥防风甘草汤

出处:明代虞抟《医方正传·卷八·小儿科》。

组成:荆芥、薄荷、牛蒡子、防风、炙甘草。

功效:疏散风热,解表透疹。

主治:小儿痘疹,邪在太阳,恶寒身热,小便赤涩,出不快。

【现代研究】 荆芥-防风活性物质有显著的抗病毒作用。现代药理学研究发现,牛蒡子苷元具有抗病毒和抗炎等活性,被广泛应用于急性外感疾病的治疗。紫草宁及其衍生物已被证明对革兰阳性菌有明显的抗菌活性,对革兰阴性菌没有明显的作用。甘草次酸可通过抑制某些外排转运体来促进药物在胃肠道内的吸收或降低某些靶细胞的耐药性。

参 考 文 献

[1] 黄少杰,牟菲,李飞,等.基于网络药理学和分子对接探索荆芥-防风药对治疗冠状病毒肺炎的潜在机制[J].天然产物研究与开发,2020,32(7):1087-1098.

[2] 刘斯文,史锐,刘苗苗,等.牛蒡子中牛蒡苷元纳米载药体系的研究[J].化学与生物工程,2022,39(1):40-44.

[3] 林红燕,王煊,何聪,等.中药植物紫草天然产物的生物合成及其功能研究进展[J].遗传,2021,43(5):459-472.

[4] 罗子宸,张雯,杨瑞,等.甘草"调和诸药"生物药剂学机制的研究进展[J].中草药,2021,52(1):267-277.

五、退火丹

【来源】　明代孙一奎《赤水玄珠·二十七卷痘疹心印》。

【原文】　退火丹治痘初出标,大热不退,或稠密成片者,神效。

【组成】　六一散一料加雄黄(飞过)三钱、缠豆藤(烧存性)一钱。

【用法】　外用紫草、木通、蝉蜕、地骨皮、红花、牛蒡子、羌活、黄芩、灯心草煎汤,候冷调下。

【功效】　清火解毒,疏风透疹。

【主治】　痘初出标,大热不退,或稠密成片者。

【立方背景】　孙氏认为,痘疹之病乃胎毒或生之初感受淫火,伏于命门,而后受天行时令或饮食内伤所激,触动伏毒而发,此乃逆证,当急用清散之品,使疹消退。散疹祛邪喜用蝉蜕、荆芥之品,清热解毒常伍紫草、灯心草之类。孙氏所创退火丹即治痘疹初出、稠密成片、大热不退者。

【配伍分析】　本方证乃感受淫火,伏于命门,时邪或伤食触动伏毒而发。方中滑石味甘淡性寒,质重而滑,甘淡渗湿,性寒可清热,质重而走下,滑能利窍,故可清解暑热、通利水道,令暑热水湿从小便而去,《药品化义》载"滑石体滑主利窍,味淡主渗热,能荡涤六腑而无克伐之弊";生用甘草,取其甘平偏凉之性,可清热泻火、益气和中,与滑石相配,防寒凉伐胃,且清热而不留湿,利水而不伤阴。二药合用,共奏清暑利湿之效。雄黄为疮家要药,辛能散结滞,温能通行气血。缠豆藤补血活血,祛风活络。外用煎汤中用蝉蜕以去气分外郁之热湿,木通以舒心分君火之蓄热,黄芩、地骨皮以清阴分之热;红花、紫草以行血分之瘀;牛蒡子清热解毒,配辛温之羌活祛风除湿;灯心草泄热凉血。诸药合用,各司于气血分,彰全方清火解毒、疏风透疹之功。

【类方附录】

1. 当归凉血汤

出处:明代谈志远《痘疹全书·卷下》。

组成:红花、地骨皮、生地黄、酒黄芩、牛蒡子、人参、当归、黄芪、连翘、甘草。

功效:益气养血,凉血活血。

主治:痘疮抓破,破而出血者。

2. 安斑汤

出处:明代虞抟《医学正传·卷八·痘疹·疮出不快(十二)》。

组成:紫草、木通、蝉蜕、防风、甘草。

功效:祛风凉血利尿。

主治:疮出不快。

3. 解毒汤

出处:清代张琰《种痘新书·卷四》。

组成:连翘、牛蒡子、枳壳、木通、防风、桔梗、紫草、川芎、升麻、蝉蜕、黄芩、黄连、前胡、麦冬、甘草。

功效:清热透疹,凉血解毒。

主治:痘疮外感风寒,毒气壅盛,憎寒壮热,咳嗽流涕,服加减升麻汤、扶元宣解汤后,依然大热熏蒸,眼红唇紫,舌有黄苔,口中气臭,狂言谵语;二便不通,恶风恶寒,嘎齿咬牙,腹中隐隐作痛者。

4. 当归活血饮

出处:清代翁藻《医钞类编·卷十九》。

组成:当归尾、红花、酒炒黄芩、连翘、炙黄芪、人参、地骨皮、牛蒡子、甘草。

功效:益气清热,透疹活血。

主治:痘疮抓破出血。

【现代研究】　方中六一散已广泛用于暑热季节所出现的消化系统、泌尿系统感染性疾病的治疗,对皮肤、外科、小儿等多科疾病及药物中毒均有明显的疗效。红花中的红花黄色素可显著延长血浆凝血酶原时间、凝血酶时间和活化部分凝血活酶时间,显著降低大鼠血浆纤维蛋白原含量,抑制二磷酸腺苷诱导的血小板聚集。蝉蜕具有显著改善高脂血症病理状态下的血液流变学的作用。木通皂苷D具有神经保护、心肌保护、抗骨质疏松、抗细胞凋亡、保肝降脂等药理作用。黄芩苷是源于中药黄芩的黄酮类成分,可用于治疗肺炎、肿瘤及肝炎等疾病。

参 考 文 献

[1] 张保国,丛悦,刘庆芳.六一散现代临床运用[J].中成药,2010,32(3):467-470.

[2] 陈靖枝,卢星,胡运琪,等.传统中药地骨皮化学成分和药理活性研究进展[J].中国中药杂志,2021,46(12):3066-3075.

[3] 李馨蕊,刘娟,彭成,等.红花化学成分及药理活性研究进展[J].成都中医药大学学报,2021,44(1):102-112.

[4] 高长久,张梦琪,曹静,等.蝉蜕的药理作用及临床应用研究进展[J].中医药学报,2015,43(2):110-112.

[5] 龙宇,向燕,谭裕君,等.黄芩苷药理作用及新剂型的研究进展[J].中草药,2019,50(24):6142-6148.

六、养阴消毒汤

【来源】　清代汪绂《医林纂要探源·九卷麻疹部》。

【原文】　麻后咳嗽,积热遗于肺,而郁湿成痰癖,宜此方。

【组成】　当归二钱,生地黄、川芎各一钱,半夏、炙甘草各五分,陈皮、茯苓、瓜蒌仁、桔梗各八分。

【用法】 水煎服。渴,加麦门冬、枳壳;喘,加桑白皮、苏子;喉痛,加桔梗;肺热甚,则去半夏加贝母。

【功效】 清热养阴,理气化湿,润肺止咳。

【主治】 麻后咳嗽,积热遗于肺,而郁湿成痰癖。

【立方背景】 汪绂为清代东南名儒,学识渊博,医技精湛。汪氏认为,"麻疹乃六腑之留毒,发自足阳明胃",胃为多气多血之腑,又为六腑之海,邪热稽留于胃,则易伤阴伤气,辨证用药常顾及气血,养阴消毒汤乃汪氏所创,用于治疗麻后咳嗽,积热遗于肺,而郁湿成痰癖者。此方由四物汤、二陈汤化裁而来,药简效专。

【配伍分析】 本方证乃邪热稽留于胃、耗伤气阴所致。此方由二陈汤、四物汤化裁而来,汪绂指出:"四物养阴以平其热,二陈去湿以行其痰;瓜蒌、桔梗以润肺而拔其热邪。"方中当归、川芎辛香行散,前者补血和血,后者活血行气,相协益彰行血之力,配以味甘性寒之生地黄泻心火以生肺金于脾土之中。"胃与脾并,热必挟湿,湿从热溢,则沸为痰",故以辛温而燥之半夏燥湿化痰、降逆和胃、散结消癖;遵"治痰先治气,气顺则痰消"之意,配以陈皮理气行滞,同时增强燥湿化痰之力;茯苓味甘淡,可渗湿健脾以杜生痰之源,与半夏配伍,体现"燥湿渗湿则不生痰"之理;炙甘草味甘性温可健脾化痰。瓜蒌仁上能清肺润肺而化痰止咳,下能润肠通便,使积热从谷道而出,携肺经要药之桔梗,可宣提肺气、透发积热,同时引诸药上行,共奏清热养阴、理气化湿、润肺止咳之功。

【类方附录】

1. 茯苓汤

出处:宋代赵佶《圣济总录·卷一百五十四·妊娠门·妊娠恶阻》。

组成:白茯苓、旋覆花、生地黄、陈皮、细辛、川芎、人参、芍药、桔梗、甘草、生姜。

功效:安胎,调匀血脉。

主治:妊娠恶阻,呕逆恶心,四肢疼,头痛,恶闻食气,心松烦闷,多损坠。

2. 加味二陈汤

出处:金代武之望《济阴纲目·卷二十八》。

组成:陈皮、半夏、茯苓、炙甘草、桔梗、桑白皮、瓜蒌仁、杏仁。

功效:止嗽化痰。

主治:嗽动有痰,痰出嗽止。

3. 八物二陈汤

出处:明代李梴《医学入门·卷八·杂病妇人小儿外科总方·血类》

组成:人参、白术、茯苓、甘草、熟地黄、当归、白芍、川芎、半夏、陈皮、生姜、乌梅。

功效:祛痰养血,益气健脾。

主治:劳发痰火,素有痰火,略有劳动,便发寒热,全类伤寒,轻者将息周日自愈,重者颈腋膊胯之间遂结核,肿痛或消,下次遇劳又发。

【现代研究】 方中当归多糖通过抑制大鼠肝细胞的脂质过氧化反应,抑制肝细胞的变形及坏死进程,恢复肝细胞的正常供血功能。生地黄中的梓醇具有止血和促进血细胞增殖的药理活性,又可通过影响白细胞和血小板来抗炎。有研究表明,四物汤中的当归、生地黄一方面可以促进血液循环,增加血红蛋白和红细胞的生成,从而发挥补血作用,另一方面可以促进骨髓细胞进入细胞周期,特异性增强机体造血功能。川芎乙酸乙酯提取物可促进血管内皮细胞增殖,对血管内皮细胞增殖和迁移具有促进作用,可加速血液运行。桔梗总皂苷可以缓解支气管肺发育不良的新生大鼠肺部组织损伤,还常用于润喉和化痰、促进脓液的排出。

参 考 文 献

[1] 徐翀,申利民,苑文杰.当归多糖通过 Wnt/β-catenin 信号通路抑制骨关节炎软骨细胞氧化应激损伤与炎症反应[J].陕西中医,2022,43(6):700-703,770.

[2] 刘霞,李凡,宋屿璠,等.四物汤药理及临床研究进展[J].中西医结合研究,2020,12(6):392-395.

[3] 曾艳,贾正平,张汝学.地黄化学成分及药理研究进展[J].中成药,2006,28(4):609-611.

[4] 陈前正.川芎乙酸乙酯提取物中促进血管内皮细胞增殖和迁移的有效成分[D].温州:温州医科大学,2021.

[5] 韩向晖,叶依依,郭保凤,等.桔梗皂苷D配伍不同中药有效成分对乳腺癌4T1和MDA-MB-231细胞增殖及侵袭的影响[J].中西医结合学报,2012,10(1):67-75.

[6] KIM JY,PARK KW,MOON KD,et al. Induction of apoptosis in HT-29 colon cancer ceils by crude saponin from Platycodi Radix[J]. Food Chem Toxicol,2008,46(12):3753-3758.

七、四物滋阴汤

【来源】 清代汪绂《医林纂要探源·九卷麻疹部》。

【原文】 麻疹暗黑焦枯,热盛不退,则阴血受伤矣,宜此方。阳盛则阴亏,气热则血涸,养阴即所以退阳。六一散专行气分而过于燥(凡淡渗之药,乃真燥药),不若此方之养阴也。

【组成】 柴胡、生地黄、芍药各一钱,川芎、红花各五分,牛蒡子、连翘、干葛、黄芩各八分,当归二钱,赤柽柳三茎。

【用法】 水煎服。

【功效】 养阴清热,宣毒透疹。

【主治】 麻疹暗黑焦枯,热盛不退,阴血受伤。

【立方背景】 四物滋阴汤乃汪绂所创立的用于治疗麻疹热盛不退、阴血受伤之证的方剂。是方虽言滋阴,却非滋补之剂,乃紧扣麻疹一病,随证加减,寓发散祛邪于滋阴扶正之中,祛邪与扶正同用,酸甘与辛凉并行,散不伤正,滋不敛邪,药简效专。

【配伍分析】 本方证乃麻疹热盛不退、伤及阴血所致。此方以四物汤化裁,恐熟地黄味甘厚腻而生火,以生地黄取替,可清解营血分之热毒。携血中气药之当归清营热、养阴血、散疹毒,且当归辛以补肝,使血得其归。二药相须为用,养阴血清热毒之力益彰。川芎辛散温通,能升能降,可温通全身血脉,向上宣发麻疹之热毒、下调气血凝滞;芍药敛阴益血,四药相合,发挥清热调血、养阴退阳之力。柴胡芳香疏散,升举麻疹热邪于外,疏解麻疹阴血内毒;连翘、赤桎柳辛寒入肺,既能升浮宣散透热,又可载润泽之气上行而宣毒祛邪,配以苦寒之黄芩,可加强麻疹热毒的清解;牛蒡子、干葛味辛性凉,入肺、胃二经,可增益清泄散热、透疹解毒之效;麻疹久而伤阴血,加红花少许,贵在使瘀祛而新血生,即"祛瘀生新"之意。全方共奏清热滋阴、宣毒透疹之功。

【类方附录】

1. 加味四物汤

出处:清代朱载扬《麻症集成·卷四》。

组成:当归、白芍、生地黄、柴胡、酒黄芩、葛根、牛蒡子、连翘。

功效:养血凉血,清热透疹。

主治:麻疹暗黑焦枯,热盛不退,阴血受伤。

2. 柴胡清肝汤

出处:明代陈实功《外科正宗·卷二上部疽毒门·鬓疽论第二十》。

组成:川芎、当归、白芍、生地黄、柴胡、黄芩、栀子、天花粉、防风、牛蒡子、连翘、甘草。

功效:养血清火,疏肝散结。

主治:血虚火动,肝气郁结,致患鬓疽,初起尚未成脓者,毋论阴阳表里,俱可服之。肝火壅盛,并胁生痈痘。两胁胀满或窜痛,胸闷不舒,胁痛。

3. 当归红花饮

出处:清代谢玉琼《麻科活人全书·卷二》。

组成:酒炒当归、红花、葛根、连翘、牛蒡子、甘草(一方有升麻,一方有白芍、桔梗)。

功效:清热透疹,养血活血。

主治:疹出而复收者。

4. 当归凉血汤

出处:明代谈志远《痘疹全书·卷下》。

组成:红花、地骨皮、生地黄、酒黄芩、牛蒡子、人参、当归、黄芪、连翘、甘草。

功效：益气养血，凉血活血。

主治：痘疮抓破，破而出血者。

【现代研究】 方中生地黄所含梓醇可上调血管内皮生长因子及其表达水平而发挥促血管新生作用，使血管稳定性增加。当归多糖是造血的主要活性物质之一，在对抗小鼠造血干细胞衰老的作用中有明显效果，还能明显增强细胞免疫功能。连翘抗菌的主要成分是连翘酚和挥发油，对流感病毒有抑制作用。牛蒡子苷元通过有效抑制或阻碍炎症因子的释放而发挥抗炎作用。葛根中所含的异黄酮类化合物是其解热作用的有效成分，葛根素、葛根煎剂、葛根乙醇浸膏等对实验性发热动物模型均有解热效应。柴胡皂苷通过减少炎症因子如前列腺素 E2 的释放而发挥抗炎作用。

参 考 文 献

[1] 余万冰,潘贝,崔璨,等.生地黄及其多糖对焦虑小鼠的影响[J].中国中医基础医学杂志,2022,28(5):728-733.

[2] 杨铁虹,贾敏,梅其炳.当归多糖对细胞免疫功能的增进作用[J].细胞与分子免疫学杂志,2005,21(6):782-783,788.

[3] 肖会敏,王四旺,王剑波,等.连翘挥发油的成分分析及其药理作用的研究进展[J].时珍国医国药,2008,19(8):2047-2048.

[4] 边巴次仁,尼玛仓决,赤列旺久,等.中草药牛蒡子化学成分及药理研究进展[J].中国兽药杂志,2018,52(9):67-74.

[5] 陈艳,文佳玉,谢晓芳,等.葛根的化学成分及药理作用研究进展[J].中药与临床,2021,12(1):53-60.

[6] 辛国,赵昕彤,黄晓巍.柴胡化学成分及药理作用研究进展[J].吉林中医药,2018,38(10):1196-1198.

八、黄芩知母汤

【来源】 清代汪绂《医林纂要探源·卷九·麻疹部》。

【原文】 麻疹瘢烂，或瘪疹如锦纹，或出脓水，腥臭不干，心胸闭闷，呕吐清水，壮热不退，此胃热甚，可服此汤。此亦治毒热内郁而不能发，发而不能透者，此主透毒也。

【组成】　葛根、陈皮、杏仁（去皮尖）、麻黄（去节）、知母、黄芩、炙甘草。

【用法】　每服三钱，加赤柽柳煎服。瘢烂加芍药。

【功效】　宣发郁热，退疹透毒。

【主治】　麻疹瘢烂，或斑疹如锦纹，或出脓水，腥臭不干，心胸闭闷，呕吐清水，壮热不退；亦治毒热内郁而不能发，发而不能透者。

【立方背景】　汪绂论治麻疹经验颇丰，创多方以应麻疹不同阶段。此黄芩知母汤乃汪氏治疗麻疹邪热旺盛且蕴于胃腑者。但汪氏强调，麻疹解毒以透为主，不可一味用苦寒之品清热解毒，过用苦寒则易伤正，使邪热内传，且苦寒之品有收引阳气、闭遏肌腠之弊，如此麻疹时邪更不易透邪外出，此时需如黄芩知母汤，清热与透散并用，祛邪与扶正并行，方为周全。

【配伍分析】　本方证乃麻疹邪热旺盛、蕴于胃腑所致。方中黄芩味苦性寒，苦以清泄，苦寒能泻火解毒；知母味苦甘，性寒而质润，可入肺胃经，苦寒能清热泻火除烦，甘寒质润能滋阴生津。麻黄性温辛散，能发汗散寒而解表，又可散风透疹，《本草正义》记载"麻黄轻清上浮，专疏肺郁，宣泄气机，是为治感第一要药，虽曰解表，实为开肺，虽曰散寒，实为泄邪，风寒固得之而外散，即温热亦无不赖之以宣通"；葛根味辛甘而性凉，《本草正义》有曰"葛根……以其气轻，故善解表发汗。凡解散之药多辛热，此独凉而甘，故解温热时行疫疾。凡热而兼渴者，此为最良"。二药相伍，可增强辛散发郁热、透疹解毒之功。杏仁能散能降，功可宣滞理气；陈皮理气燥湿化痰，可助黄芩、知母清肺热化痰涎，亦可疏理痰阻气滞之"心胸闭闷"；甘草调和诸药，清热解毒。全方共奏发散郁热、解毒透疹之功。

【类方附录】

1. 黄芩知母汤

出处：明代万表《万氏家抄方·卷二》。

组成：黄芩、栀子、桑白皮、苦杏仁、甘草、知母、贝母、桔梗、天花粉。

功效:清热泻火,化痰止咳。

主治:火嗽。夏月嗽,有声痰火面赤。

2. 黄芩知母汤

出处:明代朱橚《普济方》。

组成:黄芩、知母、山楂、黄柏、炙甘草。

功效:清热止痢。

主治:小儿热痢不止。

3. 黄芩知母汤

出处:宋代赵佶《圣济总录·卷一百七十八·小儿门·小儿热痢》。

组成:黄芩、知母、玉竹、炙黄柏、炙甘草。

功效:清热止痢。

主治:小儿热痢不止。

4. 麻黄葛根汤

出处:宋代赵佶《圣济总录·卷二十三·伤寒门·伤寒烦渴》。

组成:麻黄、葛根、知母、石膏、甘草。

功效:发表解肌,清气分热。

主治:伤寒、温病吐下后,余热未尽,头痛,口干烦渴。

5. 葛根解肌汤

出处:明代虞抟《麻科活人全书·卷二·易收早收难收第四十九》。

组成:葛根、前胡、荆芥、牛蒡子、连翘、蝉蜕、木通、赤芍、甘草、灯心草、桑白皮、贝母。

功效:解肌透疹。

主治:麻疹初起,发热咳嗽,或乍冷乍热,已现麻路者。

【现代研究】 方中葛根的主要化学成分有葛根素、葛根黄酮、大豆黄酮等,葛根素可阻断中枢有关部位的β受体,导致 cAMP 生成减少,起到解肌退热的作用。研究发现,黄芩具有抗病毒、抗炎及调节免疫功能等作用。徐玉田认为,黄芩的抗菌、抗病毒作用是中医治疗"天行热疾""疗疮火疡"等的药理学基础。杏仁苷被苦杏仁酶水解后生成氢氯酸和苯甲醛,对呼吸中枢起抑制作用,可减轻咳嗽症状,并有改善血液循环、促进炎症吸收等作用。

参 考 文 献

[1] 李蓉,宋宗良,张效科,等.葛根现代药理作用及复方临床应用研究进展[J].海南医学院学报,2023,29(2):153-160.

[2] 董红敬,姚雪,穆岩,等.基于网络药理学方法的黄芩现代药理活性挖掘及其作用机制分析[J].山东科学,2019,32(5):54-61.

[3] 徐玉田.黄芩的化学成分及现代药理作用研究进展[J].光明中医,2010,25(3):544-545.

[4] 王芳.杏仁的现代药理研究及临证应用[J].中国中医药咨讯,2010,2(33):13.

九、黄连杏仁汤

【来源】 清代汪绂《医林纂要探源·卷九·麻疹部》。

【原文】 麻疹出而咳嗽,烦闷不解,呕逆清水,目昏目赤,咽喉肿痛,口舌生疮,热逼下泻。此则热盛内郁而外不能畅,其疹出必紫黑不匀,宜此方为内外两解之……毒热内盛,而外有邪郁之,麻疹不能透脱,则上逼于咽喉口舌,下逼为泄泻,中逼为咳嗽、烦闷、呕逆,故内外为两解之,诸症除而麻疹快矣。

【组成】 黄连一两(去热解毒,厚肠胃为君),苦杏仁(炒,去皮尖。润心肺,止咳嗽,去坚结,降喘逆)、陈皮(疏郁气,止呕逆)、枳壳(破结宽中,敛阴降逆)、麻黄(去节。达邪热于外)、葛根(升拔阳气)各五钱,炙甘草二钱半,厚朴(以燥积湿,泻者加此,不泻去之)二钱半。

【用法】 每服三钱,水煎服。

【功效】 表里双解,解毒透疹。

【主治】 麻疹出而咳嗽,烦闷不解,呕逆清水,目昏目赤,咽喉肿痛,口舌生疮,热逼下泻。

【立方背景】 汪氏认为,麻为阳毒,属温热范畴,邪经口鼻侵入,首过肺卫,引起肺气失宣,随着疾病发展,麻毒入里,侵入脏腑,蕴于肺胃,气分热盛,此时宜清热透散。汪氏所创黄连杏仁汤乃表里双解之剂也,黄连,入里,清热解毒是也;杏仁,入表,肃肺者也,气郁若里热除,外邪散,则麻疹消矣。故以黄连、杏仁二药命名此方,其意可见。

【配伍分析】 此方证乃表邪入里、蕴于肺卫所致。方中黄连味苦性寒,寒清苦降,外能去热解毒而透疹,内可清泄毒热而厚肠胃;厚朴味辛性温,辛开温散,行气降气,两药合用,一以清热燥湿,一以行气化湿,俾湿开火降,清气得升而浊气得降,表里双解而透毒外出。苦杏仁润心肺,上能发散风寒而治咳嗽、喘逆,下可降气宣滞而平喘除邪,正如《本草求真》记载"杏仁,既有发散风寒之能,复有下气除喘之力,缘辛则散邪,苦则下气,润则通秘,温则宣滞行痰";陈皮、枳壳疏理气机,破结宽中,可解内郁之烦闷、呕逆;麻黄味辛苦性温,达邪热于外,为解肌发表之要药,以透邪外出,达"火郁发之"之效;葛根解肌热、清胃热,既可发散在外之郁邪,又可消除胃热痞闷;甘草调和药性,清热解毒。全方表里双解,使麻疹得以透散。

【类方附录】

1. 黄连杏仁汤

出处:清代钱锦江《治疹全书·卷中》。

组成:麻黄、葛根、陈皮、枳壳、苦杏仁、牛蒡子、黄连、连翘。

功效:解毒发表清热。

主治:主疹已潮出,感冒风寒,咳嗽烦闷,呕吐清水,目赤咽干,口舌生疮,发热无汗。

2. 黄连杏仁汤

出处:清代朱楚芬《麻症集成·卷四》。

组成:酒炒黄连、炙麻黄、苦杏仁、葛根、橘红、甘草、栀子、牛蒡子、连翘、木通。

功效:宣肺解毒,清热止咳。

主治:麻疹心肺邪毒壅盛,咳嗽烦躁。

3. 杏连散

出处:宋代严用和《严氏济生方》。

组成：黄连、苦杏仁。

功效：泄热解毒。

主治：风热上攻，目羞明涩痛。

【现代研究】 黄连主要含有小檗碱、黄连碱、甲基黄连碱、巴马汀等生物碱类成分，具有抗病原微生物、抗炎、解热等作用。复方黄连素是从黄连、黄柏中提取而成的生物碱药品，具有较强的抗菌、抗感染双重作用，尤其是对于痢疾杆菌、大肠杆菌具有较强的杀灭作用，并具有抑制结肠平滑肌收缩、抑制血小板聚集、抗心律失常等作用。现代药理学研究表明，苦杏仁具有镇咳平喘、抗炎镇痛、抗纤维化、调节免疫功能等作用。麻黄具有宣肺散邪的作用，现代药理学研究表明，其可通过抑制多种炎症细胞因子和促炎介质 mRNA 的过度表达而起到炎症保护的作用。

参 考 文 献

[1] 陈丽名，屈杰，牛锐，等. 黄连、黄芩之"坚阴厚肠"与"苦寒伤胃"[J]. 中国民族民间医药，2019,28(18):10-11.

[2] 申淑莲. 双歧杆菌三联活菌＋黄连素治疗慢性腹泻的价值研究[J]. 世界最新医学信息文摘,2018,18(90):92-93.

[3] 张红芳. 黄连素治疗感染性腹泻 30 例疗效分析[J]. 现代养生,2015(4):75.

[4] 岳星海，赵克明. 苦杏仁的药理作用和临床应用研究概况[J]. 中国民族民间医药,2023,32(2):45-49.

[5] 王晓明，罗佳波. 基于 MAPKs 和 NF-κB 信号通路的麻黄-桂枝药对抗炎作用机制研究[J]. 中药药理与临床,2020,36(3):148-154.

十、益元透肌散

【来源】 清代汪绂《医林纂要探源·卷九·痘疹部》引《种痘新书》方。

【原文】 痘疹壅毒者，服羌活散郁汤后，气血和平，至见点三日之后，势当起胀，而或不易肥满成浆者，用此方以匀气解毒，透肌达表，领出元气，则可以助痘成浆，而易成脓窠也……此承壅毒症之后，于行浆时更用此以透之，使气匀而不偏(人参、甘草、桔梗、木通、川芎、山楂、陈皮),气通而不壅(蝉蜕、牛蒡子、川芎、紫草),加以糯米,则浆行而痘起矣(加减法与太乙保和汤同)。

【组成】 人参一钱,甘草八分,桔梗八分,陈皮五分,川芎八分,木通五分,山楂五分,牛蒡子五分,蝉蜕五分,紫草茸五分,糯米五十粒,灯心草十四节,大枣三枚。

【用法】 水煎服。

【功效】 调气解毒,透肌达表。

【主治】 痘疹壅毒者,服羌活散郁汤后,气血和平,至见点三日之后,势当起胀,而或不易肥满成浆者。

【立方背景】 汪绂辨治麻疹强调审证首分虚实,用药顾及气血,并提倡透散为治疗麻疹第一大法。初在肺卫,以透散为主,邪去则病安;病及气血,以清解为主,大遏病进之势,少佐透散,以四两拨千斤之敌;麻疹后期,元气溃败,扶正虽为第一要义,然不忘透散,余邪稽留,只恐死灰复燃。故汪氏引《种痘新书》之益元透肌散治疗麻疹未愈而正气亏虚者。

【配伍分析】 本方证乃麻疹未愈、余邪稽留、正气亏虚所致。此证为痘疹于行浆之时点不肥大、不成浆,当究气虚无以行浆起痘,气滞无以除郁遏之毒热。故方中用人参,甘味主补,长于补益元气;甘草甘能补虚,能补脾胃不足而益中气;桔梗为舟楫之药,可开提肺气、畅通气机;木通上能通心清肺,下能泄湿热,功擅清泄热气,导热外出;川芎为血中气药,长于行血中之气。山楂入脾胃而消积滞,功可疏利滞气;陈皮导滞消积,行脾胃之气。诸药合用,补气而不壅滞,调畅全身气机。牛蒡子辛散苦泄,具有疏散风热、利咽透疹、解毒散结之功,可去外遏之余毒;蝉蜕甘寒清热,轻浮宣散,善凉散风热,可去外遏之湿热;紫草味甘咸性寒,具有凉血活血、清热解毒透疹之功效;灯心草能清心火,使邪热从小便而出,四药合用以除痘疹之壅热。糯米以助行浆,大枣以益中气。诸药配伍,共奏调气解毒、透肌达表之功。

【类方附录】

1. 透脓散

出处:明代陈实功《外科正宗·卷一痈疽门·杂忌须知第十四》。

组成:黄芪、穿山甲、川芎、当归、皂角刺。

功效:补气养血,托毒溃痈。

主治:气血两虚,疮痈脓成难溃。

2. 人参甘桔汤

出处:元代曾世荣《活幼新书·卷下》。

组成:桔梗、人参、甘草。

功效:调气解毒。

主治:感冒风热,火气重逼,痘疮壅毒上攻,咽喉肿痛,痰气不顺,咳嗽失音,饮食减少。

3. 桔梗甘草鼠黏子汤

出处:朝鲜金礼蒙《医方类聚·卷二六五》引《疮疹方》。

组成:桔梗、甘草、牛蒡子。

功效:透疹消疮利咽。

主治:疮疹,咽膈不利。

4. 甘桔汤

出处:明代王銮《幼科类萃·卷二十五》。

组成:人参、桔梗、甘草。

功效:匀气解毒,利咽开音。

主治:小儿感冒风热,火气熏逼,痘疮蕴毒上攻,咽喉肿胀,痰气不顺,咳嗽失音。

【现代研究】 人参含有多种皂苷、挥发油、多糖类、维生素 B_1、维生素 B_2、维生素 C 等成分,能调节中枢神经系统兴奋过程和抑制过程的平衡,亦可作用于垂体而兴奋垂体及肾上腺系统,从而增强机体对有害因素的抵抗力。人参多糖具有调节免疫功能、增强机体非特异性免疫功能等作用。陈皮的药理作用复杂,"辛能散,苦能燥能泻,温能补能和。同补药则补,同泻药则泻,同升药则升,同降药则降,为脾肺气分之药,调中快膈,导滞消痰,利水破癥,宣通五脏",具有调节心功能、抗氧化、抗炎、抗菌、抗病毒、祛痰平喘、保肝利胆等作用。

参 考 文 献

[1] 高健,吕邵娃. 人参化学成分及药理作用研究进展[J]. 中医药导报,2021,27(1):127-130,137.

[2] 刘俊秋. 补气药黄芪、人参及其配伍免疫调节和代谢组学研究[D]. 北京:中国中医科学院,2018.

[3] 王昌亚. 对陈皮药理作用的探讨[J]. 临床医药文献电子杂志,2020,7(15):135.

十一、十神解毒汤

【来源】 清代汪绂《医林纂要探源·卷九·痘疹部》引《证治准绳》方。

【原文】 翁氏曰:血热之症,初发身热壮盛,腮红面赤,毛焦色枯,烦躁口渴,日夜啼哭,睡卧不安,好睡冷处,小便痴涩者。未出之时,升麻参苏诸汤,虽皆可服,总不如此方之稳。昔人用黄连解毒汤,恐骤用寒凉,热毒冰伏,出反不快,且毒郁于中,或致腹胀内溃也。若不得已而用连、柏,须用酒炒,以缓其寒凝之性,以助其上行之势,借之以解毒可耳……痘疮血热,则毒盛而中实,毒盛则有咽痛、狂躁、失血、便秘之患,中盛则有腹胀、气喘、谵语、口疮之患,故不可不凉其血,然毒以热发,使无热则毒不行矣,故不可过用寒凉也。此方最为斟酌,安表和中而毒热可杀。

【组成】 生地黄一钱,当归尾八分,川芎八分,白芍八分,连翘五分,牡丹皮五分,桔梗五分,木通五分,大腹皮五分,红花五分。

【用法】 合一剂,灯心草十四茎,水煎服,使诸药归心经。加减法:身热壮盛,加前胡、葛根;毒不透肌,加荆芥、牛蒡子;渴甚,加天花粉、滑石、竹叶。小便赤,加栀子;短涩,加猪苓、泽泻;秘,加滑石、瞿麦;溺血,加犀角、栀子。大便秘,加枳壳、前胡;秘而喘,加枳壳、前胡、大黄;下黑血,加犀角、黄连、桃仁;泄泻,加猪苓、泽泻、干葛、防风。呕,加橘红;呕吐,加猪苓、泽泻、陈皮;干呕、吐血、衄血,加犀角、黄连;咽喉不利,加玄参、牛蒡子、甘草;斑丹见,加犀角、黄连、黄柏、栀子;烦躁,加麦冬、天花粉;烦渴狂乱,加知母、麦冬、石膏。

【功效】 凉血行血,清热解毒。

【主治】 小儿壮热内盛,痘疹已出未出。

【立方背景】 汪氏引《证治准绳》之十神解毒汤乃治小儿壮热内盛,痘疹已出未出属血热痘疹者,全方十味药,专以解痘疹疫毒,以凉血行血为主,清热利尿为辅。

【配伍分析】 本方证乃热毒炽盛于血分所致。主治血热痘疹,治宜以凉血行血为主。方中生地黄味甘性寒质润,清血热又可滋血。当归味甘辛性温,既能补血虚,又可养血行瘀;川芎味辛性温,为血中之气药,辛散温通,可行血中之气,并能开豁壅塞。两者相须为用,养血补血而不留瘀。白芍酸苦微寒,可敛血分之阴,除血中妄热;连翘善于清上焦风热,解毒消解,故可开心气之热而散之;牡丹皮味苦辛性微寒,具有清热凉血,活血祛瘀之功,故能清心血之热而行之,三药清热凉血之力增。桔梗降泄心热上逆之气,正如《本草通玄》所载"桔梗之用,惟其上入肺经,肺为主气之脏,故能使诸气下降"。木通下能导小肠膀胱之湿,使湿热之邪下行从小便排出,故功擅降火利尿。大腹皮疏热壅之中满,使邪有去路。恐方中寒凉之品有凝滞之虞,故用红花活之温之。诸药合用,共奏凉血行血、清热解毒之功。

【类方附录】

1. 黄连解毒汤

出处:唐代王焘《外台秘要·卷一》。

组成:黄连、黄芩、黄柏、栀子。

功效:泻火解毒。

主治:三焦火毒热盛证。症见大热烦躁,口燥咽干,错语不眠;或热病吐血,衄血;或热甚发斑,身热下利,湿热黄疸;或外科痈疡疔毒,小便黄赤,舌红苔黄,脉数有力。

2. 十神汤

出处:唐代孙思邈《千金翼方》。

组成:川芎、麻黄、葛根、紫苏、赤芍、升麻、白芷、炙甘草、陈皮、香附、生姜。

功效:泻火解毒。

主治:伤寒,时令不正,瘟疫妄行,感冒发热,或欲出疹,不问阴阳,两感风寒,并皆治之。

3. 导赤散

出处:宋代钱乙《小儿药证直诀·卷下》。

组成:生地黄、木通、生甘草。

功效:清心,利水,养阴。

主治:心经火热证。症见心胸烦热,口渴面赤,意欲冷饮,以及口舌生疮;或心热移于小肠,溲赤涩刺痛,舌红,脉数。

【现代研究】 生地黄含有梓醇、二氢梓醇、乙酰梓醇、地黄苷等环烯醚苷类及多种氨基酸和糖类,具有增强体液免疫和细胞免疫功能的作用,还可降血糖、抗胃溃疡、促进造血和止血。当归主含藁烯、莰烯、豆甾醇、蔗糖、氨基酸等,有改善冠状动脉循环、抗血栓、刺激骨髓造血、增强机体免疫力、抗肿瘤、平喘等作用,其水提取物可提高血虚证小鼠外周血红细胞和白细胞数量。白芍的主要成分有芍药苷、牡丹酚、苯甲酸、挥发油、树脂、蛋白质等,可发挥保肝、扩张冠状动脉、镇痛、抗炎、解痉等作用。

参 考 文 献

[1] 王朴.生地黄的现代药理研究与临床应用[J].中国中医药现代远程教育,2008(8):986.

[2] 黄传君,赵方正,张才擎.生地黄有效成分梓醇药理作用机制研究进展[J].上海中医药杂志,2017,51(2):93-97.

[3] 向璐,张巧艳,赵琦明,等.黄芪-当归化学成分、药理作用及临床应用的研究进展[J].中草药,2022,53(7):2196-2213.

[4] 郝莉雨,李宗源,孙建辉,等.当归水提取物补血、调节肠道菌群作用研究[J].世界中医药,2022,17(7):900-905,911.

[5] 沈晓东,黄黛瑛.白芍抗炎镇痛的药理学研究进展[J].中国现代药物应用,2009,3(24):197-199.

十二、十宣散

【来源】 清代汪绂《医林纂要探源·卷九·痘疹部》引《太平惠民合剂局方》方，又名托里十补散。

【原文】 用以内托疮疡。痘症八九日间行浆，九日后脓当灌满。或气血内虚，不能达表，痘疮不起，或成片作烂者，可以此托之。凡痘起胀，三日后而灌脓，若脓浆充满色如黄蜡，根窠红润，二便如常，饮食不减，此为上吉。若纯见清水，皮白而薄作水泡者，是表里极虚，每于三四日后，遍身抓破而死；若灌脓时吐泄不止，或二便下血，乳食不化，痘烂无脓者死；若二便不下，犹可用止泻消食之药以救之，其表里皆虚者，见机速治，宜此方及十全大补汤……参、芪、归、芎以充其气血；甘草、厚朴以和其中；防风、白芷、桂心、桔梗以达之外，使气血得而外宣。此所谓"十宣"，痘疮之脓，有不灌顶者乎。

【组成】 炙黄芪三钱，人参二钱，酒炒当归二钱，川芎一钱，炙甘草一钱，防风一钱，厚朴一钱，肉桂心一钱，白芷一钱，桔梗一钱。

【用法】 为末，酒调服，虚甚者加鹿茸二钱。

【功效】 活血匀气，内托疮毒。

【主治】 痘症八九日间行浆，九日后脓当灌满。或气血内虚，不能达表，痘疮不起，或成片作烂者。

【立方背景】 此方乃汪氏引自《太平惠民合剂局方》，方中十味药，外宣肺发表以祛邪，内宣通气血以扶正，内外合治，表里双解，故名"十宣散"也。

【配伍分析】 本方证乃气血内虚、邪气不能外宣所致。方中黄芪味甘性温，是"补气诸药之最"（《本草求真》），具有补气固表、升举阳气、托里透毒之功，黄芪炙后补气升阳之功增强；人参善补五脏之气，补气而兼能养阴，守而不走。《得配本草》认为"肌表之气，补宜黄芪；五内之气，补宜人参，若内气虚乏，用黄芪升提于表；外气日见有余，而内气愈使不足"，故二药相伍，营卫之气俱补，内壮正气，托邪外出，外能解肌透毒。当归性甘辛性温质润，补血活血，酒炒免滑肠；川芎辛通祛风，活血理气；厚朴味辛苦性温，理气开郁，行气活血,三药相合,调补气血,扶正祛邪。白芷、防风、桔梗辛散祛风,消肿散结,发散疮毒。桂心补火助阳,温通经脉。甘草和中解毒,调和诸药。用酒调服以助药势,诸药合用,共奏补益气血、内托疮疡之功。

【类方附录】

1. 十全大补汤

出处:宋代太平惠民合剂局《太平惠民合剂局方·卷五》。

组成:人参、黄芪、肉桂、川芎、酒蒸地黄、茯苓、白术、炙甘草、当归、白芍、生姜、大枣。

功效:温补气血。

主治:气血不足。症见饮食减少,久病体虚,脚膝无力,面色萎黄,精神倦怠,以及疮疡不敛,妇女崩漏。

2. 加味内托十宣散

出处:清代费启泰《救偏琐言·卷十》。

组成:人参、黄芪、当归、牛膝、金银花、甘草、白芷、羌活、红花、木通、川芎、皂角刺、胡桃。

功效:益气养血,解毒托痈。

主治:痘疮气血两虚,浆不满足,致痘后余毒,白而不红,平而不起,按之不热,愁容可掬者。

3. 加味十宣散

出处:清代陈士铎《洞天奥旨·卷十四》。

组成:人参、当归、黄芪、甘草、白芷、川芎、桔梗、厚朴、防风、肉桂、忍冬藤。

功效:外散风寒,内补气血。

主治:疮疡因外感风寒,内因气血虚损者。

4. 参芪内托十宣散

出处:宋代窦汉卿《疮疡经验全书·卷二》。

组成:人参、黄芪、陈皮、甘草、升麻、茯苓、白术、泽泻、当归、川芎、生地黄、白芍、黄芩、乌药、前胡、黄柏、知母、天花粉。

功效：补气透托，和血消肿。

主治：流注发背。

【现代研究】 黄芪具有补气升发托毒、生肌敛疮的功效。现代药理学研究发现，黄芪含有苷类、多糖、黄酮、氨基酸、叶酸及多种微量元素，有提高免疫功能和非特异性免疫功能、促进胃肠运动、促进造血、延缓衰老、降血糖、降血脂、降血压等作用。黄芪与当归是常见药对，具有调节免疫功能、改善血液循环、抗氧化、抗脏器纤维化、抗炎、抗肿瘤等作用，临床应用广泛。人参含有多种皂苷、挥发油、多糖、维生素 B_1、维生素 B_2、维生素 C 等，能调节中枢神经系统兴奋过程和抑制过程的平衡，亦可作用于垂体而兴奋垂体及肾上腺系统，从而增强机体对有害因素的抵抗力。人参多糖具有调节免疫功能、增强机体非特异性免疫功能等作用。

参 考 文 献

[1] 张如春.中药黄芪的药理作用及应用效果[J].北方药学,2020,17(8):167-168.

[2] 向璐,张巧艳,赵琦明,等.黄芪-当归化学成分、药理作用及临床应用的研究进展[J].中草药,2022,53(7):2196-2213.

[3] 王文越,刘珊,吕琴,等.黄芪-当归药对益气活血药理作用研究进展[J].中国实验方剂学杂志,2021,27(6):207-216.

[4] 高健,吕邵娃.人参化学成分及药理作用研究进展[J].中医药导报,2021,27(1):127-130,137.

十三、秘传百解散

【来源】 明代程玠《松厓医径·感冒方法》。

【原文】 治小儿感冒风寒，身热咳嗽，欲出瘾疹，并痘后欲出麻疹，俱宜服之。

【组成】 人参七钱，炙甘草三钱半，白术、白茯苓各六钱，炒黄芪、陈皮（去白）、糯米各五钱，炒升麻二钱，川芎、白芷各三钱，天麻二钱半，炒僵蚕一钱半,姜制南星五分。

【用法】 上为细末,每服三分,伤风用姜汤或葱汤,欲出麻疹,用姜汤。热甚用薄荷汤调下。

【功效】 益气祛风,透疹解表。

【主治】 小儿感冒风寒,欲出瘾疹;痘后欲出麻疹。

【立方背景】 秘传百解散,顾名思义,可解"百病"也。然此"百病",非一百种疾病也,实乃异病同治之意也。纵观全方,益气扶正之品占据一半,祛风解表之类又一半,实乃扶正祛邪之基础方,可治体虚外感时邪者,如小儿、老人及体弱之人感受风寒,或小儿麻疹体虚不透。

【配伍分析】 本方证乃素体正虚、又感外邪所致。方中升麻味辛甘性微寒,入肺、胃经,辛能发散,寒可清热,体轻升散,能疏风解表、透疹解毒,为透疹之要药;天麻味甘性平,入肝经,善祛风通络,故为"治风之神药"(《本草纲目》),二药合用,祛风透疹之力益彰。白芷味辛性温,其气芳香,具有通窍发散之功;僵蚕味辛咸性平,具有疏散风热、祛风止痛之效,两者合用,助升麻发表透疹。人参、黄芪、白术味甘性温,大补人一身之气,一则扶正以鼓邪外出,一则使祛邪而不伤正,此外,《得配本草》又云"天麻配白术去湿"。制(胆)南星、陈皮、茯苓行气健脾,渗湿祛痰,合人参、黄芪、白术以健运脾胃,祛湿化痰,使诸药补而不滞。川芎行气活血,其性上行,可助升麻以调和气血,解表透疹。糯米健脾和胃,与炙甘草同用可调脾胃,和营卫以助扶正解表。诸药合用,共成益气祛风、透疹解表之功。

【类方附录】

1. 当归饮

出处:明代薛己《校注妇人良方·卷二十四》。

组成:当归、白芍、川芎、生地黄、炒白蒺藜、黄芪、防风、荆芥、何首乌、甘草。

功效:养血润燥,祛风止痒。

主治:妇人血风疮,血热瘾疹痒痛,脓血淋漓,发热等症。

2. 防风败毒饮

出处:明代万表《万氏家抄方·卷六》。

组成:升麻、葛根、防风、赤芍、甘草。

功效:解肌透疹。

主治:痘发瘾疹及麻疹发热。

3. 地骨白皮汤

出处:宋代王怀隐《太平圣惠方·卷二十四·治风瘾胗诸方》。

组成:地骨皮、白杨皮、盐、白矾。

功效:清热凉血,燥湿止痒。

主治:风瘾疹。

4. 卷柏散

出处:宋代王怀隐《太平圣惠方·卷二十四·治风瘙瘾胗生疮诸方》。

组成:卷柏、犀角、天竺黄、麸炒枳壳、天麻、藁本、羌活、防风、川芎、乌蛇、五加皮、麻黄、黄芪、桑耳。

功效:祛风解表,清热解毒。

主治:皮肤瘾疹及风热毒疮。

【现代研究】 四君子汤能增强胃蛋白酶的活性,同时具有调节胃肠功能紊乱的功效。有研究发现,四君子汤通过提高胃肠上皮细胞增殖的速率,使胃肠黏膜细胞保持完整,从而对胃肠黏膜具有保护作用并能提高机械屏障功能。黄芪甲苷作为补益中药黄芪的主要活性成分,具有调节免疫功能的作用,能够促进刀豆球蛋白A(ConA)和脂多糖(LPS)刺激的脾细胞中 T 淋巴细胞和 B 淋巴细胞的增殖。升麻中的酚酸类、皂苷类等成分具有良好的抗病毒作用,一般通过减少病毒 DNA 合成来发挥作用。陈皮提取物能促进体液免疫和细胞免疫,有明显的清除氧自由基作用,起到抗衰老、抗疲劳的作用。胆南星能显著抑制促炎细胞因子,包括 IL-1、IL-6 和 TNF-α 的产生,并且还可显著抑制上述细胞因子 mRNA 的表达。

参 考 文 献

[1] 熊山,丁晓晨.四君子汤化学成分和药理作用研究进展[J].山东医学高等专科学校学报,2017,39(5):371-374.

[2] WAMG YP, LI XY, SONG CQ, et al. Effect of astragaloside IV on T, B lymphocyte proliferation and peritoneal macrophage function in mice[J]. Acta Pharmacol Sin,2002,23(3):263-266.

[3] 梁煜,赵远红.升麻的功效及药理作用研究进展[J].河南中医,2021,41(3):474-477.

[4] 王春燕.浅谈陈皮的药理作用及临床应用[J].中国中医药现代远程教育,2013,11(3):120,131.

[5] 唐照琦,李彪,王秋红,等.胆南星的化学成分、药理作用及相关复方临床应用的研究进展[J].中国药房,2020,31(12):1523-1527.

十四、惺惺散

【来源】 明代方广《丹溪心法附余·卷之二十三·小儿门下·痘疮一百》引宋代《太平惠民和剂局方》方。

【原文】 治小儿风热及伤寒时气,疮疹发热。

【组成】 白茯苓、细辛、桔梗、瓜蒌根、人参、炙甘草、白术、川芎各等分。

【用法】 上为末,每二钱,水煎,入薄荷三叶,同煎服。

【功效】 解表透疹。

【主治】 小儿风热及伤寒时气,疮疹发热。

【立方背景】 此方专为小儿而设。小儿发育未全,脏腑娇嫩,形气未充,脾常不足,外感时邪,极易传变入里,本方祛邪与扶正同用,兼顾小儿体质特点,虚实并治,药简效专。

【配伍分析】 本方证因小儿脾气不足、又感时邪所致。方中细辛性善走窜,辛温宣通,能达三阴,以辛散透邪为长,"疏散上下之风邪,能无微不入,无处不到"(《神农本草经百种录》);瓜蒌根味甘苦性寒,以清热生津、消肿解毒透疹为长;桔梗味苦辛而性平,善于宣肺利气,通调水道,载诸药上行;川芎乃血中之气药,上行头目,下行血海,外彻皮毛,旁通四肢,行气活血,宣毒透疹,四药合用,引解表透疹之力覆盖全身。方中人参、白术、茯苓、甘草取四君子之意,意在扶助正气以鼓邪外出,并使祛邪不伤正气,且可防邪复入,正如《医方集解》所言"(服此四味)气足脾运,饮食倍进,则余脏受荫,而色泽身强矣"。

此外,桔梗与甘草合用,又取桔梗汤之意,功可宣肺利咽,清解热毒,除烦透疹,扶正祛邪。甘草清热解毒,调和诸药。全方共奏解表透疹之功。

【类方附录】

1. 四君子汤

出处:宋代太平惠民和剂局《太平惠民和剂局方·卷三·治一切气·新添诸局经验秘方》。

组成:人参、白术、茯苓、炙甘草。

功效:益气健脾。

主治:脾胃气虚证。症见面色萎白,语声低微,气短乏力,食少便溏,舌淡苔白,脉虚缓。

2. 参苓白术散

出处:宋代太平惠民和剂局《太平惠民和剂局方·卷三·治一切气·绍兴续添方》。

组成:炒白扁豆、白术、白茯苓、炒甘草、桔梗、莲子肉、人参、砂仁、山药、薏苡仁。

功效:益气健脾,渗湿止泻。

主治:脾胃湿盛证。饮食不化,胸脘痞闷,肠鸣泄泻,四肢乏力,形体消瘦,面色萎黄,舌淡苔白腻,脉虚缓。

3. 八风汤

出处:宋代赵佶《圣济总录·卷十五·诸风门·首风》。

组成:防风、人参、川芎、细辛、前胡、羌活、白芷、炙甘草。

功效:祛风止痛。

主治:首风,头目昏痛,肢体拘急疼痛。

4. 人参败毒散

出处:宋代太平惠民和剂局《太平惠民和剂局方·卷二·治伤寒》。

组成:柴胡、甘草、桔梗、人参、川芎、茯苓、枳壳、前胡、羌活、独活、生姜、薄荷。

功效:散寒祛湿,益气解表。

主治:气虚,外感风寒湿证。症见憎寒壮热,头项强痛,肢体酸痛,无汗,鼻塞声重,咳嗽有痰,胸膈痞满,舌淡苔白,脉浮而按之无力。

5. 人参桔梗散

出处:宋代赵佶《圣济总录·卷六十五·咳嗽门·五脏诸咳》。

组成:人参、桔梗、甘草、白茯苓、牛蒡子。

功效:消肿散结,宽胸宁心。

主治:心咳,咽喉肿痛。

【现代研究】 邓雪仪等通过分析中医古代肺系疫病用药规律发现,桔梗、甘草是使用频次最高的药对组合。研究表明,桔梗皂苷和甘草皂苷对多种急性非特异性炎症有明显的抗炎作用,其机制与抑制多种组织源性炎症介质(组胺、IL-1 和 TNF 等)密切相关。茯苓具有抗感染、抗病原体的作用。川芎可以通过影响下游蛋白的表达而发挥抗炎作用。人参多糖和皂苷可增强非特异性免疫功能和特异性免疫功能,还可对抗免疫抑制剂引起的免疫功能低下。细辛具有抗病毒、抗菌活性,能直接作用于人体细胞,提高机体免疫力,阻挡病毒侵袭。

参 考 文 献

[1] 邓雪仪,何志玲,陈雪吟,等.中医古代肺系疫病用药规律研究[J].新中医,2021,53(18):5-10.

[2] 杨洪军,唐仕欢,黄璐琦,等.中医临床处方饮片用量调研报告(儿科)[J].中国中药杂志,2008(20):2395-2400.

[3] 王海峰.茯苓的现代研究进展[J].社区医学杂志,2011,9(12):44-45.

[4] 马宁宁,范姗姗,李欣,等.川芎的抗炎物质筛选及其作用机制分析[J].中国实验方剂学杂志,2018,24(18):140-146.

[5] 高健,吕邵娃.人参化学成分及药理作用研究进展[J].中医药导报,2021,27(1):127-130,137.

第(八)章

其 他 治 方

一、救阴保元汤

【来源】 清代汪文绮《杂症会心录·下卷肿腮》。

【原文】 救阴保元汤。治遗毒肿腮……如遗毒为害,必须救阴以回津液,补元以生真气,俾邪热之毒从肿处尽发,庶一线之生气未断也。

【组成】 熟地黄二钱,山药、南沙参、炙黄芪、牡丹皮各一钱,麦冬一钱五分,炙甘草八分,黑豆三钱。

【用法】 水煎服。

【功效】 救阴回津,补元生气。

【主治】 遗毒肿腮。

【立方背景】 汪文绮提出,肿腮一症实为疫病而非伤寒,轻者恶寒发热,耳之前后肿痛,状如伤寒;重者为大头瘟,头面腮颐,肿大如瓠,而遗毒一症,是为时疫坏症,病者神识昏迷,精神倦怠,乃因热毒炽盛或因病误治邪陷厥少两经所致。热为阳邪,易耗津伤液,故汪氏强调扶正护阴,不可一概使用辛凉之品,耗散津气,因此创救阴保元汤一方,救阴及顾护阴津,保元及保留人之生气也。

【配伍分析】 本方证乃疫病遗毒、耗散津气所致。"肾开窍于耳",此邪从耳后发出,故方中重用熟地黄益肾填髓、补虚滋阴,为君药。臣以山药双补脾肾,既可补肾固先天之精,又健脾以助后天生化之源,君臣相伍,共抵邪毒内陷。佐以黑豆利湿泄浊,存肾精之"清",而使阴精得补,又可防熟地黄滋腻太过。南沙参、麦冬味甘性寒入胃,既能清胃热而生津,又可益胃而生津,另外麦冬又入心经,清解邪入心营之毒,透热养阴,配以苦寒之丹皮,助麦冬清解营血分热。黄芪味甘性温,大补脾土中气,一方面固护正气以奋力抗邪,一方面升举脾阳,防止邪毒进一步内陷。甘草一入心经,益气复脉、配合诸药滋阴养血;二入脾胃经,与黄芪相伍增强补益后天之本之功;三为佐使,可清热解毒,调和诸药。诸药配伍,救阴以回津液,补元以生真气,俾邪热之毒从肿处尽发。

【类方附录】

1. 麦味地黄丸

出处:明代彭用光《体仁汇编》。

组成:熟地黄、山茱萸、山药、泽泻、牡丹皮、茯苓、麦冬、五味子。

功效:滋补肺肾。

主治:肺肾阴虚证。症见虚烦劳热,咳嗽吐血,潮热盗汗。

2. 人参补肺汤

出处:明代王肯堂《证治准绳·疡医·卷二·内痈·肺痈》。

组成:人参、黄芪、白术、茯苓、陈皮、当归、山茱萸、山药、麦冬、炙甘草、五味子、熟地黄、牡丹皮。

功效:益气养血,滋阴清热。

主治:肺痈咳喘短气,或肾水不足,虚火上炎,痰涎壅盛,或吐脓血,发热作渴,小便短涩。

3. 八味地黄丸

出处:清代傅山《傅青主女科·产后篇·卷上》。

组成:山茱萸、山药、牡丹皮、茯苓、泽泻、熟地黄、五味子、黄芪。

功效:益火之源,以消阴翳。

主治:产后虚汗不止,血块不落。

4. 八物汤

出处:清代陈士铎《辨证录·卷八·虚损门》。

组成:白芍、山药、当归、熟地黄、麦冬、甘草、牡丹皮、沙参。

功效:补气益血。

主治:失血之后,不知节劳慎色,以致内热烦渴,目中生花见火,耳内蛙聒蝉鸣,口舌糜烂,食不知味,鼻中干燥,呼吸不利,怠惰嗜卧。

【现代研究】 方中熟地黄的有效成分多糖不仅能促进 T 淋巴细胞 Th1 和 Th2 细胞因子的表达而增强免疫力,还可影响鼠骨髓造血干细胞、祖细胞的增殖分化过程,促进血红蛋白及红细胞的增殖,加速造血功能的恢复。山药中的皂苷类成分可有效减轻肾脏细胞损伤、改善骨髓造血功能。麦冬多糖既可通过抑制胃酸、增强胃蛋白酶原合成来保护胃黏膜,又能通过改善胃黏膜血液微循环而抑制炎症反应。黄芪中的甲苷可激活细胞自噬、抑制细胞凋亡,多糖能提高免疫球蛋白、免疫细胞亚群及白细胞的水平。黑豆中的亚油酸、磷脂可有效降低血管中的胆固醇,软化血管,预防高血压、冠心病、动脉硬化等。

参 考 文 献

[1] 李乃谦.熟地黄活性成分药理作用的研究进展[J].中国处方药,2017,15(1):14-15.

[2] 范晓阳,侯彦婕,贾世艳,等.山药化学成分及皂苷类成分药理作用的研究进展[J].中医药信息,2021,38(9):79-84.

[3] 刘宝山,纪超伦,杨向东,等.山药皂苷抑制再生障碍性贫血 p-mTOR/p-S6 的机制研究[J].中国中医基础医学杂志,2014,20(12):1637-1641.

[4] 范明明,张嘉裕,张湘龙,等.麦冬的化学成分和药理作用研究进展[J].中医药信息,2020,37(4):130-134.

[5] 胡妮娜,张晓娟.黄芪的化学成分及药理作用研究进展[J].中医药信息,2021,38(1):76-82.

[6] 赵丽娟.东北黄豆和黑豆脂肪酸成分的比较研究[J].食品科技,2013,38(2):155-158.

二、安本解燥汤

【来源】 清代余国珮《婺源余先生医案·烂喉痧》。

【原文】 盖燥者干象,用药须择其清润之品,不但不用温热,凡药之枯燥易脆之品,均在禁例。燥邪治之以润,理也。或稍佐苦以胜燥,辛以行津,亦宜择体润之药。重用甘润,缓其急,济其枯。甘乃湿土之味,湿能制燥,土又能生金也。宜安本解燥汤加减。

【组成】 南沙参五钱,大生地、生石膏、甘草各四钱,生牛蒡子、瓜蒌皮、薤白、肥知母各三钱,细辛三分,白芥子八分,芦根一两,梨汁一杯,苦杏仁七钱。

【用法】 水煎服。夹湿者或加半夏五钱。去胎黄腻,加姜木通一钱。体虚者服此方一二剂。

【功效】 滋阴润燥。

【主治】 烂喉痧、痘疹等属燥邪为患者。

【立方背景】 余国珮参《易经》中言"火就燥,水流湿"之理,倡六气独重燥湿论。余氏认为"自然界风、寒、暑、湿、燥、火六气皆为燥湿二气所化,虽有六气之名,不外燥湿二气所化"。其在《医理》《婺源余先生医案》等书中提出"万病之源无非燥湿为本"的学术思想,认为烂喉痧、痘疹等属燥邪为患,用药尤需谨慎,宜主以甘润,少佐辛凉,不可以见燥湿则用辛温,以防化燥伤阴。故集清润之品以成安本解燥汤,可润肺燥而不滋腻、清热邪而不伤阴津。

【配伍分析】 本方证乃燥邪伤阴所致。余国珮指出"盖燥者干象,用药需择其清润之品",且肺为娇脏,喜润恶燥,故方中用南沙参、生地黄以甘寒滋润,南沙参主入肺脏滋养,生地黄下通肾水之源,二药合用,寓金水相生之意。石膏味辛甘性大寒,有清热泻火之功,尤其长于清泻肺胃气分实热,与知母、瓜蒌皮相配,既能清热泻火,又可养阴生津、清肺消痰。细辛、杏仁宣肺散邪,且细辛尤能止痛,杏仁尤擅宣化,肺气得宣,则湿邪得散。牛蒡子、芦根清热利咽,解毒利尿,且芦根善清肺胃之燥而利二便之闭,外达肌表而作汗,《本草纲目》言其"甘能益胃,寒能降火"。"气行则湿化",瓜蒌皮、薤白、白芥子走胸膈而理气宽胸,且薤白与苦杏仁相伍,一宣一降,可复肺之宣发、肃降之能。梨汁甘润入肺以养肺阴。诸药合用,既可祛邪外出,又可滋阴润肺,体现了

"燥邪治之以润"之理,使津液得布、邪火得清,则肾水生二肺金平,故咽喉糜烂、遍身发痧之症自退。

【类方附录】

1. 生地黄汤

出处:唐代孙思邈《备急千金要方》。

组成:生地黄、细辛。

功效:凉血散风。

主治:崩中漏下,日去数升。

2. 宁肺汤

出处:明代谈志远《痘疹全书·卷下》。

组成:知母、牛蒡子、马兜铃、桔梗、苦杏仁、石膏、地骨皮、甘草。

功效:滋阴凉血,清热止咳。

主治:痘毒入肺,咳嗽气喘者。

3. 清金散

出处:清代刘清臣《医学集成·卷三·麻疹》。

组成:沙参、赤茯苓、石膏、知母、麦冬、玄参、黄芩、地骨皮、苦杏仁、瓜蒌、牛蒡子、桔梗、竹心。

功效:清肺润肺,清心止咳。

主治:麻后咳嗽。

【现代研究】 南沙参所含有的多糖成分能够有效增加老龄小鼠血清中的睾酮含量,降低小鼠血清皮质醇的含量,不断降低老龄小鼠脑中单胺氧化酶的活性。牛蒡子苷元对 GK 大鼠大血管具有保护作用,其机制可能与降低血压、抗炎、改善血小板功能有关。生地黄多糖能够增强环磷酰胺诱导的免疫抑制小鼠的免疫功能。细辛多糖在香烟烟雾暴露的慢性咳嗽豚鼠模型中具有显著的镇咳活性,其机制可能与抗炎和抗氧化活性有关。目前结构特征较明确的知母多糖主要有知母多糖 A、知母多糖 B、知母多糖 C 和知母多糖 D,具有明显的降血糖、抗炎和抗氧化作用。薤白中的甲基烯丙基三硫醚抑制血小板聚集和血栓素合成的作用较强。

参 考 文 献

[1] 查孝柱,王德群.南北沙参差异及使用建议[J].安徽中医药大学学报,2020,39(4):82-85.

[2] 冯芹,孙宝存,夏文凯.牛蒡子苷元对自发性糖尿病GK大鼠合并高血压大血管病变的保护作用[J].中国中药杂志,2015,40(5):957-962.

[3] 王小兰,段鹏飞,杨梦,等.生地黄多糖对环磷酰胺诱导的免疫抑制小鼠的免疫调节作用研究[J].上海中医药大学学报,2021,35(1):55-60,92.

[4] 吴昊,温晓茵,颜鹏,等.细辛的化学成分及药理作用研究进展[J].中国实验方剂学杂志,2021,27(4):186-195.

[5] 贾小舟,张子东,何建鑫,等.知母多糖的研究进展[J].中医药信息,2020,37(2):111-115.

[6] 乔凤仙,蔡皓,裴科,等.中药薤白的研究进展[J].世界中医药,2016,11(6):1137-1140.

三、育阴救肺汤

【来源】 清代余国珮《婺源余先生医案·烂喉痧》。

【原文】 热渴不退,苗窍干涩,咽哑癣色枯紫,急当救阴,用育阴保肺汤加减。病已误散误下转虚者,不必服前方(安本解燥汤),竟用此方多服自效。

【组成】 北沙参、川贝母各五钱,大生地、生鳖甲各四钱,玉竹、麦冬、玄参各三钱,生芥子六分,蔗浆、梨汁、芦根(后三味药未给出剂量)。

【用法】 水煎服。或腹痛不止者,加薤白三钱。血虚者,加当归三钱。如阳浮甚者,再加龟板四钱、蚌水一杯,去桑叶、芥子。

【功效】 滋阴生津,清热润肺。

【主治】 烂喉痧之热渴不退,苗窍干涩,咽哑癣色枯紫。

【立方背景】 余国珮在瘟疫的治疗中广泛使用养阴润燥法,并于《医理》一书,提出"燥湿为纲"辨证说,侧重于论燥邪致疫。余氏认为,烂喉丹痧多以燥热为患,燥与热最易伤及阴津,且此病病位多伤及肺,肺喜润而恶燥,若咽干皮燥,实乃肺燥津枯之象,当急用甘润之品以救阴,甘润之药既可健脾补肺,又可润燥生津,且微加苦辛之品,苦能胜燥,辛能行水而润燥。育阴救肺汤体现了余氏的学术思想和用药特点,方中使用大量甘凉清润之品,既能使热清而阴不伤,又可使阴生而不助邪。

【配伍分析】 本方证乃燥热之邪伤及阴津所致。方中川贝母味甘苦性微寒,归肺、心经,具有清热润肺、化痰止咳、散结消痈之功;北沙参味甘微苦性微寒,入肺、脾经,具有养阴清肺、益胃生津之功;麦冬味甘微苦性微寒,归心、肺、胃经,善养肺阴,清肺热。三药合用,可清燥润肺、养阴益气,则鼻燥咽干、干咳痰少、咳血、咽痛音哑等肺阴虚症自除。鳖甲味甘咸性寒,专善滋阴清热,潜阳息风;生地黄味甘苦性寒,为清热凉血、止血之要药,可滋阴退阳,二药相合,可治疗温病后期之阴液耗伤。生地黄凉血止血,玄参凉血解毒,二药相须为用,使清热凉血、养阴生津之力倍增。玉竹养阴润燥,生津止渴;白芥子辛宜于肺,温宜于胃;再加以蔗浆、梨汁、芦根之属甘寒滋阴。诸药相合,共奏滋阴生津、清热润肺之功。

【类方附录】

1. 灭火汤

出处:清代陈士铎《辨证录·卷二·中风门》。

组成:玄参、北沙参、白芥子、茯苓、熟地黄、山茱萸、麦冬、五味子。

功效:滋水救火。

主治:头面肿痛,口渴心烦,一旦卒中,手足抽搐,言语不出,口眼歪斜。

2. 养阴清肺汤

出处:清代郑宏纲《重楼玉钥·卷上》。

组成:生地黄、麦冬、生甘草、薄荷、玄参、贝母、牡丹皮、炒白芍。

功效:养阴清肺,解毒利咽。

主治:白喉之阴虚燥热汤。喉间起白如腐,不易拭去,并逐渐扩展,病变甚速,咽喉肿痛,初起或发热或不发热,鼻干唇燥,或咳或不咳,呼吸有声,似喘非喘,脉数无力或细数。

3. 益胃汤

出处:清代吴瑭《温病条辨·卷二·中焦篇》。

组成：北沙参、麦冬、冰糖、生地黄、玉竹。

功效：滋阴胃阴。

主治：胃阴损伤证。症见胃脘灼热隐痛，饥不欲食，口干咽燥，大便干结，或干呕、呃逆，舌红少津，脉细数。

【现代研究】 北沙参多糖对甲亢型阴虚小鼠具有滋阴补虚的作用，可增强非特异性免疫功能和特异性免疫功能。川贝母中含有生物碱、有机酸及其酯、核苷、甾醇及其苷、多糖、挥发油等多类化学成分，具有镇咳平喘、镇静镇痛、抗炎、抗菌、抗氧化、抗肿瘤等作用。梓醇是中药地黄的有效成分之一，具有降血糖、保护神经、保护心脏、抗肿瘤的作用。玉竹总黄酮是玉竹的主要降血糖活性成分之一，对糖尿病小鼠具有降血糖作用。鳖甲煎丸治疗肝纤维化的关键成分包括β-谷甾醇、槲皮素、山奈酚等。麦冬皂苷D对血管紧张素Ⅱ（AngⅡ）所诱导的心肌肥大有抑制作用。

参 考 文 献

[1] 荣立新,鲁爽,刘咏梅.北沙参多糖对甲亢型阴虚小鼠的免疫调节作用[J].中国中医基础医学杂志,2013,19(6):640-641.

[2] 崔治家,马艳珠,张小荣,等.川贝母化学成分和药理作用研究进展及质量标志物的预测分析[J].中草药,2021,52(9):2768-2784.

[3] 黄传君,赵方正,张才擎.生地黄有效成分梓醇药理作用机制研究进展[J].上海中医药杂志,2017,51(2):93-97.

[4] SHU XS. Antihyperglycemic effects of total flavonoids from Polygonatum odoratum in STZ and alloxan-induced diabetic rats[J]. Journal of Ethnopharmacology,2009,124(3)：539-543.

[5] 丁茂鹏,韦凌霞,王志旺,等.基于网络药理学研究鳖甲煎丸抗肝纤维化的作用机制[J].中成药,2021,43(10):2874-2878.

[6] 王远,王宇光,马增春,等.麦冬皂苷D通过降低自噬抑制血管紧张素Ⅱ诱导的心肌肥大[J].中国药理学通报,2016,32(10):1370-1376.

四、清凉解毒饮

【来源】 清代王勋《慈航集·卷一、卷二烂喉瘟症》。

【原文】 烂喉瘟症,初病恶寒,喉痛破烂,食饮皆呛,其症最危,来如风雨,急用清凉解毒饮主之。烂喉,内服清凉解毒饮,外用千金吹喉散。内外并治为妙。

【组成】 玄参八钱,麦冬五钱,桔梗三钱,生甘草一钱五分,牛蒡子三钱,青黛一钱五分,炒白僵蚕三钱,马勃五分。

【用法】 水煎服,加鲜苡仁根三钱为引。

【功效】 清热解毒,凉血利咽。

【主治】 烂喉瘟症,初病恶寒,喉痛破烂,食饮皆呛。

【立方背景】 烂喉瘟症即烂喉丹痧,顾名思义是指咽喉肿痛、糜烂,肌肤痧密布,痧间皮肤潮红,形象地描述了本病的局部表现。此病在清代以后流行甚广,多发于冬春季节,被公认为痧毒疫邪致病,其疫邪以温热为主,从口鼻而入,蕴于肺、胃两经,相当于现代医学中的猩红热。王勋治疗此症,遣方巧妙,圆通活泼,效如桴鼓,其中以内外并治最妙,内服清凉解毒饮以清热凉血解毒而治本,外用千金吹喉散以清热解毒利咽而治标。内服常擅用白僵蚕与桔梗二味,白僵蚕功在疏风清热、化痰散结软坚;桔梗取其轻清开宣肺气、祛痰利咽之功,并载诸药上行。

【配伍分析】 本方证由热毒炽盛于血分所致。方中重用玄参为君药,玄参为咸寒之品,质润多液,入肺、胃、肾经,功能滋阴降火,解毒利咽,既能泻肺胃实火,又可清肾经虚火。青黛味咸性寒,主入肝经,直泻肝火,以缓木火刑金之势;麦冬味甘微苦性微寒,主入肺胃二经,滋养肺阴并能清热润肺,二药合用,滋肾润肺,金水并补。牛蒡子为辛凉之品,功可发表透疹,利咽解毒,助君药玄参清热解毒,利咽消肿,《太平惠民和剂局方》载二药相配可"治急喉痹风"。佐以马勃质轻且味辛,专清肺热;桔梗化痰散结,宣肺利咽,并能载药上行;白僵蚕味辛咸性平,善于疏散风热,息风止痉,清热化痰,四药合用,并走于上,清宣上焦。生甘草清热解毒,调和诸药,且与桔梗同用可加强利咽之功,桔梗为轻清之品,上入肺,既可开宣肺气而祛邪,又可为药之舟楫,载药上行。再以薏苡仁根为引,清热利尿,使邪热从小便而去。诸药合用,共奏清热解毒、凉血利咽之功。

【类方附录】

1. 清凉解毒饮

出处:清代林佩琴《类证治裁·卷八》。

组成:连翘、牛蒡子、黄芩、生地黄、牡丹皮、栀子、金银花、甘草、紫花地丁、玄参、天花粉、赤芍。

功效:清热解毒,凉血利咽。

主治:疔毒。

2. 连翘解毒饮

出处:清代刘奎《松峰说疫·卷六》。

组成:青黛、玄参、泽泻、知母、连翘。

功效:清热利尿,凉血滋阴。

主治:水郁为疫,脾肾受伤,以致斑、黄。

3. 葛花解毒饮

出处:明代傅仁宇《审视瑶函·卷五运气原证·目昏》。

组成:炒黄连、玄参、当归、炒龙胆草、茵陈、甘草、葛花、熟地黄、茯苓、栀子、连翘、车前子。

功效:解酒毒,清湿热。

主治:饮酒过度,湿热熏蒸,目中风轮黄亮如金之色,瞻视昏渺者。

4. 犀角解毒饮

出处:清代吴谦《医宗金鉴·卷五十一·初生门(下)·赤游风》。

组成:炒牛蒡子、犀角、荆芥穗、防风、连翘、金银花、赤芍、生甘草、黄连、生地黄、灯心草。

功效:清热解毒,凉血祛风。

主治:赤游风,头面、四肢、皮肤赤热而肿,色若丹涂,游走不定者。

【现代研究】 方中玄参、青黛、马勃、牛蒡子均具有较强的抗炎镇痛作用,其中玄参中含有的苯丙素苷类成分的抗氧化作用与抗炎活性有密切关系,青黛中的靛玉红具有抗病毒和抗炎作用,马勃通过影响肿瘤坏死因子-α(TNF-α)与白细胞介素-6(IL-6)的水平而发挥抗炎作用,尤其对急性病毒性咽炎具有显著疗效。牛蒡苷及其苷元是牛蒡子的主要化学成分,对甲型HINI流感病毒有直接的抗病毒作用,可抑制细胞外钙内流和内钙释放,从而松弛离体大鼠的气管。白僵蚕具有改善微循环、抗肿瘤、抑菌、镇静催眠、营养与保护神经等综合作用。玄麦甘桔颗粒是治疗咽喉病常用的中成药,包括玄参、麦冬、甘草、桔梗。有实验表明,玄麦甘桔颗粒具有气道抗炎的作用,促进 T 淋巴细胞凋亡可能为其主要的作用机制之一。

参 考 文 献

[1] 曾华武,李医明,贺祥,等. 玄参提取物的抗炎和抗氧活性[J]. 第二军医大学学报,1999(9):614-616.

[2] JIE C, LUO Z, CHEN H, et al. Indirubin, a bisindole alkaloid from Isatis indigotica, reduces H1N1 susceptibility in stressed mice by regulating MAVS signaling [J]. Oncotarget,2017,8(62):105615-105629.

[3] 梁德东. 银翘马勃散治疗急性病毒性咽炎的药效学研究[D]. 广州:南方医科大学,2017.

[4] 高阳,董雪,康廷国,等. 牛蒡苷元体外抗流感病毒活性[J]. 中草药,2002(8):54-56.

[5] 蒋学. 白僵蚕活性成分分离纯化及其药理作用的研究[D]. 杭州:浙江大学,2013.

[6] 唐华平,郝月琴,李双保. 加味玄麦甘桔汤对哮喘豚鼠气道 T 淋巴细胞凋亡的影响[J]. 南京中医药大学学报,2007(4):250-251.

五、加减消毒饮

【来源】 清代王勋《慈航集·卷一、二大头瘟症》。

【原文】 大头瘟症,即大头天行。阳明燥金,少阳相火之年,多有此症。病由内积毒热,外受风寒而起,寒逼火伏,火无出路,因而上行头面。腮颊顺肿,初药恶寒发热,大便结燥,胸口不宽。治宜解其外风,清其里热。加减消毒饮主之,照后增用。

【组成】 羌活八分,葛根二钱,防风一钱,桔梗二钱,生甘草八分,荆芥一钱,薄荷八分,牛蒡子三钱,白僵蚕三钱,连翘一钱五分(去心),马勃三分,靛根三钱。

【用法】 水煎服。初病,恶寒发热,一服,盖暖出汗即松。第二日,加蝉蜕一线;第三日,加炒柴胡八分;第四日,加元参五钱。四服痊愈。入大便结者,加制军三钱、枳壳一钱五分,下之即去。如口干,加花粉二钱、大贝母一钱五分。

【功效】 疏风清热,解毒消肿。

【主治】 大头天行,头面颊颐肿大。

【立方背景】 大头瘟又名虾蟆瘟、大头风、大头伤寒、大头天行等,是感受风热时毒以致头面焮赤肿痛、伴咽喉耳颊肿痛、全身憎寒壮热为特征的一种急性外感热病。此病是我国古代至近代危害极大的烈性传染病。《杂病源流犀烛》中记载"大头瘟初发状如伤寒,五七日间,乃能杀人",表明其具有传染性强、病势发展快的特点。王勋认为此症是热毒壅于头面、无退散之路所致,常选用经典方——消毒饮随证加减,效如桴鼓。

【配伍分析】 本方证乃内积毒热、外受风寒、逼火上行所致。王勋认为,大头瘟的病因为"内积毒热,外受风寒而起,寒逼火伏,火无出路,因而上行头面"。故治疗以疏风解表、清泻内热为主。方中靛根味苦性寒,清热解毒,并能止痛。荆芥、薄荷、防风疏散风热,使壅于头面之风热邪毒得以疏散,有"火郁发之"之意。葛根性凉,具有解肌退热、发表透疹之功。羌活祛风,尤能止痛,"羌之气清,行气而发散营卫之邪"(《本草求真》)。桔梗宣肺利咽,合白僵蚕开宣肺气、疏风清热、化痰散结,并能载药上行、清泻上焦之火。连翘、马勃、牛蒡子并行于上,清热解毒利咽,兼疏散头面风热。生甘草清热解毒,调和诸药,与桔梗、马勃、牛蒡子相伍则增利咽之效。诸药合用,共奏疏风解表、清热解毒之功,使内积之毒热,外感之风寒并除。

【类方附录】

1. 加减消毒饮

出处:清代吴谦《医宗金鉴·卷五十八·痘中杂证(上)·发热》。

组成:升麻、炒牛蒡子、山豆根、紫草、连翘、生地黄、赤芍、黄连、生甘草、灯心草。

功效:清热解毒,凉血透疹。

主治:痘疹初出,蒸热有汗,热在里者。

2. 加减普济消毒饮

出处:清代康应辰《医学探骊集·卷四》。

组成:荆芥穗、酒黄芩、马勃、苍术、栀子、升麻、牛蒡子、桔梗、薄荷、连翘、紫花地丁、独活、甘草。

功效:清热解毒,疏散风热。

主治:山岚瘴气,客于经络,初病头痛,恶寒身热,脉浮洪而数,随后头项浮肿而痛,甚者面目亦肿而痛,或耳下肿出,而为痄腮,症属大头大行者。

3. 加减消毒散

出处:清代邹岳《外科真诠·卷上》。

组成:蒲公英、金银花、玄参、赤芍、连翘、炒穿山甲、皂角刺、前胡、防风、香附、生甘草。

功效:清热解毒,活血止痛。

主治:阳毒初起。

4. 六味凉血消毒散

出处:明代薛铠《保婴撮要·卷十九》。

组成:犀角、牡丹皮、当归、生地黄、赤芍、生甘草。

功效:清热,凉血,解毒。

主治:痘喘。

【现代研究】 方中羌活、防风、荆芥、牛蒡子具有解热镇痛、抗炎、抗病毒的活性。有实验表明,羌活可降低肺内流感病毒的血凝滴度和感染力。防风中的有效成分升麻素苷可以显著降低酵母致热大鼠的体温,还可以有效抑制多种刺激引起的疼痛。荆芥具有广泛的抗病毒作用,对甲型 H1N1 流感病毒、呼吸道合胞病毒、单纯疱疹病毒等均具有抑制作用。牛蒡子的主要成分牛蒡子苷元抗炎作用显著,能够缓解炎症引起的红、肿、热、痛等症状。葛根中的主要成分葛根素对神经系统的组织损伤或炎症导致慢性神经病理性疼痛有较好的抑制作用。甘草、桔梗合用可增强抗炎作用,现代药理学研究表明,甘草与桔梗均可通过下调炎症因子而发挥抗炎作用,如 TNF-α、IL-6 等。马勃具有抗炎止咳的药理作用。靛根通过破坏细菌细胞结构,抑制病毒复制而具有抑菌、抗病毒的作用。

参 考 文 献

[1] 郭晏华,沙明,孟宪生,等.中药羌活的抗病毒研究[J].时珍国医国药,2005(3):198-199.

[2] 薛宝云,李文,李丽,等.防风色原酮甙类成分的药理活性研究[J].中国中药杂志,2000(5):41-43.

[3] XU C,LI G,GAO Y,et al. Effect of puerarin on P2X3 receptor involved in hyperalgesia after burn injury in the rat[J]. Brain Res Bull,2009,80(6):341-346.

[4] 刘英男,牛凤菊,辛义周,等.荆芥的化学成分、药理作用及临床应用研究进展[J].中国药房,2020,31(11):1397-1402.

[5] 王哲,王佳贺.牛蒡子苷元药理作用的研究进展[J].中国医药导报,2018,15(32):50-53.

[6] YU H,LI H,LI Y,et al. Effect of isoliquiritigenin for the treatment of atopic dermatitis-like skin lesions in mice[J]. Arch Dermatol Res,2017,309(10):805-813.

[7] SHIN CY,LEE WJ,LEE EB,et al. Platycodin D and D3 increase airway mucin release in vivo and in vitro in rats and hamsters[J]. Planta Med,2002,68(3):221-225.

[8] 左文英,尚孟坤,揣辛桂.脱皮马勃的抗炎、止咳作用观察[J].河南大学学报(医学版),2004(3):65.

[9] 杨立国,王琪,苏都那布其,等.菘蓝属植物化学成分及药理作用研究进展[J].中国现代应用药学,2021,38(16):2039-2048.

六、疏风清热饮

【来源】 明代孙文胤《丹台玉案·卷之二瘟疫》。

【原文】 疏风清热饮,治虾蟆瘟,遍身如蛤蟆之皮,皆属于风热。

【组成】 羌活、防风、荆芥、黄芩、甘草各二三钱。

【用法】　水煎服。

【功效】　清热解毒,疏风散邪。

【主治】　虾蟆瘟(大头瘟)。

【立方背景】　清代曾经发生过多次致万人以上死亡的瘟疫,这给予了清代医家认识并总结瘟疫证治特点的机会,因此清代关于瘟疫的书籍和文章数量居多。虾蟆瘟即大头瘟,又名大头风、大头伤寒、大头天行等,是感受风热时毒,一种以头面焮赤肿痛伴全身憎寒壮热为主要特征的急性传染病。孙文胤认为,瘟疫多为"天地不正之气",从口鼻而入,多感于正气亏损之人,治疗当"随时令参运气而施治"。孙氏尤其强调,此病不可见其憎寒而误以为伤寒而汗之,不可见其壮热而误以为阳明热证而大下之,"当从乎中治,而用阳明少阳二经药",执疏风清热饮加减,效如桴鼓。

【配伍分析】　本方证乃感受风热时毒、壅于上焦、发于头面所致。方中荆芥、防风均为辛凉解表之品,荆芥气清香,质轻上浮,长于发表散风,且微温不烈;防风辛而不烈,甘缓不峻,微温不燥,药性和缓,《得配本草》言防风为"太阳经本药,又入手足太阴、阳明经,又随诸经之药所引而入",善于祛风散寒,二药相须配伍,既能发表,又能去经络中之风邪。黄芩味苦性寒,可清热燥湿,泻火解毒;羌活味辛苦性温,功可散表解毒,《本草汇言》言其"功能条达肢体,通畅血脉,攻彻邪气,发散风寒风湿……体轻而不重,气清而不浊,味辛而能散,性行而不止,故上行于头,下行于足,遍达肢体,以清气分之邪也",又可缓解方中黄芩等药的苦寒之力。甘草和中缓急,调和诸药。诸药相合,取"火郁发之"之意,共奏清热解毒、疏风散邪之功。

【类方附录】

1. 选奇汤

出处:金代李杲《兰室秘藏·卷上·眼耳鼻门·内障眼门》。

组成:炙甘草、羌活、防风、酒黄芩。

功效:祛风,清热,止痛。

主治:风热上犯,眉棱骨痛不可忍,或头目眩晕。

2. 九味羌活汤

出处:元代王好古《此事难知》。

组成:羌活、防风、苍术、细辛、川芎、白芷、生地黄、黄芩、甘草。

功效:发汗祛湿,兼清里热。

主治:外感风寒湿邪,内有蕴热证。症见恶寒发热,无汗,头痛项强,肢体酸楚疼痛,口苦微渴,舌苔白或微黄,脉浮。

3. 防风羌活汤

出处:明代王肯堂《证治准绳·疡医·卷三·痈疽部分·项部·瘰疬马刀》。

组成:防风、羌活、连翘、升麻、夏枯草、牛蒡子、川芎、酒黄芩、甘草、昆布、海藻、僵蚕。

功效:祛风散寒,祛痰止痛。

主治:瘰疬发热。

4. 羌活救苦汤

出处:明代万全《痘疹心法·卷二十二》。

组成:羌活、白芷、川芎、蔓荆子、防风、桔梗、黄芩、连翘、升麻、牛蒡子、人中黄。

功效:清热,祛邪,降火。

主治:恶毒之气上侵清虚之府,痘未起发,头面先肿,皮光色艳如瓠瓜之状,初肿之时。

【现代研究】 中药羌活中分离出的主要化学成分有挥发油、萜类、香豆素类、糖和糖苷类、酚酸类、聚烯炔类、生物碱类等。曹思思等研究发现,防风含有色原酮、多糖、挥发油、香豆素等化学成分,并通过实验证实其具有解热、抗炎、镇痛等药理活性。黄芩的主要成分为黄酮类化合物,包括汉黄芩素、黄芩素、黄芩苷等,均被证实具有广泛的药理活性,具有传统意义上的抗病毒、抗菌等作用,是很多疾病临床治疗的突破口。甘草具有抗炎和抗变态反应的药效,其生物活性成分具有较强的免疫作用,能够提高机体抗氧化能力,并且有较强的抗病毒作用。荆芥挥发油具有抗炎的作用,可能与其所含的薄荷酮和胡薄荷酮密切相关。

参 考 文 献

[1] 马丽梅,杨军丽.羌活药材的化学成分和药理活性研究进展[J].中草药,2021,52(19):6111-6120.

[2] 曹思思,史磊,孙佳琳,等.防风的化学成分及药理作用研究进展[J].现代中药研究与实践,2021,35(1):95-102.

[3] 龚发萍,郑鸣.黄芩的化学成分及药理作用[J].临床合理用药杂志,2021,14(34):176-178.

[4] 高雪岩,王文全,魏胜利,等.甘草及其活性成分的药理活性研究进展[J].中国中药杂志,2009,34(21):2695-2700.

[5] 权美平.荆芥挥发油药理作用的研究进展[J].现代食品科技,2013,29(6):1459-1462.

七、普济消毒饮子

【来源】 明代吴正伦《脉症治方·卷之一寒门·瘟疫》。

【原文】 治瘟疫热毒,清热解毒,大头病,头面肿,亦可服。

【组成】 柴胡一钱五分,黄连、炒黄芩、炒玄参、生甘草、桔梗、连翘、鼠黏子、白芷、马勃、川当归各一钱,僵蚕七分,升麻七分,板蓝根一钱。如无板蓝根以蓝叶代之或真青黛亦可。

【用法】 上用水二盅,粳米一撮,煎服,连进三五服即愈。

【功效】 清热解毒,疏风散邪。

【主治】 风热疫毒上攻,致患大头瘟。

【立方背景】 普济消毒饮出自李东垣《东垣试效方》一书,具有清热解毒、疏风散邪之功,专用于治疗时行疫毒所致的大头瘟证。此方经后世发挥,常作为基础方,加减治疗大头瘟,疗效显著。

【配伍分析】 本方证乃感受风热疫毒之邪、壅于上焦、发于头面所致。方中重用柴胡为君药,通畅全身气机,和解表里,宣透疫毒。升麻升阳散火,疏散风热,使郁热疫毒之邪宣散透发,并协助诸药上达头面,助君药透邪外出,寓"火郁发之"之意;又以苦寒之黄连、黄芩清泄上焦热毒,又可防君药柴胡升散太过,三者共为臣药。佐以鼠黏子、白芷、连翘、薄荷、僵蚕,均为辛散之品,功可清热解毒、疏散上焦风热;配合玄参、马勃、板蓝根清热解毒,利咽消肿,滋阴益肺;桔梗、甘草清利咽喉,增强清热解毒作用,且桔梗亦可引药上行;川当归味甘辛性温,是血中之气药,具有养血和血、通调气血之功,共为佐药。甘草为使药,调和诸药。再以粳米补中益气,健脾和胃,并除烦渴。诸药合用,有升有降,清疏并用,使疫毒得以清解、风热得以疏散。

【类方附录】

1. 柴胡通经汤

出处:金代李杲《兰室秘藏·卷下·疮疡门》。

组成:柴胡、连翘、当归、生甘草、黄芩、牛蒡子、三棱、桔梗、黄连、红花。

功效:清热解毒,活血通脉。

主治:小儿项侧马刀疮,坚而不溃。

2. 柴胡连翘汤

出处:金代李杲《兰室秘藏·卷下·疮疡门》。

组成:肉桂、当归、牛蒡子、炙甘草、酒黄柏、生地黄、柴胡、黄芩、酒知母、连翘、瞿麦穗。

功效:疏肝和血,解郁清热。

主治:男妇瘰疬、热毒,并气寒血滞经闭。男子、妇人刀马疮。

3. 黄连解毒汤

出处:明代陈实功《外科正宗·卷二上部疽毒门·疔疮论第十七》。

组成:黄连、黄芩、黄柏、栀子、连翘、甘草、牛蒡子。

功效:清热解毒。

主治:疔毒入心,内热口干,烦闷恍惚,脉实者。

4. 普济消毒饮

出处:金代李杲《东垣试效方·卷九·杂方门·时毒治验》。

组成:牛蒡子、黄芩、黄连、甘草、桔梗、板蓝根、马勃、连翘、玄参、升麻、柴胡、陈皮、僵蚕、薄荷。

功效:清热解毒,疏风散邪。

主治:大头瘟。恶寒发热,头面红肿焮痛,目不能开,咽喉不利,舌燥口渴,舌红苔白兼黄,脉浮数有力。

【现代研究】 普济消毒饮治疗温热类疾病在古代文献中早有记载,其最早出现于李东垣所著的《东垣试效方》书中,原方主要是针对大头瘟的治疗,由于该方用药精准、配伍得当,故广泛运用于临床中。普济消毒饮具有抗菌、抗感染的作用,其中板蓝根、马勃、黄芩、黄连均有显著的抗炎、抗病毒作用。现代临床研究表明,凡见风热温毒壅滞机体,都可随症加减,灵活运用该方,均能达到理想的治疗效果。综合有关普济消毒饮的临床实践和动物实验的文献可知,该方目前主要用于治疗腮腺炎、扁桃体炎、带状疱疹、头面疾病及其他疾病。

参 考 文 献

[1] 祁泽明,房晓媛,余红军,等.普济消毒饮联合西药治疗急性扁桃体炎30例[J].浙江中医杂志,2021,56(10):737.

[3] 鹿彬.普济消毒饮治疗丹毒临床观察[J].中国中医药现代远程教育,2020,18(4):291-293.

[4] 闵晓雪,穆剑强,莫愁,等.普济消毒饮联合青黛散治疗小儿流行性腮腺炎的临床观察[J].云南中医中药杂志,2019,40(11):51-53.

[5] 何海艳,冯淬灵.普济消毒饮(配方颗粒)联合抗菌素治疗急性扁桃体炎临床观察[J].湖南中医药大学学报,2019,39(5):649-653.

[6] 张益钧,沈利水,戴盛锋,等.三黄汤与普济消毒饮干预2型糖尿病小鼠胰岛素信号错误转导的机理研究[J].中医药学报,2009,37(2):25-28.

八、养阴清肺汤

【来源】 清代郑梅涧《重楼玉钥·卷上·又论喉间发白治法及所忌

诸药》。

【原文】 喉间起白如腐一症。其害甚速。乾隆四十年前无是症,即有亦少。自廿年来患此者甚多,惟小儿尤甚,且多传染。一经误治,遂至不救,虽属疫气为患,究医者之过也。按白腐一症,所谓白缠喉是也,诸书皆未论及,惟《医学心悟》言之,至于论治之法,亦未详备。缘此症发于肺肾,凡本质不足者,或遇燥气流行,或多食辛热之物,感触而发。初起者发热,或不发热,鼻干唇燥,或咳或不咳,鼻通者轻,鼻塞者重,音声清亮气息调匀易治,若音哑气急即属不治。近有好奇之辈,一遇此症,即用象牙片动手于喉中妄刮其白,益伤其喉,更速其死,岂不哀哉! 余与既均三弟疗治以来,未尝误及一人,生者甚众。经治之法,不外肺肾,总要养阴清肺,兼辛凉而散为主。并附养阴清肺汤方。

【组成】 大生地二钱,麦冬一钱二分,生甘草五分,玄参钱半,贝母八分去心,丹皮八分,薄荷五分,炒白芍八分。

【用法】 内服;水煎服。日服一剂。重症可以日服两剂。不用引。质虚,加大熟地,或生熟地并用;热甚,加连翘,去白芍;燥甚,加天冬、茯苓。如有内热及发热,不必投表药,照方服去,其热自除。

【功效】 养阴清肺,解毒利咽。

【主治】 阴虚燥热之白喉。喉间起白如腐,不易拭去,咽喉肿痛,初起或发热或不发热,鼻干唇燥,或咳或不咳,呼吸有声,似喘非喘,脉数无力或细数。

【立方背景】 郑梅涧是清代著名医学家,也是新安医学郑氏喉科学术流派的代表性医家。郑氏一生注重临床实践,勇于挑战重大疫病和危重急病,在基础理论、辨证思维、脉学方面均有所发微,在喉科(咽喉口齿急病)儿科、针灸学等方面亦颇有建树。郑氏认为,咽喉生于肺胃之上,主通肺胃之气,于人之一身,尤为重要,此关通畅,则五脏六腑之气自顺,若邪热蕴积于内,上下之气不得舒畅,咽喉诸症频频而发。养阴清肺汤是新安郑氏喉科代表方之一,专治阴虚燥热之白喉,郑氏临床辨证治疗强调"寒热虚实禀赋"五纲审证,结合经络辨证和脏腑辨证,用药切中肯綮,效如桴鼓,被后世广为流传。

【配伍分析】 本方证乃素体阴虚蕴热、复感燥气疫毒时邪所致。喉为肺系,少阴肾脉循喉咙系舌本,肺肾阴虚,虚火上炎,复加燥热疫毒上犯,以致喉间起白如腐、咽喉肿痛、鼻干唇燥。治宜养阴清肺,兼散疫毒。故《重楼玉钥》云:"经治之之法,不外肺肾,总要养阴清肺,兼辛凉而散为主。"方中重用大生地甘寒入肾,滋阴壮水,清热凉血,咽喉为肾经所过之处,肾水足,自能上承以润咽喉。玄参滋阴降火,解毒利咽;麦冬养阴清肺,生津益胃。两者合用,金水相生,上下既济,生津止渴。辅以辛苦微寒之丹皮清热凉血、散瘀消肿,白芍敛阴泄热、生津和营,贝母清热润肺、化痰散结,薄荷辛凉散邪、清热利咽。生甘草清热解毒,利咽和中,并调和诸药。诸药配伍,肺肾同治,虚实兼顾,滋阴内寓凉血,扶正、攻毒并施,整体与局部兼顾,共奏养阴清肺、解毒利咽之功。

【类方附录】

1. 百合固金汤

出处:明代周之干《慎斋遗书·卷七》。

组成:熟地黄、生地黄、当归身、白芍、甘草、桔梗、玄参、贝母、麦冬、百合。

功效:滋润肺肾,止咳化痰。

主治:肺肾阴亏,虚火上炎证。症见咳嗽气喘,痰中带血,咽喉燥痛,头晕目眩,午后潮热,舌红少苔,脉细数。

2. 增液汤

出处:清代吴瑭《温病条辨·卷二·中焦篇》。

组成:玄参、麦冬、生地黄。

功效:增液润燥。

主治:阳明温病,津亏肠燥便秘证。症见大便秘结,口渴,舌干红,脉细数或沉而无力。

3. 犀角地黄汤

出处:唐代王焘《外台秘要·卷二》。

组成:芍药、生地黄、牡丹皮、犀角屑。

功效:清热解毒,凉血散瘀。

主治:热入血分证。①热扰心神,身热谵语,舌绛起刺,脉细数。②热伤血络,斑色紫黑、吐血、衄血、便血、尿血等,舌红绛,脉数。③蓄血瘀热,喜忘如狂,漱水不欲咽,大便色黑易解等。

4. 养阴清燥汤

出处:清代方成培《玉钥续编》。

组成:生地黄、麦冬、川贝母、牡丹皮、玄参、薄荷叶、生甘草。

功效:养阴润燥。

主治:肺肾阴虚,感燥而发,咽痛白腐缠喉,及口舌白疮,口糜唇疮。

【现代研究】 养阴清肺汤中的生地黄、玄参、麦冬等成分在抗炎和止痛方面发挥了很好的疗效,生地黄和甘草具有消肿作用,有效地抑制了炎症后期引发的结缔组织增生等病症,可保护咽部黏膜免受刺激。玄参具有改善瘀血、扩张局部血管的作用,可减轻慢性咽炎患者的炎症反应。李炜研究发现,以养阴清肺汤联合孟鲁司特钠咀嚼片治疗小儿支原体感染肺炎(MPP)致慢性咳嗽,有助于缓解患儿的症状、体征和炎症反应。付慧玲研究发现,养阴清肺汤联合阿奇霉素治疗儿童肺炎支原体肺炎疗效倍增。章红研究发现,养阴清肺汤联合阿奇霉素治疗成人支原体肺炎,可提高治愈率、缩短病程、减少不良反应的发生。

参 考 文 献

[1] 李学杰,曾进.养阴清肺汤治疗慢性咽炎疗效观察及机制探讨[J].四川中医,2017,35(5):146-148.

[2] 李炜.养阴清肺汤联合孟鲁司特治疗小儿支原体肺炎致慢性咳嗽临床研究[J].新中医,2019,51(1):70-73.

[3] 付慧玲.中西医结合治疗儿童肺炎支原体肺炎疗效观察[J].中国民间疗法,2016,24(10):76-77.

[4] 章红.中西医结合治疗成人支原体肺炎疗效观察[J].辽宁中医药大学学报,2006,8(6):122-123.

九、通圣消毒散

【来源】 明代徐春甫《古今医统大全·卷之二十五瘟疫门·药方大头瘟附方》。

【原文】 治时行疫疠,头目肿盛,目不能开,鼻塞口干舌燥,内外有热,或咽喉肿痛不利,或内实大便不利,烦躁,脉洪数。

【组成】 防风、荆芥、牛蒡子、甘草、川芎、当归、芍药、黄芩、薄荷、栀子、桔梗、滑石、麻黄、连翘、芒硝、大黄。

【用法】 上水煎,温服细呷之。

【功效】 发汗达表,疏风退热。

【主治】 时行疫疠,头目肿盛,目不能开,鼻塞口干舌燥,内外有热,或咽喉肿痛不利,或内实大便不利,烦躁,脉洪数。

【立方背景】 大头瘟者,为人体正气不足,感受风热邪毒所致,其传染性强,触之即病,病势重,治有不当,则为"枯槁沉昏厥逆诸危矣"。诸家之大头瘟者,均以发汗解表以去毒邪为宗旨,徐春甫以此为基础增加泻热通腑之品,兼治内有燥实、心神烦躁症状,或意取以下治上、以泄代清之法速退时邪,是故以防风通圣散加减以成治大头天行之专用方——通圣消毒散。

【配伍分析】 本方证乃感受风热邪毒、壅于上焦、发于头目所致。本方由防风通圣散化裁而来,为疫病而表里俱实者而设,故本方以表里双解为法。方中麻黄味辛性温,主入肺经,善于发汗解表,使在表之邪随汗而解;防风为风病主药,性温且能胜湿,两者相伍,发表之力强,使邪气自汗而泄。荆芥、薄荷、牛蒡子均为清上药,可清巅顶之风热,荆芥亦能消肿祛痛,薄荷、牛蒡子兼能清热利咽。五药轻浮升散,合用可发汗散邪,使风热从汗出而散之于上。桔梗轻清入肺,一者善于宣肺,肺气得宣则邪气易散,一者合薄荷、牛蒡子以利咽喉,且可作药之舟楫,载药上行,直达病所。大黄、芒硝破结通幽,通腑泄热,使里热从大便而解,栀子、滑石降火利水,使风热从小便出而泄之于下,四药合用,以泻代清,使热毒从二便而消。风邪为患,肝木受之,且火热之邪易于灼血伤津,故用川芎、当归、芍药补肝和血养血。黄芩清中上之火,连翘散结血凝,甘草缓峻和中、健脾养胃。诸药合用,共奏发汗达表、疏风退热之功。

【类方附录】

1. 双解通圣散

出处:清代吴谦《医宗金鉴·卷六十五·唇部·唇风》。

组成:防风、荆芥、当归、酒炒白芍、连翘、土炒白术、川芎、薄荷、麻黄、栀子、黄芩、煅石膏、桔梗、生甘草、滑石。

功效:疏表清里,清热祛风,泻火解毒。

主治:阳明胃经风火凝结而致的唇风,症见口唇初起发痒红肿,日久破裂流水,疼如火燎,又似无皮,如风盛则唇不时蠕动。

2. 双解散

出处:清代汪昂《医方集解·表里之剂》。

组成:防风、荆芥、连翘、麻黄、薄荷、川芎、当归、白芍、白术、栀子、黄芩、石膏、桔梗、甘草、滑石。

功效:表里双解,和血调气。

主治:表里俱热而不便秘者。

3. 防风通圣散

出处:明代薛己《疠疡机要·卷下》。

组成:防风、当归、川芎、芍药、煨大黄、芒硝、连翘、薄荷、麻黄、桔梗、煅石膏、炒黄芩、白术、栀子、荆芥、甘草、滑石、白芷、炒蒺藜、牛蒡子。

功效:清热利尿,解表祛风,养血通便。

主治:风热炽盛,大便秘结,发热烦躁,表里俱实者。

4. 防风通圣散

出处:金代刘完素《黄帝素问宣明论方·卷三·诸风总论》。

组成:防风、荆芥、连翘、麻黄、薄荷、川芎、当归、炒白芍、白术、栀子、酒大黄、芒硝、石膏、黄芩、桔梗、甘草、滑石、生姜。

功效:疏风解表,泻热通便。

主治:风热壅盛,表里俱实证。症见憎寒壮热,头目昏眩,目赤睛痛,口苦而干,咽喉不利,胸膈痞闷,咳呕喘满,涕唾稠黏,大便秘结,小便赤涩,舌苔黄腻,脉数有力,并治疮疡肿毒,肠风痔漏,鼻赤,瘾疹等。

【现代研究】 方中防风中的有效成分升麻素苷和 5-O-甲基维斯阿米醇苷不仅可以显著降低酵母致热大鼠的体温,还可以有效抑制多种刺激引起的小鼠疼痛。荆芥挥发油能够明显降低小鼠肺组织中的 NLRP3 蛋白表达及一氧化氮水平,抑制 NLRP3 炎症小体的激活,这表明荆芥挥发油具有明显的抗炎作用。连翘果壳水煎剂、大孔树脂吸附物及连翘多酚具有显著的抗炎、解热、中和内毒素的作用。当归多糖通过促进造血干细胞的增殖、分化,改善造血微环境来增加红系造血调控因子的分泌,进而促进红系造血。栀子提取物通过抑制炎症因子 TNF-α 的合成与释放而发挥抗炎作用。桔梗最主要的成分为桔梗皂苷,具有一定的抗炎、抗病毒、抗变态反应及祛痰止咳的作用。

参 考 文 献

[1] 陈雨秋,张涛,陈长宝,等.防风的化学成分、提取工艺及药理作用研究进展[J].江苏农业科学,2021,49(9):43-48.

[2] 刘英男,牛凤菊,辛义周,等.荆芥的化学成分、药理作用及临床应用研究进展[J].中国药房,2020,31(11):1397-1402.

[3] 李双,王东强,李志军.连翘药理作用小议[J].西部中医药,2012,25(1):52-54.

[4] 刘医辉,杨世英,马伟林,等.当归药理作用的研究进展[J].中国当代医药,2014(22):192-193,196.

[5] 刘佳,李诒光,陈杰.栀子活性成分抗痛风的网络药理学作用机制探讨[J].亚太传统医药,2022,18(5):167-173.

[6] 何星莹,蔡能,游诗蕾,等.基于网络药理学探讨桔梗-甘草药对治疗咽炎的作用机制[J].中医临床研究,2021,13(7):1-7.

十、秘传清热汤

【来源】 明代程玠《松厓医径·口疮鹅口方法》。

【原文】 治小儿齿肿流涎,腮肿马牙,主阳明之热。

【组成】 升麻、川芎、半夏(汤泡)、炒白芍各七分,干葛、防风、黄连、生甘草各五分,石膏(火煅)、白术各一钱,白芷三分。

【用法】 上细切,用水一盏半,煎八分,去渣,食后热服。若能漱者,减白术、半夏,水煎,含漱左右肿痛处,吐之。

【功效】 清热解毒,疏风止痛。

【主治】 小儿齿肿流涎,腮肿马牙。

【立方背景】 程玠早岁习儒,明代成化甲辰(公元 1484 年)得中进士,性好岐黄,学识渊博,博采众家,精于"四时六气"理论及"三因学说"论治,药精而方简。程氏认为,春多风,夏多火热暑,秋有燥湿之分,冬多寒邪,结合《黄帝内经》"三因学说",因地处"中央"则生湿,因人多感受湿邪,故常以祛湿为基本立方思路,或健脾祛湿,或用风药以祛湿,或用苦药以燥湿,往往效如桴鼓。秘传清热汤专治小儿齿肿流涎、腮肿马牙,虽以清热为主,但不乏健脾祛湿、以风胜湿之意。

【配伍分析】 本方证乃胃有积热、循经上攻所致。方中黄连味苦性寒,既入心经可清泄心火,心为君主之官,心火降则诸经之火自降;又入胃经,直折胃腑之热。酒制则升散,祛头面热毒;升麻、防风疏散风热,并引药上行,使壅遏于头面之风热疫毒得以疏散,寓"火郁发之"之意。黄连得升麻、防风之引,直达病所,可清泄头面之热,升麻、防风得黄连,则升散而无助热之虞,两者相互制约。石膏味甘辛性大寒,可清泄阳明之热;葛根味甘辛性凉,既解肌退热以助升麻、防风疏散风热,又能入阳明助石膏退阳明郁热。半夏味辛性温,入阳明经,其性主降,即"降火者必降其气"之意也,与黄连、石膏同用,则温燥之性消,降气之能存。川芎、白芷行气活血止痛。白术补气健脾,白芍养血和营,气血双补,扶正以祛邪,且防苦燥、升散之品伤阴之弊。

【类方附录】

1. 二连汤

出处:明代龚居中《外科百效·卷二》。

组成：黄连、连翘、升麻、牛蒡子、白芷。

功效：泻火解毒，消肿止痛。

主治：膏粱厚味，胃经积热，腮肿作痛，或发寒热者。

2. 漏芦连翘汤

出处：唐代孙思邈《备急千金要方·卷十伤寒方下·伤寒杂治第十》。

组成：漏芦、连翘、黄芩、麻黄、白蔹、甘草、枳实、大黄。

功效：清热解毒，散结消肿。

主治：小儿痈疮，丹毒、疮疖，咽喉肿痛，腮肿。

3. 柳枝汤

出处：宋代赵佶《圣济总录·卷一百一十九·口齿门·牙齿疼痛》。

组成：柳枝、槐枝、黑豆、蜀椒、盐、细辛、羌活。

功效：祛风，散寒，止痛。

主治：齿痛，连牙颔疼。

4. 葛根白虎汤

出处：清代费伯雄《医醇剩义·卷四·诸痛》。

组成：葛根、石膏、天花粉、石斛、连翘、薄荷、防风、桔梗、淡竹叶、白茅根。

功效：清胃泻火。

主治：齿痛实证，属于阳明风火上升者。

【现代研究】 白芍及升麻所含的黄酮类、三萜皂苷类、酚酸类等成分具有消炎解热镇痛、改善机体免疫力的作用。川芎可降低血液黏稠度，具有调解脂质代谢及镇痛、镇静作用。葛根素是从葛根中提取出的有效成分，其主要药理作用为抗氧化应激、抗感染等。防风中含有香豆素、色原酮、聚乙炔等有效成分，可提高疼痛阈值，具有较好的镇痛作用。黄连具有体外镇痛、抗炎、抗菌作用，黄连多糖具有抗氧化、降血糖、减轻炎症反应和神经保护作用。白芷中的主要药效成分为挥发油和香豆素类、生物碱类、多糖类、黄酮类等，具有解热镇痛、抗炎、抑制病原微生物、调节中枢神经、改善血液流变等多种作用。

参 考 文 献

［1］李盼飞,刘晨笑.升麻的功效源流、变迁及其分析[J].中国实验方剂学杂志,2022,28(7): 218-226.

［2］杨立娟.川芎的药理作用研究进展[J].黑龙江医药,2010,23(4):599-600.

［3］李智颖,范红艳.葛根素药理作用的研究进展[J].吉林医药学院学报,2020,41(5): 375-377.

［4］曹思思,史磊,孙佳琳,等.防风的化学成分及药理作用研究进展[J].现代中药研究与实 践,2021,35(1):95-102.

［5］吉文岳,冯心池,邱峰,等.黄连多糖药理作用研究进展[J].药物评价研究,2021,44(3): 638-643.

［6］王蕊,刘军,杨大宇,等.白芷化学成分与药理作用研究进展[J].中医药信息,2020,37(2): 123-128.